疫病与医学人文构建

主 编 尤剑鹏 何并文

副主编 韦兆钧 董柏青 黎 诚

广西科学技术出版社

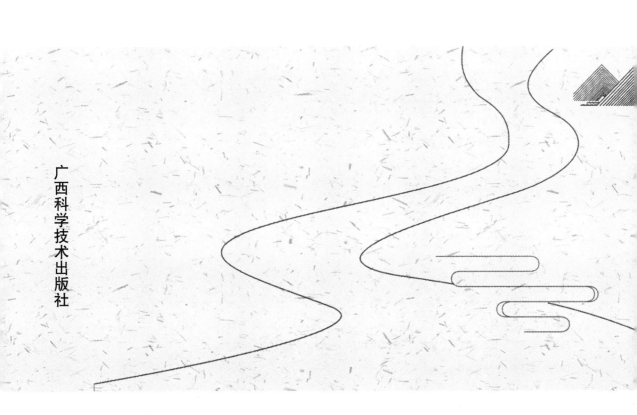

图书在版编目（CIP）数据

疫病与医学人文构建 / 尤剑鹏，何并文主编 . —南宁：广西科学技术出版社，2023.4（2024.4 重印）
ISBN 978-7-5551-1892-3

Ⅰ．①疫…　Ⅱ．①尤…②何…　Ⅲ．①医学—人文科学—研究　Ⅳ．① R-05

中国版本图书馆 CIP 数据核字（2022）第 232802 号

YIBING YU YIXUE RENWEN GOUJIAN

疫病与医学人文构建

尤剑鹏　何并文　主编

责任编辑：黎志海　梁珂珂　　　　　　装帧设计：韦宇星
责任校对：夏晓雯　　　　　　　　　　责任印制：陆　弟

出 版 人：卢培钊　　　　　　　　　　出版发行：广西科学技术出版社
社　　址：广西南宁市东葛路 66 号　　邮政编码：530023
网　　址：http://www.gxkjs.com

经　　销：全国各地新华书店
印　　刷：北京兰星球彩色印刷有限公司
开　　本：787mm×1092mm　1/16
字　　数：420 千字　　　　　　　　　印　　张：20
版　　次：2023 年 4 月第 1 版　　　　印　　次：2024 年 4 月第 3 次印刷
书　　号：ISBN 978-7-5551-1892-3
定　　价：125.00 元

《疫病与医学人文构建》编委会

前　言

　　疫病的全球蔓延，给世界各国人民的生命安全和身体健康带来了巨大的威胁，对全球经济造成了巨大的冲击。病原微生物的分布没有国界，病毒的传播也不分种族，没有人可以独善其身。全球合作抗击疫情，既是实施人类命运共同体理念的具体行动，也是战胜重大疫情的正确道路。疫情防控历程艰辛，各国在应急能力、重大突发公共卫生事件处置、法律法规体系建设、医疗卫生、医学教育等多方面都面临巨大的考验，需要不断进行反思与整改。

　　人的生命至高无上。中国依靠自身的制度优势，面对2020年突发的新冠病毒感染疫情，在以习近平同志为核心的党中央坚强领导下，把人民群众的生命安全和身体健康放在第一位，党和政府统一指挥、举国动员，坚决打赢疫情防控的人民战争、总体战、阻击战。全国各地实行了最严格的防控措施，按照传染病防控的三大原则迅速确定传染源、切断传染链、保护易感人群。医护人员勇敢逆行、驰援湖北，不顾生死、不计报酬，书写了当代中国防疫路上的壮丽诗篇；政府果断实行交通管控、居家隔离、应收尽收、应治尽治、应检尽检等措施，努力提高疫苗接种率，彰显了生命至上的人权价值；一户不漏、一个不少，全力救治、国家支付的政策措施，诠释了中国政府的使命担当。经过全国人民的共同努力，疫情蔓延势头在较短时间内得到了遏制，随后党和政府统筹推进经济社会发展与疫情防控常态化，各行各业积极有序复工复产复学，努力降低疫情对经济社会发展的严重影响，为世界经济增长贡献力量。

　　医学是自然科学、社会科学和人文科学的有机统一体。医学人文是一门医学与人文科学的交叉融合学科，一般来说，包括医学专业素养、职业精神、行为规范、医学心理、医学伦理、医患关系、医德医风、医学相关法律法规等丰富内容。医学人文精神是医学的灵魂，反映了人类对生命的根本态度。医学人文精神蕴含的"人本、仁爱、公益"三要素，集中体现了医疗卫生事业的重要精神。医学人文精神是以患者为本的精神，强调一切从人性出发，在医疗过程中对人关心、关怀和尊重，倡导学医人、行医人应该追求完善的人生价值观。

医乃仁术，无德不立；医者仁心，医道无私。西方医学奠基人希波克拉底强调"医学是一切技术中最美和最高尚的"，体现了医学以人为本的精神。中国古代的阴阳五行学说蕴含着浓厚的哲学思想。《黄帝内经·素问》提出了以生命为本的医学本质观，"天覆地载，万物悉备，莫贵于人"，意喻人的生命高于一切；"如临深渊，手如握虎，神无营于众物"，告诫医者行医如同面临深渊，要谨慎，不可分神，须全神贯注，倾尽全力。唐代孙思邈的《大医精诚》、宋代林通的《省心录》、明代陈实功的《医家五戒十要》等医学经典都在劝诫医者保持"济世救人、仁爱为怀"的品质，宋代大儒张载的"为天地立心，为生民立命，为往圣继绝学，为万世开太平"，既体现了中国知识分子高尚的人生价值观和人文精神追求，也诠释了中华优秀传统文化中质朴的医学人文精神。

当代医学人文精神是实现医学模式转变的促进剂。没有医学人文精神的支撑，就不可能实现现代医学模式的转变。生物－心理－社会医学模式意味着临床防治战略重点要向预测性（predictive）、预防性（preventive）、个体化（personalized）、参与性（participatory）和早干预（pre-symptomatic）转化，即"5P"转化。在"5P"转化的实践中，新时代医学人文精神的构建就显得特别重要，并在医学教育、人才培养、科学研究、医疗卫生事业发展中发挥极其重要的作用。

重大疫情防控，呼唤新时代医学人文精神的构建。广西中医药大学十分重视医学人文教育，重视弘扬与继承中华优秀传统文化与中医药文化，并将源远流长的华夏传统与博大精深的中医药文化融入新校区建设，打造饱含人文精神的校园文化。面对 2020 年突如其来的新冠病毒感染疫情，广西中医药大学迅速行动起来，几千名教职员工和医护人员纷纷报名请战，不顾生死、不计报酬，披甲逆行、舍身忘我，与时间赛跑，同病魔较量，和疫情决战。有关专家教授参加广西中医药管理局成立的中医药救治工作领导小组，制定了 3 版中医药治疗方案以及具有广西特色的壮瑶医药防治方案。3 所直属附属医院迅速派出医护人员援鄂、援边、援兄弟城市，参加国家援助柬埔寨医疗队；及时开展疫情防控科研攻关，开放网络问诊平台，发布中医药防治知识，向湖北捐赠中药复方颗粒等。教职员工和医护人员用精湛的医术践行"医者仁心"和"维护人民健康"的使命担当，彰显了中华民族"一方有难，八方支援"的优良传统，这是对医学人文精神的最佳诠释。在疫情防控期间，在严格做好校园管理、确保师生生命安全与身体健康的前提下，学校党委及时组织相关专家、教授密切跟踪国内外疫情防控的趋势和信息，重点收集了习近平总书记关于疫情防控的重要讲话资料，党中央、国务院及相关部委发布的疫情防控重要资料，以及国内外疫情防控与应急处置、重大突发公共卫生事件处置、医疗救助、医学教育、法律法规体系等多方面的文献资料，于 2020 年 3 月开始构思、着手编写《疫病与医学人文构建》一书，随后反复修改，核对资料，九易其稿，终于成书。

本书共九章，从疫情防控切入，将医学人文相关内容贯穿其中。从疫病概况入手，简要论述疫病的影响、各国疫情防控措施的差异、疫病"危"与"机"的反思、疫病相关法律法规、催生新时代医学教育大发展、创新医学相关领域大格局、新时代医学人文构建和"最美逆行者"对医学人文精神的最佳诠释、中国方案彰显中华民族"四个自信"等方面的内容。本书内容丰富，线条清晰，有分析、有总结、有思考、有建议，既可作为大学生医学人文教育、思想政治教育的参考书，也可作为医疗卫生系统培训的参考资料，还可作为社会各界人士了解疫病概况和医学人文相关知识的有益读物。本书的出版发行，对加强医学人文教育和思想政治教育，体现"不忘立德树人初心，牢记为党育人、为国育才使命"，强化"三全育人"实践，增强中华民族"四个自信"等方面均有一定的意义。

尤剑鹏　何并文

2023 年 1 月于南宁

目 录

第一章　疫病的影响

第一节　疫病概况

《中医疫病学》认为，疫病是外感疫疠邪气所引起的具有强烈传染性和广泛流行性的一类急性发热性疾病的统称，传染病属中医学"瘟疫"范畴。"疫病"一词在我国中医史书上早有记载，《黄帝内经》《伤寒杂病论》中对疫病有系统的认识。明末，吴又可编著的《瘟疫论》被认为是我国第一部论述瘟疫病理证治的专著，书中全面系统地阐明了瘟疫的病因、发病条件、传染方式、病变趋势、临床表现、诊断方法、治疗大法和禁忌、选方用药等。中华民族 2 000 多年抗击疫病的历史为中医药在防治瘟疫方面积累了丰富的经验，并在不断的发展中形成了专门针对传染病防治的瘟疫学理论。历史上的天花、鼠疫（黑死病）、霍乱、流感、非典型性肺炎（SARS）、中东呼吸综合征（MERS）、高致病性禽流感、新型冠状病毒感染（简称新冠病毒感染）等疫病都对人类造成了巨大的健康威胁，给人类带来了较大灾难，甚至导致政治、经济的动荡。

一、天花

天花（smallpox）是一种古老又猖獗的疾病，可能出现在公元前 1 万年人类从游牧生活转为以农业为主的定居生活的时代。至 20 世纪，天花至少造成全世界 3 亿人死亡。有文字可考的天花瘟疫最早出现在公元前 2 000 多年的印度，由印度传入中国、日本、欧洲和北非（700 年），再由北非传至加勒比（1518 年）、墨西哥（1520 年）、秘鲁（1524 年）；此后天花传到巴西（1555 年）和北美（1617 年），1713 年传到非洲南部，1789 年传到大洋洲。葛洪在《肘后方》中记载了 256 ～ 313 年典型天花瘟疫肆虐中国的情景。上述天花传播路线，明显提示天花流行与社会生产力的发展和社会交往的增加相关。天花曾是历史上的超级武器，570 年，阿比西尼亚的军队攻打阿拉伯圣地麦加，由于军队中天花流行而全军覆没；1520 年，500 人的西班牙军队入侵墨西哥，在墨西哥军队英勇抵抗而胜利在望时，一个黑人水手感染了天花病毒，导致天花在对其毫无免疫力的印第安人中疯狂流行，300 多万印第安人死去，西班牙因此征服了墨西哥。历史上一些重要人物也死于天花，如英国女王玛丽、法国国王约瑟夫一世和路易十五、俄国沙皇彼得二世、德国皇帝威廉二世等。17～18世纪，天花曾在世界范围内大流行，每年仅在欧洲就有40万人死于天花，感染者中有1/3致盲；1853年，夏威夷有80%的居民死于天花；1903年，天花使南美洲卡亚波部族几乎灭族，15年后生存者仅有500多人。

人痘接种术最早起源于我国。在与天花长期不懈地斗争中，勤劳聪明的中国人在10世纪首先发明了把轻型天花患者痘疱液经鼻少量接种正常人，使接种者仅患轻症天花而不患重症天花的方法，当时称为人痘。这种方法使当时天花的病死率由30%以上降至2%以下，这是世界公认的最早有文字记载的疫苗接种方法。此后，种人痘的方法传至欧洲，并有多处文字记载该方法被广泛使用。在康熙时期，俄国专门派遣医学专家到中国学习痘医。俄国是最早派留学生来中国学习种人痘接种术的国家。人痘接种术后经俄国传至土耳其和北欧。18世纪中叶，我国发明的人痘接种术已传遍欧亚各国。1729年天花在欧洲流行时，威尔士公主给自己3岁的女儿种了人痘，不久后王室成员全都种了痘。欧洲各地的医生曾到英国皇家学会学习种痘技术，此技术随后也在美洲逐步推行开来。1777年，乔治·华盛顾命令全体军人都种痘。种人痘的方法，在人类预防控制天花流行的斗争中发挥了重要作用。

1796年，英国医生爱德华·詹纳观察到感染过牛痘（在人体只产生局部痘疱）的挤奶女工很少感染天花病毒。由于牛痘疱与天花痘疱很像，詹纳怀疑感染牛痘可以预防天花。于是他将牛痘痘疱液给人接种，并发现在用天花病毒攻击时，接种者都没有患天花。2年后（1798年），詹纳的文章公开发表，这是人类第一次用科学实验的方法证明给人接种牛痘可以预防天花。实际上这也是人类在与传染病的斗争史上第一次科学证明可以通过接种疫苗来预防传染病，从此开创了疫苗学研究的新时代。因此，我国发明的人痘接种技术、詹纳发明的牛痘接种技术，不仅使全人类免受天花肆虐的灾害，也是对人工特异性免疫法的一项重大贡献。

天花是被人类消灭的第一个传染病。1954年，广西消灭了天花，1963年我国消灭了天花。1967年，世界卫生组织（WHO）在全世界范围内发起了持续10余年的根除天花运动，至1979年10月26日，WHO在肯尼亚首都内罗毕宣布，成功的免疫技术规划使天花从世界上绝迹，全世界消灭了天花。

二、鼠疫（黑死病）

鼠疫（plague）是鼠疫耶尔森菌（*Yersinia pestis*）借鼠蚤传播的烈性传染病，系广泛流行于野生啮齿类动物间的一种自然疫源性疾病，在14世纪被称为黑死病，临床表现主要为高热、淋巴结肿痛、出血、肺部炎症等。鼠疫传染性强，病死率为30%～60%。

历史上，鼠疫是高病死率的大流行病。欧洲6世纪就发生过第一次鼠疫，延续至8世纪才消失。这次鼠疫是从埃及西奈半岛的君士坦丁堡开始传播的。这个时期的君士坦丁堡非常繁华，不仅人口众多，还是欧洲和亚洲重要的商业集散地，鼠疫从这里开始穿过地中海向西传播，因此第一次鼠疫又被叫作"地中海病"。

鼠疫在欧洲的第二次流行才使其真正闻名于世。这次鼠疫从 14 世纪中期开始，一直延续至 16 世纪，历时近 300 年。最初于 1338 年在亚洲中部的一个小城出现，1340 年左右向南传至印度，随后向西沿古代商道传到俄国东部，1340～1345 年俄国大草原被死亡的阴影笼罩着。1348～1352 年，法国、西班牙、英国、德国、希腊、意大利、叙利亚、埃及、巴勒斯坦、俄国都暴发了鼠疫。1352 年，鼠疫袭击了莫斯科，莫斯科大公、东正教教主相继死于鼠疫。法国马赛有 56 000 人死于鼠疫；在佩皮尼昂，全城仅有的 8 名医生中只有 1 名从鼠疫的魔掌中幸存下来；阿维尼翁城中有 7 000 所住宅因鼠疫而人死屋空；巴黎的一座教堂在 9 个月中办理了 419 份遗嘱，比鼠疫暴发前增加了 40 倍。在比利时，主教大人成了鼠疫的第一个受害者。鼠疫导致欧洲 1/3～1/2 的人死亡，总计约 2 500 万人。在此后的 300 年间，鼠疫不断肆虐欧洲和亚洲的城镇，威胁人的生命安全。尽管已经不可能准确统计欧洲的死亡人数，但许多城镇却留下了可怕的记录：1467 年，俄国死亡 127 000 人；1348 年德国编年史学家吕贝克记载死亡 90 000 人，死亡数字最高的一天达 1 500 人；在维也纳，每天都有 500～700 人因鼠疫丧命；根据俄国摩棱斯克的记载，1386 年感染鼠疫的人中只有 5 人幸存。

19 世纪末期，鼠疫第三次肆虐。这一次鼠疫疫情延续至 20 世纪 30 年代。全世界各大洲 60 多个国家都被列为疫区，上千万人被夺走了生命。

据不完全统计，3 次欧洲鼠疫疫情共夺走了 1.35 亿人的生命。在鼠疫疫情面前，人类显得不堪一击。

鼠疫在中国流行的最可靠记录是 14 世纪的大流行，当时有 1 300 万人死于鼠疫。根据历史资料，1754～1899 年有 10 个年份有鼠疫流行。据不完全统计，20 世纪以前（1644～1899年）我国有 13 个省（区、市）202 个县（市、旗）约 144 万人患鼠疫，死亡 137 万人。从 19 世纪末到 20 世纪中叶，又有吉林、黑龙江、陕西、浙江、湖南、上海等 7 个省（市）陆续发生鼠疫。1900～1949 年，共有 20 个省（区、市）501 个县（市、旗）发生鼠疫，发病人数达 1 155 584 人，死亡 1 028 408 人。1955～1979 年，中国鼠疫的发病人数明显下降。20 世纪 90 年代以来，中国鼠疫疫情时有发生：1981～1990 年发病 149 例，年均 14.9 例；1991～2000 年发病 550 例，年均 55 例；2001～2002 年发病 161 例，年均 80.5 例。中国经证实的鼠疫疫源地有 17 个省（区、市）216 个县（市、旗）。

三、霍乱

霍乱是因摄入的食物或水受到霍乱弧菌污染而引起的一种急性腹泻性传染病。19 世纪初至 20 世纪末，霍乱 4 次出现于英国。1854 年，约翰·斯诺首次发现霍乱弧菌在人体内繁殖并通过水传播。1883 年，德国细菌学家罗伯特·科赫在埃及成功分离出霍乱弧菌，并以著名的科赫法则确定其为霍乱的真正病原。1884 年，霍乱疫苗在西班牙霍乱流行区得到使用，并在全世界推广。迄今为止，霍乱在世界范围内已经持续流行 59 年，当前仍是全世界特别是发展中国家面临的一个重大公共卫生问题。霍乱作为世界性疫病，多发于贫困地区，那里卫生环境差，大众饮食卫生无法得到保障，助长了霍乱弧菌的滋生。人类虽然已与霍乱抗争了 200 多年，但霍乱仍未被彻底消灭，对人类健康仍具有威胁。

据考证，广西于 1833 年开始有霍乱发生的记载，至 1949 年的 117 年中，共发生霍乱流行 35 次。而清代和民国初期的霍乱防治基本处于自生自灭的无政府状态，直至民国中后期，广西政府才十分有限地对部分霍乱重疫区实施了疫苗注射、消毒、检疫等措施。1942 年，广西卫生试验所已能少量生产霍乱疫苗、霍乱诊断血清等。1937 ～ 1938 年广西卫生行政工作报告："民国二十六年（1937 年）共发生疫症 102 次，二十七年（1938 年）164 次，合计 266 次，皆派医前往防治，于疫症种类，以疟疾之发生次数最多为 80 次，痢疾次之计 56 次，霍乱再次之为 55 次。"1940 年因梧州发生霍乱，平南县县长郑湘畴派出专人负责城镇卫生工作，查封不符合卫生标准的服务行业单位，并由警察把守圩口强行注射霍乱预防针。1943 年，广西颁布了《广西省传染病预防章程》和《广西省传染病预防章程施行规则》，提出"凡遇霍乱、赤痢、斑疹伤寒、鼠疫等传染病发生时无论患者是否死亡，其受病毒传染之家，由乡镇公所、区公所、县政府施行消毒，尚未完毕之前应依据传染病预防章程第五条第二款规定隔绝其交通。""凡与患病者同居之人或其他有受传染之嫌疑者依传染病预防章程第三条之规定，使之隔离，居住施行消毒，其隔离日期应自消毒完毕日起依下列之病症定之：①白喉三日；②赤痢四日；③霍乱五日；④鼠疫六日。"1949 年卫生部门还颁布了《三十八年扩大预防霍乱运动实施办法》。

关于健康宣传，1949 年以前仅有零星记载，如桂林《大公报》（1942 年 8 月 28 日）刊登范纯一发表的《如何预防霍乱》，《卫生运动特刊》（1944 年）发表了黄八宽撰写的《霍乱发生原因及其危害性》，并提出平时预防办法："①驱除苍蝇；②未经煮沸的水不可饮；③未经煮熟的蔬菜不可食；④厨房里的食物要加盖；⑤发现霍乱患者应即刻送入医院，患者所住的地方和所用的物品要用药水消毒等"。这位学者提出的预防办法时至今日仍然可取。

四、流感

流感是历史上死亡人数最多的一种瘟疫。1918～1919年，西班牙大流感夺走了2 000万～4 000万人的生命，这个数字是第一次世界大战所造成的死亡人数的3倍。太平洋的西萨摩亚群岛，20%的人死于流感。在印度，流感导致大约1 200万人丧生。流感传至美国后，导至当时美国人的平均寿命减少了10岁。美国许多地方政府因此严禁外来人口流入，严禁人们握手，严禁每次葬礼举行的时间超过15分钟。1998年，一队美国科学家来到美国阿拉斯加州和俄罗斯北冰洋地区的永久性冻土地带，他们在1918～1919年的瘟疫暴发区挖掘出一些保存完好的尸体，通过对尸体肺动脉组织切片的长期研究，他们得出结论：西班牙大流感病毒最早出现在鸟类中，这种病毒与现在流行的禽流感病毒极为相似，也许，H5N1型禽流感病毒就起源于西班牙大流感病毒。

20世纪，流感在全世界每4年左右小流行1次，每10年左右大流行1次。甲型H1N1流感的暴发，让人类不得不用历史的眼光回顾人与流感的关系。第一次流感流行于1510年的英国，后来在1580年、1675年和1733年亦曾出现过流感的大规模流行。最早对流感大流行的详尽描述在1580年，以后文献中共记载了31次流感大流行。其中，1742～1743年由流感引起的流行病曾涉及90%的东欧人；1889～1894年席卷西欧的流感不仅患者人数多，而且病死率很高。

WHO流感监测网提供的信息表明，20世纪有5次波及全世界的流感大流行，分别发生于1900年、1918年、1957年、1968年和1977年，每次死亡人数都在百万以上。不过，有些专家认为只有4次流感大流行，即1900年之后的4次。1957年亚洲的流感大流行，其病原是H2N2流感病毒，可能是携带人H1N1流感病毒的动物与亚洲禽H2N2流感病毒的混合感染所致。这次流感于1957年2月首先在我国贵州西部出现，于当年3～4月引起全国大流行，5～6月进入日本和东南亚各国，7～8月袭击中东、欧洲和非洲，10月蔓延至美洲，在8个月的时间内席卷全世界。发病率为15%～30%，病死率不算高。

1968年香港暴发流感，亦引起全球大流行。经查证，病原为H3N2流感病毒。1968年8～9月，流感经香港传至新加坡、泰国、日本、印度和澳大利亚，同年秋季到达欧洲，年底到达美洲。这次流感在我国同样出现了2个高峰期。第一个高峰期出现在1968年7～9月，从香港、广东开始，向北向全国扩散。1970年6～12月出现第二个高峰期，在南方是夏季流行，在北方是冬季流行。

1977年，苏联发生流感流行。病原为H1N1流感病毒，可是病毒的来源无法查清。本次流感于1977年11月至1978年1月在苏联出现。1978年1月，流感开始在美国的在校学生及征募的新兵中暴发流行。至1978年冬，其他国家也纷纷出现流感流行。

从对 20 世纪几次流感大流行的梳理中可以发现，流感是每 4 年左右小流行 1 次，每 10 年左右大流行 1 次。如果人群中有 1% 的人患流感，即可以说是流感小流行；少于 10% 的人患流感，是流感中等流行；10% ～ 50% 的人患流感可以看作是流感大流行。另一方面，如果短时间内流感在一个社区、学校、军营或小地区突然发生，病例较多，可以称为流感暴发。在较大范围内，流感发病率明显超出当地同期发病率，可以称为流感流行。当新亚型病毒株出现时，人群普遍缺乏免疫力，流感传播迅速，流行范围超出国界和洲界，就可以称为流感大流行。

五、非典型性肺炎

严重急性呼吸道综合征（severe acute respiratory syndrome，SARS）又称非典型性肺炎，是一种由 SARS 相关冠状病毒引起的病毒性呼吸系统疾病，于 2003 年 2 月底在中国广东发现，并扩散至东南亚乃至全球。SARS 暴发期间，全世界有 29 个国家和地区共报告了 8096 例 SARS 病例和 774 例死亡病例。疫情结束时统计，SARS 全世界病死率为 11%。中国内地、香港特别行政区是 SARS 暴发的重灾区，病例数分别占总病例数的 65.8% 和 21.7%；死亡病例数分别占总死亡病例数的 45.1% 和 38.6%。中国台湾、加拿大、新加坡和越南也报告了相当数量的病例，分别占总病例数的 4.3%、3.1%、2.9%、0.78%。直至 2003 年 7 月 5 日，WHO 宣布切断了 SARS 最后一个人传播链，自此 SARA 疫情告一段落。SARS 病毒主要通过呼吸道传播，大多数国家报告的 SARS 病例中位潜伏期为 4 ～ 5 天，平均潜伏期为 4 ～ 6 天。最短潜伏期为 1 天（中国报告 4 例、新加坡报告 3 例），中国报告的最长潜伏期为 14 天。人群对 SARS 病毒普遍易感，男女发病无明显差异，大多数 SARS 患者是 25 ～ 70 岁的健康成年人。

2003 年，中国香港和深圳的研究团队宣布了一项联合研究结果，在两种被测试的动物（果子狸和浣熊）中发现了几种与 SARS 病毒在基因上密切相关的冠状病毒。2013 年，中国科学院武汉病毒研究所研究员石正丽带领的国际研究团队分离到一株与 SARS 病毒高度同源的 SARS 样冠状病毒（SARS-like CoV），进一步证实了中华菊头蝠是 SARS 病毒的源头。

六、中东呼吸综合征

2012 年底，一种以前从未在人类身上发现的新型冠状病毒（以下简称新冠病毒）首次在中东居民身上被发现，之后被命名为中东呼吸综合征冠状病毒（MERS-CoV）。截至 2019 年 7 月，全世界报告超过 2 449 人患上中东呼吸综合征（middle east respiratory syndrome，MERS），约有 35% 的患者死亡。MERS 患者临床表现从无症状或轻微呼吸道症状到严重急性呼吸道疾病及死亡不等。自 2012 年以来，中国、美国、英国等 27 个国家报告了 MERS

病例，其中以沙特阿拉伯、阿拉伯联合酋长国和韩国的疫情相对严重。2012 ～ 2019 年，所有实验室确诊 MERS 病例中位年龄为 52 岁，68.3% 为男性，51.8% 的患者至少患有一种潜在疾病，如糖尿病、高血压、心脏病、慢性肾功能衰竭或肺病。MERS-CoV 被认为是一种动物病毒，单峰骆驼是其主要宿主，并且是人的主要感染源。研究认为，MERS-CoV 的人际传播有限，仅限家人、患者以及医护人员，无持续性的人际传播记录。这是 MERS-CoV 感染区别于其他冠状病毒感染的一个重要特征。

WHO 建议有感染 MERS-CoV 风险的人避免与骆驼接触，保持良好的手部卫生，避免饮用生牛奶或食用受污染的食物，食物经过适当清洗、去皮或煮熟再食用。大多数病例发生在卫生保健环境中，因此谨慎的做法是所有卫生保健工作者在护理疑似或确诊 MERS 的患者时采取适当的传染控制措施，医护人员应始终对所有患者采取标准预防措施。在处理疑似或确诊 MERS 患者时，需要加强接触预防措施和眼部保护。在气溶胶生成过程中，应采取空气传染隔离预防措施。美国疾病控制和预防中心建议对所有患者使用空气传染隔离预防措施。

七、禽流感

人感染禽流感是由禽流感病毒引起的疾病。禽流感病毒属于甲型流感病毒，能直接感染人的禽流感病毒亚型有 H5N1、H7N1、H7N2、H7N3、H7N7、H9N2 和 H7N9。水鸟是大多数甲型流感病毒的主要天然宿主。大多数甲型流感病毒在鸟类中引发无症状感染或轻微感染。在家禽中引发严重疾病并导致高病死率的病毒称为高致病性禽流感（HPAI）病毒。1997 年，中国香港特别行政区家禽病毒暴发期间，报告了人感染高致病性禽流感 H5N1 病毒。自 2003 年以来，这种禽流感病毒已从亚洲传播至欧洲和非洲，并在一些国家的家禽种群中流行。2013 年，中国首次报告人感染 H7N9 病毒，自此该病毒在我国家禽种群中传播，并导致 1 500 多人感染或死亡。

人感染禽流感的主要原因是直接或间接接触被感染的活禽、死禽或受污染的环境，被感染家禽的屠宰、拔毛、处理尸体和食用未煮熟的被感染的禽肉均可导致人感染禽流感。人感染禽流感病毒可引发各种症状，包括轻度上呼吸道感染（发热和咳嗽）、早期产生痰液，可迅速发展为严重肺炎、脓毒症、急性呼吸窘迫综合征，甚至死亡。常见的最初症状是高热（体温 ≥ 38℃）和咳嗽，随后出现下呼吸道受累的症状，包括呼吸困难。禽流感患者临床诊疗过程中也有腹泻、呕吐、腹痛、鼻或牙龈出血、脑炎和胸痛等其他症状报告。甲型 H5N1 禽流感病毒感染平均潜伏期为 2 ～ 5 天，H7N9 病毒感染平均潜伏期为 5 天。人感染甲型 H5N1 和 H7N9 病毒的病死率远高于季节性流感。

大多数人感染甲型 H5N1 和 H7N9 病毒与直接或间接接触被感染的活禽或死禽有关。

控制动物源性疾病是降低人类感染风险的关键，控制禽流感病毒在家禽中的传播对降低人类感染风险至关重要。

八、新冠病毒感染

新冠病毒感染是人类于 2019 年新发现的传染病，其临床表现为发热（体温 ≥ 37.3℃）、干咳、乏力、鼻塞、流涕、咽痛、腹泻等症状，具有重症、危重症的临床表现特征。新冠病毒属于 β 属的冠状病毒，有包膜，颗粒呈圆形或椭圆形，常为多形性，直径 60 ～ 140 nm，研究显示其与蝙蝠 SARS 样冠状病毒（bat-SLCoVZC45）同源性达 85% 以上。2020 年 2 月 11 日，WHO 总干事谭德塞在日内瓦召开的全世界研究与创新论坛上宣布，将新型冠状病毒肺炎正式命名为 COVID-19，"CO"代表冠状，"VI"为病毒，"D"为疾病，"19"代表这一疾病最初的病例是在 2019 年发现的。国家卫生健康委员会 2022 年 12 月 26 日发布公告，将新型冠状病毒肺炎更名为新型冠状病毒感染。

新冠病毒具有结构变异大、传染性强、人群普遍易感等特点，目前已经出现了多种变异（Alpha、Beta、Delta、Gamma 和 Omicron 突变株等），主要经呼吸道飞沫和密切接触传播，在相对封闭的环境中长时间暴露于高浓度气溶胶的情况下存在经气溶胶传播的可能。新冠病毒感染从暴发到全球蔓延历时半年，传播方式隐蔽，传播速度快，传播趋势迅猛，短期波及面广，发病危重凶险，借助发达的交通方式（航空、水路、陆路）已广泛传播至全世界 200 多个国家和地区，是人类史上有记载的黑死病、天花、霍乱等烈性传染病之后又一新的烈性传染病。虽弱于 1918 年的世界流感大流行、2009 年美国 H1N1 的全球大流行，但明显比 2003 年的 SARS、2009 ～ 2012 年的 MERS、多次散发的高致病性禽流感凶险。

（一）中国疫病概况

2019 年 12 月，湖北省武汉市部分医院陆续发现多例有华南海鲜市场暴露史的不明原因肺炎病例，后经诊断证实为新冠病毒感染引起的急性呼吸道传染病。此时正值我国春运期，疫情开始在武汉市散发，经历了零星散发—局部流行—局部暴发—市外扩散—省内扩散—省内流行—省外扩散—全国散发—全国流行多个阶段。为了有效防控疫情，党和政府果断采取了强有力的科学措施，确定传染源、切断传播途径、保护易感人群。在传染源管理上，采取了一系列严厉的监管措施，全国闻令而动，各地齐心协力，做到了"早发现、早报告、早诊断、早隔离、早治疗"，利用"互联网＋"的信息化技术，全国一盘棋，全力协查、全力追踪搜索密切接触者，做到应检尽检，竭力发现传染源，对确诊病例、疑似病例做到应治尽治，全国各地对确诊患者、疑似患者、密切接触者实施了规范的医学隔离。

在切断传播途径上，我国实行严格的交通监管与追踪管制，禁止一切因公聚集（如行政会议、学术会议、典礼等），号召全国人民不外出、不串访、不办会、不参会、不聚会、不聚餐、不接触疫区往返人员、不随地吐痰，自觉居家隔离，最大限度防止传染源隐蔽流动，有效阻止了疫情扩散。在保护易感人群上，号召全国人民加强自我防护，日常生活要做到"勤洗手、勤开窗、勤通风"，以居家养生为主，努力减少户外活动，出门必须佩戴口罩，形成了独有的全民健康行为规范的"中国经验"，有效阻断、科学遏制了新冠病毒感染在我国的持续大流行。

疫情初期，习近平总书记在总结抗疫经验时，用三条"时间线"概括我国抗疫历程：用一个多月的时间初步遏制了疫情蔓延势头；用两个月左右的时间将本土每日新增病例控制在个位数；用三个月左右的时间取得武汉保卫战、湖北保卫战的决定性成果。三条"时间线"诠释了中国抗疫战场的关键举措。即使个别城市在 2020 年 6 月上旬再度出现了局部暴发流行，在短短两周内，疫情也得到及时有效控制。

（二）国外疫病概况

截至 2022 年 4 月 30 日，新冠感染肺炎全世界累计确诊病例超过 5 亿例，按全世界人口约 780 190 万（联合国人口基金会统计）计算，全世界单位感染人口数（PICP）为 16，即全世界平均每 16 人中有 1 人确诊新冠病毒感染。自疫情发生以来，全世界累计确诊新冠病毒感染病例超 10 万例的国家或地区有 123 个，多国宣布进入紧急状态或关闭边境口岸。国外累计确诊新冠病毒感染病例达 512 810 334 例，累计治愈 466 646 163 例，累计治愈率仅为 91.0%，累计死亡 6 259 142 例，累计病死率为 1.2%（数据截止时间为 2022 年 5 月 1日）。新冠病毒感染疫情最严重的国家中，前十位是美国、印度、巴西、法国、德国、英国、俄罗斯、韩国、意大利、土耳其，感染人数超千万的还有西班牙和越南。公共卫生服务策略不仅是一个政府工作价值取向的风向标，更是一个国家执政党执政能力的重要体现。在新冠病毒感染疫情全球大流行背景下，各国都根据本国国情采取了一系列抗疫措施。多国升级防控措施，出台关闭公共设施、关闭边境口岸、限制外国人入境等规定，以防疫情进一步扩散，有 4 个国家实施了全国封锁，有 30 个国家宣布进入全国紧急状态，还有一些国家部分进入紧急状态，禁止大型集会、全国停课、严控出入境已成为常规操作。截至 2022 年 5 月底，在欧洲、美洲、亚洲的一些国家和地区，疫情仍然十分严重，新变异株的出现给疫情防控带来巨大挑战。

（三）新冠病毒感染的防疫挑战

1. 生物安全管理的挑战

2020 年 4 月 15 日，《法制日报》发表题为《新冠肺炎疫情凸显公共卫生安全与生物安全等非传统安全挑战紧迫性 完善国安体系筑牢人民防线》的文章，指出维护国家安全，不仅是隐蔽战线上的于无声处听惊雷，也是需要每个公民发力的"人民战争"。习近平总书记在第一时间明确提出要确保打赢疫情防控的人民战争、总体战、阻击战，并以"多兵种"协同作战的方式积极应战，堪称贯彻总体国家安全观的生动实践，凸显了保护公共卫生安全与生物安全的紧迫性。中国的抗疫事业取得了重大进展，但疫情也对人民健康安全观发起挑战。

第一，中国战疫是对总体国家安全观的实践挑战。习近平总书记的总体国家安全观，就是要凸显以人民安全为宗旨，保护人民生命健康安全。要从立法、执法、司法和守法各个角度入手，要为防疫工作提供法治保障。可以说人民健康安全堪称总体国家安全观的灵魂，在此次重大疫情使广大人民群众的生命安全与身体健康遭受严重威胁之际，党中央不惜一切代价，千方百计救治病患，全力推进疫情防控，彰显以人民健康为中心的发展理念。与此同时，以人民安全为宗旨也体现在对包括广大留学生在内的海外中国公民的关爱和领事保护上。

第二，中国战疫是对生物安全管理的科技挑战。中国战疫，无论是医疗救护，还是病毒溯源，或是疫苗研发，靠的都是科学技术，特别是钟南山、李兰娟、陈薇等一批院士，带领广大生物医学科技工作者攻坚克难，发挥关键作用。习近平总书记在视察军事医学科学院等科研机构时，一再强调依靠"硬核"科技手段战胜疫情。面对疫情这一国际生物安全的重大挑战，中国与WHO以及有关国家开展密切合作，及时对外分享信息和经验，积极投身全球公共卫生治理，向有关国家提供医疗援助，特别是以自身抗疫的重大进展力挽狂澜，为全球公共卫生安全事业做出贡献，彰显了负责任大国的良好形象。

第三，中国战疫是对人类卫生健康命运共同体的观念挑战。习近平总书记充分应用中国战疫的成功经验，引领推动世界各方朝着互利互惠、共同安全的目标相向而行，倡导世界各国守望相助、患难与共、同舟共济。而中国的"抗疫外交"也高举人类卫生健康命运共同体大旗，主动推动国际防疫合作和全球公共卫生治理。习近平总书记更是身体力行，与WHO和多国领导人对话沟通、相互支持，彰显具有家国情怀和天下担当的大国领袖形象。

2. 公共卫生体系建设的挑战

中国战疫之后，新时代公共卫生体系建设面临严峻的挑战。习近平总书记于2020年6月2日主持召开了专家学者座谈会，就专家学者提出的"如何完善我国重大疫情防控体制机制、健全国家公共卫生体系、提高医疗救治水平、发挥中医药作用、强化科技支撑、完善公共卫生法律法规体系"等问题发表重要讲话，强调人民安全是国家安全的基石。要强化底线思维，增强忧患意识，时刻防范卫生健康领域重大风险。只有构建起强大的公共卫生体系，健全预警响应机制，全面提升防控和救治能力，织密防护网、筑牢筑实隔离墙，才能切实为维护人民健康提供有力保障。

人类健康是社会文明进步的基础。党的十八大以来，党中央明确了新时代卫生健康工作方针，强化提高人民健康水平的制度保障，坚持预防为主，稳步发展公共卫生服务体系，成功防范和应对了甲型 H1N1 流感、H7N9、埃博拉出血热等突发疫情，使主要传染病发病率显著下降。在实现"两个一百年"奋斗目标的历史进程中，发展卫生健康事业始终处于基础性地位，同国家整体战略紧密衔接，发挥着重要支撑作用。

疾病预防控制体系是保护人民健康、保障公共卫生安全、维护经济社会稳定的重要保障。要建立稳定的公共卫生事业投入机制，改善疾病预防控制基础条件，完善公共卫生服务项目。要优化完善疾病预防控制机构职能设置，建立上下联动的分工协作机制。要加强国家级疾病预防控制机构能力建设，强化其技术、能力、人才储备。要健全疾病预防控制机构和城乡社区联动工作机制，加强乡镇卫生院和社区卫生服务中心疾病预防职责，夯实联防联控的基层基础。要创新医防协同机制，建立人员通、信息通、资源通和监督监管相互制约的机制。要加强疾病预防控制人才队伍建设，建立适应现代化疾病预防控制体系的人才培养使用机制，稳定基层疾病预防控制队伍。要建设一批高水平公共卫生学院，着力培养能解决病原学鉴定、疫情形势研判和传播规律研究、现场流行病学调查、实验室检测等实际问题的人才。

要把增强早期监测预警能力作为健全公共卫生体系当务之急，完善传染病疫情和突发公共卫生事件监测系统，改进不明原因疾病和异常健康事件监测机制，提高评估监测敏感性和准确性，建立智慧化预警多点触发机制，健全多渠道监测预警机制，提高实时分析、集中研判的能力。要加强实验室检测网络建设，提升传染病检测能力。要建立公共卫生机构和医疗机构协同监测机制，发挥基层哨点作用，做到早发现、早报告、早处置。要健全突发公共卫生事件应对预案体系，分级分类组建卫生应急队伍，覆盖形势研判、流行病学调查、医疗救治、实验室检测、社区指导、物资调配等领域。要强化基层卫生人员知识储备和培训演练，提升先期处置能力。要深入开展卫生应急知识宣教，提高人民群众对突发公共卫生事件认知水平和预防自救互救能力。各级党委和政府要建立定期研究部署重大疫情防控等卫生健康工作机制，做到指令清晰、系统有序、条块畅达、执行有力。

爱国卫生运动是我们党把群众路线运用于卫生防病工作的成功实践。要总结疫病防控斗争经验，丰富爱国卫生工作内涵，创新方式方法，推动从环境卫生治理向全面社会健康管理转变，解决好关系人民健康的全局性、长期性问题。要全面改善人居环境，加强公共卫生环境基础设施建设，推进城乡环境卫生整治，推进卫生城镇创建。要倡导文明健康绿色环保的生活方式，开展健康知识普及，树立良好饮食风尚，推广文明健康生活习惯。要推动将健康融入所有政策，把全生命周期健康管理理念贯穿城市规划、建设、管理全过程各环节。各级党委和政府要把爱国卫生工作列入重要议事日程，探索更加有效的社会动员方式。

要有针对性地推进传染病防治法、突发公共卫生事件应对法等法律修改和制定工作，健全权责明确、程序规范、执行有力的疫情防控执法机制，进一步从法律上完善重大新发突发传染病防控措施，明确中央和地方、政府和部门、行政机关和专业机构的职责。要普及公共卫生安全和疫情防控法律法规，推动全社会依法行动、依法行事。

科学技术是人类同疾病斗争的锐利武器，人类战胜大灾大疫离不开科学发展和技术创新。要加大卫生健康领域科技投入，集中力量开展核心技术攻关，发挥新型举国体制的优势。要深化科研人才发展体制机制改革，完善战略科学家和创新型科技人才发现、培养、激励机制，吸引更多优秀人才进入科研队伍，为他们脱颖而出创造条件。

3. 疫情防控的中国战场

面对突如其来的疫情，中国共产党始终坚持把人民生命安全和身体健康放在第一位，坚持党的集中统一领导，采取最全面、最严格、最彻底、的防控措施，前所未有地采取大规模隔离措施，调集全国资源开展大规模医疗救治，不遗漏一个感染者，不放弃一位病患，实现"应收尽收、应治尽治、应检尽检、应隔尽隔"，遏制了疫情大面积蔓延，改变了病毒传播的危险进程。从 2019 年 12 月 28 日湖北省武汉市当地医院确诊新冠病毒感染，到 2020 年 1 月 23 日武汉实施严格的交通管制，再到 4 月 8 日武汉市解除离汉通道管控措施，经过 4 个多月的艰苦努力，终于遏制住了疫情的蔓延，取得了抗击新冠病毒感染疫情的初步成效。中国人民抗击疫情的前线可分为 3 个战场。

一是公共卫生战场。公共卫生防疫队伍是传染病预防控制的前哨员、侦察兵，传染来源、传染途径、易感人群、潜伏期时长、健康携带等问题都需要公共卫生防疫队伍进行流行病学调查、研究探索。

对于传染性疾病，集中收治患者是有效控制传染源的重要手段。对新冠病毒感染疫情，我国参照抗击 SARS 疫情时在北京建造"小汤山医院"的模式，仅用 10 天时间火速建成了火神山、雷神山医院，集中患者，统一管理，从而有效控制传染源。将一批体育场馆、会展中心等改造成 16 家方舱医院，床位达 1.4 万张，对轻症患者应收尽收、应治尽治，减少了社区感染传播病例和轻症向重症转化病例。16 家方舱医院累计收治患者 1.2 万多人，累计治愈出院 8 000 多人、转院 3 500 多人，实现"零感染、零死亡、零回头"。事实证明，方舱医院是中国阻击重大传染病流行的重大创新，有力扭转了疫情防控形势。

二是医疗救治战场。在抗击新冠病毒感染疫情的医疗救治战场，中国始终保持"应收尽收、应治尽治、应检尽检、应隔尽隔"的基本原则，完善临床救治体系，全国共指定 1 万多家定点医院，对新冠病毒感染患者实行定点集中治疗。始终以提高收治率和治愈率、降低感染率和病死率的"两提高""两降低"为目标，坚持集中患者、集中专家、集中资源、集中救治"四集中"原则，坚持中西医结合，实施分类救治、分级管理。对轻症患者及早干预，尽可能使其在初期得以治愈，大幅降低转重率；对重症患者，集全国最优秀的医生、最先进的设备、最急需的资源，不惜一切代价进行救治，大幅降低病死率。

三是全民战场。面对来势汹汹的新冠病毒感染疫情，只有紧紧依靠人民，形成"万众一心、众志成城"的"人民战争"局面，才能夺取抗疫的胜利，这是中国抗击疫情的重要经验。全民参与是中国抗疫战场的一大特色，也是中国特色社会主义制度优越性的体现。中国及时采取了以下措施:(1)政府及时全面公开透明发布疫情信息;(2)迅速开展宣教，普及防控科学知识;(3)加强主流媒体的舆论引导，提供抗疫的舆论支持;(4)动员全民参与，充分发挥社区、居委会等基础力量，形成社会合力抗疫局面。通过一系列举措，形成全面参与、协同抗疫的局面，强有力的提升抗疫效率。

在抗疫过程中，中国保持较高的国际视野。首先，主动公布病毒基因序列。病毒不分国界，疫情不分种族，抗疫离不开全球合作。为促进国际抗疫合作，在疫情发生后，中国政府于 2020 年 1 月 11 日向世界公开分享了 COVID-19 的基因序列，为全世界科学家展开药物、疫苗、诊断研究提供了重要基础。其次，主动接受国际社会伸出的援手。在中国抗疫初期，国际社会给予了中国宝贵的支持和帮助。全世界 170 多位国家领导人、50 位国际和地区组织负责人以及 300 多个外国政党和政治组织向中国领导人来函致电、发表声明表示慰问支持。77 个国家和 12 个国际组织为中国抗疫提供捐赠，包括医用口罩、防护服、护目镜、呼吸机等急用医疗物资和设备。84 个国家的地方政府、企业、民间机构、民众向中国捐赠了物资。金砖国家新开发银行、亚洲基础设施投资银行分别向中国提供 70 亿元、24.85 亿元人民币的紧急贷款，世界银行、亚洲开发银行向中国提供国家公共卫生应急管理体系建设等贷款支持。最后，主动共享临床诊疗经验。中华民族是懂得感恩、投桃报李的民族，中国始终在力所能及的范围内为国际社会提供抗疫支持，积极开展对外医疗援助，由国家卫生健康委员会组建、地方政府选派中国抗疫医疗专家组赴海外开展抗疫工作，如湖南省医疗专家组援助津巴布韦、四川省医疗专家组援助意大利、福建省医疗专家组援助菲律宾、广西壮族自治区医疗专家组援助柬埔寨等。截至 2020 年 5 月 31 日，中国共向 27 个国家派出 29 支医疗专家组，已经或正在向 150 个国家和 4 个国际组织提供抗疫援助；指导长期派驻 56 个国家的援外医疗队协助驻在国开展疫情防控工作，向驻在国大众和华侨华人提供技术咨询和健康教育，举办线上线下培训 400 多场。在临床诊疗方面，我国主动与世界分享防治疫情的中国经验，分享最新的诊疗方案、防控方案等一整套技术文件，提供多语种的防控和诊疗方案，举行疫情防控经验国际分享交流大会；及时与全世界共享科学数据、技术成果和防控策略，向其他受疫情影响的国家和地区提供援助与技术支持，这是我国抗疫经验的升华。中国通过对外提供力所能及的抗疫援助，彰显了中国正确的义利观、践行了人类命运共同体理念和负责任的大国担当。同时，积极推进国际合作，2020 年 5 月 18 日，习近平主席在第 73 届世界卫生大会视频会议开幕式上发出凝聚全世界战疫合力的中国倡议："人类是命运共同体，团结合作是战胜疫情最有力的武器。这是国际社会抗击艾滋病、埃博拉、禽流感、甲型 H1N1 流感等重大疫情取得的重要经验，是各国人民合作抗疫的人间正道。"在疫苗研究方面，中国围绕有效药物研发和临床救治开展了大量工作，已形成相对完整的技术方案。积极推进成果共享，注重开展国际联合攻关，积极发起并参与国际多中心的临床研究，与 WHO 共同举办分享防治新冠肺炎中国经验国际通报会，建立疫情防控和临床诊治领域的在线"知识中心"和国际合作专家库，通过远程视频方式与 100 多个国家和地区的专家学者进行技术交流，及时回应外方需求，真正实现中外疫情防治技术的精准对接。

随着中国国内疫情防控形势持续向好，在继续做好国内疫情防控的同时，中国各级政府、企业和民间机构、个人通过各种渠道，向 150 个国家、地区和国际组织捐赠抗疫物资。据不完全统计，中国在保证质量的前提下，开足马力为全世界生产紧缺的医疗物资和设备，仅口罩和防护服两项就分别向世界出口了 568 亿只和 2.5 亿件，为世界抗疫提供了强有力的物质保障。除了国家援助计划，一部分社会组织和民间力量也尽己所能援助国外疫区和侨胞，据国际公益学院研究团队的不完全统计，截至 2020 年 3 月 31 日，中国内地社会组织已经或计划开展的全球抗疫行动覆盖六大洲至少 109 个国家（不含中国），占有疫情国家的比例达 54%，涉及物资援助、技术支持、资金资助等多方面，为国际抗击疫情做出了巨大贡献。

（尤剑鹏　董柏青　李忠友）

第二节　疫病冲击经济社会秩序

疫病不可避免会对经济社会造成较大冲击，冲击着国家应急管理体系、相关政策和法律法规，是对国家治理体系和治理能力的一次大检阅。

一、冲击国家应急管理体系

国家应急管理体系，是国家层面处理紧急事务或突发事件的行政职能及其载体系统，是政府应急管理的职能与机构之和。我国的应急管理工作内容概括起来就是"一案三制"。"一案"指应急预案，就是根据发生和可能发生的突发事件，事先研究制订的应对计划和方案。应急预案包括各级政府总体预案、专项预案和部门预案，以及基层单位的预案和大型活动的单项预案。"三制"指应急工作的管理体制、运行机制和法制。

应急管理是国家治理体系和治理能力的重要组成部分。我国是世界上自然灾害较为严重的国家之一,各类事故隐患和安全风险交织叠加、易发多发,影响公共安全的因素日益增多。"备豫不虞,为国常道。"加强应急管理体系和能力建设,既是一项紧迫任务,又是一项长期任务。中华人民共和国成立后,党和国家始终高度重视应急管理工作,创造了许多抢险救灾、应急管理的奇迹,我国应急管理体制机制在实践中充分展现出自己的特色和优势。

习近平总书记在中央政治局第十九次集体学习时强调,要发挥我国应急管理体系的特色和优势,借鉴国外应急管理有益做法,积极推进我国应急管理体系和能力现代化。

传染病突发公共卫生事件具有难以预测、复杂等特点,往往会引起社会恐慌、影响经济发展、威胁国家安全,给社会公共卫生体系带来重大创伤。因此,传染病突发公共卫生事件的应急处置和防控是世界各国都必须面对的重大公共卫生问题。然而,继2003年SARS暴发流行后,无法预料的疫病又一次全面地考验了中国突发公共卫生事件应急体系的能力,对现行公共卫生法律制度又进行了一场大考。新冠病毒感染疫情给人民健康、社会稳定和经济发展带来了极大影响,给我国应急管理体系带来了巨大的冲击,也暴露出我国现行公共卫生法律制度的一些短板与不足。

（一）预防意识薄弱

从我国突发公共卫生事件危机管理的实践来看,预防作用依然薄弱。在疫情处理的早期,政府和公众危机意识不够强的问题在一定程度上造成了社区持续传播,延误了病例救治。

（二）监测和预警系统不完善

我国突发公共卫生事件监测和预警系统还不够完善,在很多方面存在缺陷,如突发公共卫生事件在潜伏期的科学预测和判断,包括发生的概率以及发生后可能产生的负面影响等。新冠病毒感染的暴发流行,反映出我国现行监测和预警系统不完善,灵敏度不高,不能早期发现、报告疫情,信息报告严重滞后,没有发挥应有的作用。

（三）应急协同联动机制不健全

突发公共卫生事件的应对需要多个部门和机构的配合与协调。我国应急管理部门的垂直应急管理体系较完备,但各部门横向职责分工并不十分明确,在响应期的突出问题表现为应急协同联动机制不健全。

（四）社会参与机制不健全

从实践上看，目前我国对全社会防范风险、突发公共卫生事件应急处理的教育工作还存在不足。广大居民普遍表现出社会危机意识薄弱，自我防控意识和能力欠缺，主动参与疫情防控程度不深。比如汶川地震中，一些非政府组织虽然参与了救援工作，但几乎都是自发行动，没能充分发挥非政府组织的力量，对大量参与救援和灾后重建的志愿者也存在着管理混乱、缺乏后勤保障等问题。

因此，加强应急管理体系建设十分必要，要根据突发事件或危机事务，把握并设定应急职能和机构，进而形成科学、完整的应急管理体系。

二、冲击应急管理政策和法律法规

我国已制定了一套与突发公共卫生事件相关的政策、法律法规。《中华人民共和国宪法》第二十一条规定：国家发展医疗卫生事业，发展现代医药和我国传统医药，鼓励和支持农村集体经济组织、国家企业事业组织和街道组织举办各种医疗卫生基础设施，开展群众性的卫生活动，以保护人民健康。《中华人民共和国传染病防治法》对传染病的分类、预防、疫情报告、通报和公布、疫情控制、医疗救治、监督管理、保障措施、法律责任等做出了规定。此外，还制定了《中华人民共和国突发事件应对法》《中华人民共和国国境卫生检疫法》《中华人民共和国动物防疫法》《中华人民共和国野生动物保护法》等公共卫生相关法律。2003 年 SARS 疫情暴发后，我国制定了《突发公共卫生事件应急条例》（2011 年 1 月修订）。近年来，我国又制定了《中华人民共和国疫苗管理法》《中华人民共和国基本医疗卫生与健康促进法》《中华人民共和国药品管理法》。2019 年 10 月 21 日，《中华人民共和国生物安全法（草案）》的议案在第十三届全国人民代表大会常务委员会第十四次会议中第一次进行了审核，针对生物技术谬用等行为和事件，明确了相应的责任及处罚规定，填补了法律空白。这些传染病突发事件相关法律的制定和实施，进一步完善了突发公共卫生事件处置的应急制度，为各级政府、卫生健康行政管理部门、医疗机构、疾病预防控制机构和社会各方面对传染病的联防联控提供了法治保障。

发展公共卫生事业、及时规范处置突发公共卫生事件，也需要完善、健全的地方公共卫生法律体系。2003 年后，我国各省（自治区、直辖市）也先后制定了《突发公共卫生事件应急预案》。截至 2019 年 1 月，我国各地区出台、现仍具有法律效力的公共卫生相关地方法规共计 32 部。

然而，疫情也给我国现阶段相关突发公共卫生事件应急政策和法律法规带来了巨大的冲击，凸显了如下短板。

（1）现阶段突发公共卫生事件司法应急机制缺乏综合性，难以及时更新与协调部门之间的关系，难以形成有效的联防联控机制；在突发公共卫生事件预防与控制中，各级政府的领导能力、领导角色、相关责任存在真空地域，有角色不明、责任不清等风险。

（2）应急预案的法律地位难以确保。现在，突发性公共卫生事件应急预案尚未成为我国应急法制的重要组成部分，法律地位不明确，一些应急预案的编制缺乏相应的法律依据，在传染病应急处置中不能发挥应有的作用。

（3）现行突发公共卫生事件的司法应急机制对公民个人生活方式和行为的约束（即人权法则）没有明确的界定。

疫病的暴发流行，产生了一系列公共利益和私权之间的冲突。一方面，社会常规秩序下运行的法律在重大传染病暴发流行期间可能暂时被突发事件相关法律法规代替，产生冲突；另一方面，个人私权在传染病暴发流行期间、处置突发公共卫生事件的过程中，可能会受到暂时地限制、剥夺。政府在处置突发公共卫生事件过程中，为了更好地维持社会秩序，维护国家公共卫生安全和公民人生健康等利益，难以避免和宪法或有关法律赋予公民的人身自由、私有财产、知识产权等私权产生矛盾和冲突，如果只保护公共利益或只保护私人权利，都会损害其中一方的利益。突发公共卫生事件发生后，法律制度如何去调整公共利益和私权的冲突，从而保持公共利益和私权之间的平衡，是目前应对突发公共卫生事件面临的重大挑战之一。

在疫病这样的重大突发公共卫生事件应急处置过程中，经常涉及公共利益和私权的冲突，如人身自由的相对限制、有关行政措施的强制性实行、私人财产财物的即时征收征用、防疫措施造成的私有财产损失、公民知情权和隐私权的保护、知识产权的保护、患者强制性实施隔离治疗措施、密切相关接触者的医学隔离观察、公共交通的安全性防疫检查、防疫药物及防疫防护用品等有关物资专利的强制性证明许可、疫情地区的临时交通管制等。又如，为了掌握公民基本信息、健康信息、旅行史、居住史、聚集史等，要求利用微信等App录入相关信息、生成个人健康码，要求在各公共场所、工作单位、居住社区亮码通行，限制进出，这都会不同程度地涉及公民隐私权保护问题。各级政府采取了许多行政强制措施，用于控制疫情的蔓延扩散，但是这些措施可能需要进一步加以完善。

（4）突发公共卫生事件报告制度在法律适用上有一定的缺陷。传染病疫情报告制度不仅与疫情的预警、公布有关系，还和调控措施的科学实行与部署实施落实有相当大的关系。但是有关法律法规中仍未完善疫情报告制度的行为形式。例如，在现行社会中个别单位或个人存在不按相关规定及时向有关部门报告疫情的情况，主要是缓报、谎报、瞒报以及漏报，未履行报告疫情的义务。这项义务在《中华人民共和国突发事件应对法》中有提及。但在《中华人民共和国传染病防治法》《突发公共卫生事件应急条例》等有关法律中又在不同程度上进行了删减，导致突发公共卫生事件有关制度和法律法规的科学性和严密性受到影响。

（5）突发公共卫生事件监测预警制度不适应公共卫生体制改革。建立健全完备的突发公共卫生事件预示预警机制，是当今社会管理制度的基本要求和最终趋势。尽早发现突发公共卫生事件及有关安全隐患，可以即时发出预警信号，尽快采取可行且有效的预防及控制措施，这样不仅可以提升有关部门处理突发公共卫生事件应急水平和能力，而且具有不可磨灭的公共卫生意义。2003 年后，我国各级各届政府不仅有意识地加快了公共卫生体系建设的步伐，而且还通过立法或规范性政策文件建立健全分级预警机制，进一步做到对突发公共卫生事件的有效预防和控制。例如，《突发公共卫生事件应急条例》规定了县级及县级以上地方人民政府理应建立健全和加强完善公共卫生事件的即时监测与预警报告系统。2004 年 8 月修订的《中华人民共和国传染病防治法》第十九条规定，国家建立传染病预警制度。随着公共卫生体制的改革，卫生防疫站分为疾病预防控制中心和卫生监督所，两者工作职能已重新划分，但有关法律法规并未及时进行更改和更新，相关公共卫生法律法规不能适应新时期的工作机制，亟待完善。

（6）地方立法体系立法严谨性不够、操作性不强。地方立法体系在保障地方公共卫生事业的健康有序发展方面发挥了一定的保障作用，但随着经济社会发展，在新形势下的公共卫生事业发展也出现了新情况、新需求，地方性公共卫生相关法规已不能适应当前公共卫生事业发展的需要。因此，各地应对新时代公共卫生事业的发展需求进行调研，听取社会公众的意见，明确当地立法的迫切需要和内容，加快公共卫生地方立法的步伐和进程。

（7）目前我国财政政策应对突发公共卫生事件，尚存在 5 个方面的不足。

一是事权与支出责任划分模糊，削弱了应急管理能力。政府之间、部门之间应急管理事权与支出责任不清晰，如患者救治费、医护人员补助、科研攻关支出等，虽明确了中央与地方的负担比例，但事权划分不够详细。

二是轻事前预防、重事后投入的格局亟待调整。初步统计，应急安全预防性支出与事后处置支出比例是 1∶5，即预防性支出 1 元钱所能达到的效果相当于事后处置支出 5 元钱的效果，说明事前预防性支出比事后处置支出更具效率。目前，事发应急响应支出占比高，事前预防性支出较少，难以发挥应急财政政策效能。一些地方为了"保工资、保运转、保民生"，年初较少安排预备费和预防性公共支出。

三是应急管理项目支出绩效目标缺失。全面实施预算绩效管理政策落实不到位，应急项目支出没有编制绩效目标，不利于事后开展绩效评价。

四是应急捐赠物资、储备物资管理制度存在短板。应急捐赠物资和储备物资，因到达时间不确定，数额无法预估，导致受赠慢、乱发放、强征用等，应急物资统筹集中管理的问题迫切需要解决。

五是突发事件应急管理资金动态监管偏弱。应急管理资金分配时缺少项目支出可行性分析，一些部门和地方"重分配过程、轻使用结果"，专款专用监管缺位，未构建程序性的内控监管机制，难以杜绝损失浪费现象。

在新形势下，应急管理政策和法律法规相关工作要以习近平新时代中国特色社会主义思想为指导，按照全国应急管理工作会议的部署，坚持以党的政治建设为统领，立足当前，突出补短板、强弱项、防风险，着眼长远，强化顶层设计和统筹谋划，加快推进应急管理政策和法律法规标准体系建设，严格执法监督，全面深化"放管服"改革，为有效防范化解重大安全风险、切实保护人民生命财产安全、全面建设中国特色社会主义大国应急管理体系提供有力的法治保障。

（李　海　谢锦荣）

第三节　疫病冲击国家医疗卫生体系

随着社会科学技术的进步，传染病防治取得了举世瞩目的成就。然而，从全世界来看，传染病迄今仍然严重影响人类健康。一些古老的传染病死灰复燃，新发的传染病不断出现，如艾滋病、SARS、埃博拉、禽流感、MERS、裂谷热、霍乱、流感等。新发和再发传染病的不断出现，已不仅仅是公共卫生问题，其事关国家安全。如新冠病毒感染疫情，其传播速度快、感染范围广、防控难度大，是一次重大的突发公共卫生事件，直接考验国家医疗卫生体系。

一、冲击国家公共卫生服务体系

公共卫生服务就是组织社会共同努力，改善环境卫生条件，预防控制传染病和其他疾病流行，培养良好卫生习惯和文明生活方式，提供医疗服务，达到预防疾病、促进人民健康的目的。公共卫生涉及的范围非常广泛，提供公共卫生服务时，除需要预防医学及相关学科的知识和技能外，还要结合其他学科（如环境工程学、社会学、心理学、教育学、法学、管理学等）的理论和方法，且涉及卫生法及有关行政管理部门对公共卫生措施的贯彻执行。实施公共卫生服务时需广泛发动社会各方力量，体现"大卫生观念"。

公共卫生服务以预防和控制疾病，保障大众健康为宗旨。公共卫生服务的核心功能是开展公共卫生监测，应对公共卫生问题，提供公共卫生服务和开发大众健康潜能，这些核心功能的发挥应在国家主导下进行，起到保障大众健康的作用。公共卫生服务措施是以预防医学的基本观念和理论为基础，根据公共卫生服务宗旨和核心功能所采取的社会性实践的总称，也是三级预防策略的具体措施。公共卫生服务措施包括开展公共卫生监测、预防性卫生服务、疾病预防与控制、应对突发公共卫生事件、保障健康、卫生服务研究等方面。SARS、新冠病毒感染等均对我国公共卫生服务体系，如公共卫生监测预警制度、突发公共卫生事件应对、保障健康与提高大众健康素养等方面造成了全方位的巨大冲击。

（一）冲击公共卫生监测与预警制度

公共卫生监测是通过长期、持续、系统地收集群体及群体健康相关资料，经过归纳、分析和评价，将监测结果及时传播给相关人员和组织，从而有助于公共卫生行动的行为，包括传染病监测、死因监测、综合性监测点监测、慢性病监测、环境监测、职业病监测、行为监测、症状监测、媒体公共卫生监测等。传染病监测管理技术可分为常规监测管理、主动监测管理、被动监测管理3种。

常规监测管理也称常规疫情报告，是传染病防治管理的日常工作，属于传染病检测技术的基础组成部分，主要有按照《中华人民共和国传染病防治法》和《突发公共卫生事件与传染病疫情监测信息报告管理办法》的要求所执行的疫情报告、网络直报2种方式。

主动监测管理是有计划、有目的、有范围、有对象的专项监测管理，是传染病防治管理的特殊工作，属于传染病防治技术的重要组成部分，多用于重大传染病的防治管理和应急控制。全面、系统的主动监测所获取的信息对制定传染病预防控制措施、评价预防控制效果具有极其重要的流行病学意义。

被动监测管理是由报告责任人按照既定的报告规范和程序，向公共卫生机构紧急报告传染病疫情数据和资料。被动监测管理与主动监测管理完全不同，被动监测管理只有预案，没有事先计划的监测地区、监测对象、监测数量，在突发疫情报告后，才紧急确定监测范围、监测方法、监测对象、监测数量，整个过程处于被动状态。2004年我国建立的突发公共卫生事件直报网络属于被动监测管理的范畴。

根据《中华人民共和国传染病防治法》，凡发现法定传染病，所有责任报告人都应当向当地疾病预防控制机构报告。传染病监测的内容包括及时发现并诊断病例，以便追踪和控制；发现新发传染病或新的公共卫生问题；了解病例三间分布情况，及时确定流行或暴发的存在，以便启动暴发调查并控制疫情；监测人群免疫水平、病原体的血清型（或基因型）、毒力、耐药性、变异以及动物宿主的种类、分布、病原体携带情况等，了解疾病的变化趋势，识别高危人群或地区，为干预策略与措施的制定和调整提供信息等。

我国于20世纪50年代建立了法定传染病报告制度，报告的传染病病种由最初的18种增至的40种（2020年1月20日新增新冠病毒感染）。70年代起，又陆续建立了流感、乙脑、流脑、霍乱、鼠疫等单病种检测系统。在卫生部的支持和领导下，1980年建立了以传染病为主的全国疾病监测系统，由当时的中国预防医学科学院牵头负责实施。2003 年 SARS 疫情的暴发流行，再次引起国家对传染病疫情和突发公共卫生事件的高度重视，强化了法定传染病报告系统并建立网络直报信息平台，新建突发公共卫生事件报告系统，加大对公共卫生监测的投入，极大地提高了监测系统的效率。中国疾病预防控制信息系统（网络直报系统）于 2004 年建成并投入使用，于 2010 年进行了一次改造，其核心子系统为传染病信息报告管理系统（National Notifiable Diseases Reporting System，NNDRS），实现了基于医疗卫生机构的法定传染病病例实时、在线、直接报告。截至 2016 年底，NNDRS 在册实名授权用户已达 14.6 万，覆盖各级各类医疗卫生机构 6.8 万家，年平均报告传染病病例 1 000 多例。该系统为 B/S 架构，部署在中国疾病预防控制中心数据中心，使用搭建在互联网上的虚拟专网（Virtual Private Network）传输数据，具有数据采集、实时统计分析、定时统计分析、基于地理信息系统（GIS）的可视化展现等功能。尽管以网络直报系统为代表的信息系统建设应用实现了我国传染病监测信息化的跨越式发展，但仍存在一些亟待解决的问题。

例如，目前我国新冠病毒感染病例监测就是基于 NNDRS。国家卫生健康委员会办公厅、国家中医药管理局办公室于 2020 年 8 月 19 日修订完成了《新型冠状病毒肺炎诊疗方案（试行第八版）》，规定各级各类医疗机构的医护人员发现符合病例定义的疑似病例后，应当立即进行单人单间隔离治疗；院内专家会诊或主诊医师会诊，仍考虑疑似病例，在 2 小时内进行网络直报，并采集标本进行新冠病毒核酸检测，同时在确保转运安全的前提下立即将疑似病例转运至定点医院。与新冠病毒感染者有密切接触者，即便常见呼吸道病原检测阳性，也建议及时进行新冠病毒病原学检测。疑似病例连续两次新冠病毒核酸检测阴性（采样时间至少间隔 24 小时），且发病 7 天后新冠病毒特异性 IgM 抗体和 IgG 抗体仍为阴性，可排除疑似病例诊断。对于确诊病例应在发现后 2 小时内进行网络直报。NNDRS 从监测方式分类，属于以医院为基础的监测，以医院为现场、以患者为对象开展工作；从监测管理技术分类，属于常规监测管理。该监测系统对新冠病毒感染病例监测具有一定的局限性。

一是监测手段有限，监测覆盖面不广，敏感性不强，对传染源的发现、报告、诊断、隔离、治疗存在一定的延误。NNDRS 发现和报告病例的基本过程：新冠病毒感染疑似病例出现临床症状后到医院诊疗，医生通过问诊、体格检查、实验室检测，发现符合疑似和确诊病例定义的病例后，对病例进行网络直报，再对病例进行隔离治疗，疾病预防控制机构对病例进行流行病学调查、追踪密切接触者并进行医学观察。这一过程耗时较长，早发现病例的能力较差，特别是在广大农村地区，由于交通不便、信息闭塞，一些病例可能会延迟就诊，导致对传染源的隔离治疗、密切接触者的医学观察出现一定延误，造成一定程度的传播。

二是 NNDRS 针对已发现的法定传染病的监测，主要依靠临床医生在临床诊断后上报监测系统。对于新冠病毒感染这样的新发传染病，在疫情暴发流行初期，相关人员对该病的认识十分有限，对其病原学特征、流行病学特征、临床特征的认识需要一个过程。由于未证实新发传染病的存在、未将该病纳入法定传染病名单，该监测系统无法实现对其的监测报告。

三是无法有效监测管理、追踪密切接触者。在疑似或确诊病例的密切接触者的追踪、医学观察过程中，因有的患者曾到过公共场所或搭乘公共交通工具（公交车、地铁、出租车、长途大巴、动车、飞机、轮船等），在发病前活动轨迹较复杂，对其追踪、联系十分困难，无法通过常规监测报告系统对他们进行有效的医学观察、监测管理。

四是对可疑暴露者存在监测盲区。各地流动人口中的一些可疑暴露者，具有新冠病毒感染相关流行病学史，但尚未出现临床症状，不属于疑似病例和确诊病例，但他们中有相当部分是无症状的感染者，目前 NNDRS 无法对他们进行及时有效的网络报告、医学观察等管理，这是监测的盲区，不利于早发现、早隔离、早治疗，对疫情防控不利。

五是不利于医疗资源的合理分配应用。许多新冠病毒感染病例早期临床症状并不典型，与流感、支原体肺炎、衣原体肺炎及细菌性肺炎、其他已知病毒性肺炎、非感染性疾病（如血管炎、皮肌炎和机化性肺炎）等其他疾病的临床症状具有一定的相似性，需要自我观察、鉴别诊断。在疫情暴发阶段，社会公众有一定的恐慌情绪，一些流感等其他疾病病例也到定点医院进行排查，可能会造成医疗资源的浪费。

六是 NNDRS 是基于电脑桌面、B/S 架构的系统，过于专业化，应用门槛高，需要经过培训的专业人员进行操作，而且缺少灵活性、实时性。在当今智能手机大量普及、微信等即时通信工具大量应用的信息化时代，NNDRS 对病例的发现与报告以及大量可疑暴露者和密切接触者均无法有效、快速、实时管理，没有提供社会人员主动报告的快速通道，监测效率较低。

（二）冲击突发公共卫生事件的应急管理政策

突发公共卫生事件是指突然发生，造成或者可能造成社会公众健康严重损害的重大传染病疫情、群体性不明原因疾病、重大食物中毒和职业中毒以及其他严重影响公众健康的事件。

突发公共卫生事件的应对包括卫生行政部门制定突发公共卫生事件应急预案；突发公共卫生事件发生后，卫生行政部门应当组织专家对突发公共卫生事件进行综合评估，初步判断事件的类型，提出是否启动应急预案的建议并报上一级行政机构，批准后可实施应急预案；对有明确病因或危险因素的疾病实施健康保护措施，如对重大传染病疫情的流行进行动态监测，开展流行病学调查，采取预防控制措施。

对于SARS、甲型H1N1、H7N9、新冠病毒感染等新发传染病，公众的认识是循序渐进、不断深入的。在其暴发流行的起始阶段，我们对其病原学特征、流行病学特征、临床特征了解甚少，采取防控措施的及时性、针对性不够，对其危害性、传染性认识不足，导致早期疫情传播迅速。因此在这一阶段，疫情暴发流行给我国公共卫生应急管理政策和法律法规造成了巨大的冲击。例如，新冠病毒感染出现后，在认清疫情传播的严峻形势后，我国果断采取防控措施，以壮士断腕的勇气，以坚决守护人民生命健康的巨大决心，不惜暂时牺牲经济发展，及时关闭武汉市的离汉通道，各省（自治区、直辖市）迅速启动突发公共卫生事件一级响应，在短时间内迅速控制疫情蔓延传播，有力保障了人民群众的生命健康安全。

（三）冲击健康促进工作和大众健康素养

通过健康教育、健康促进，提高大众公共卫生素养，是实现公共卫生的必要条件。要通过社会动员，传播公共卫生和健康知识，改变有害健康的不良卫生行为，实行自我保健，合理摄入营养，保持健康的生活规律，加强体育锻炼和体力活动。纵观传染病的不断出现和迅猛发展，健康教育与健康促进工作暴露出以下短板。

一是健康教育体系缺乏顶层设计。习近平总书记指出，没有全民健康，就没有全面小康。提高全民健康素养，强化健康教育工作，培养全民健康生活方式，建立预防为主的理念是改变人们不良生活方式和行为的重要途径和有效手段，可降低人群和个体发生疾病的风险。但是，目前我国大众健康素养普遍较低，其中重要原因之一是健康教育体系缺乏顶层设计。幼儿教育、小学教育、中学教育、高等教育、继续教育等教育层次，均缺乏系统的健康教育体系和课程。

二是健康素养的公众责任缺乏。健康素养3个方面的内容中，健康生活方式与行为素养对于预防疾病、保持健康是关键因素，可以有效提高人群健康水平，减轻疾病负担，帮助人们养成健康的生活方式和行为。例如，从疫病预防来说，提高个人健康素养，养成良好的卫生习惯，是最好的防护服，是阻断感染的隔离墙。但是，疫病暴发流行过程中，暴露出目前我国大众普遍没有养成应对疫情的健康生活方式与行为，缺乏维护公众健康素养的导向意识和服务公众健康素养的责任担当，主要表现为没有养成健康的饮食习惯和养生方式，没有做到正确的个人防护，在产生焦虑情绪时不懂得自我调节。有研究数据显示，约70%的新发传染病来源于野生动物。大众"吃啥补啥"的落后饮食健康观念和饮食猎奇的心态，加上野生动物市场监管乏力，对违法者的惩罚力度不足，导致餐桌上的"野味"变成了病毒传播的源头之一。此外，部分大众不懂得遵从膳食平衡原则，没有做到营养均衡、健康养生、保持良好的免疫力，暴饮暴食，摄入过多热量和脂肪，导致营养不均衡，体重超重，患上心脑血管疾病、糖尿病等诸多基础病，致使免疫力低下，成为病毒的易感人群，感染病毒后也容易发展为重症死亡病例。还有部分大众没有养成良好的个人防护习惯，没有做到戴口罩、勤洗手、勤开窗、勤通风、不随地吐痰、疫情期间不外出、不串门、不聚会、不聚餐、不办会、不参会、不接触（疫区往返人员）等。部分人对于疫病的持续流行出现焦虑、恐慌情绪，对未知产生惧怕，不懂得正确对待疫病、保持积极乐观的情绪并寻求心理咨询和支持。

三是健康素养的法律责任缺乏网格架构。大众的生活方式和行为不仅与自身的健康密切相关，同时也影响他人和整个社会的生命健康。个人生活方式和行为受到法律法规的约束。法律对大众健康素养赋予了法律责任。疫情的暴发流行，反映出大众普遍不了解传染病防控相关法律法规对个人生活方式和行为的约束力，法律责任意识淡薄甚至缺失，主要表现在以下方面：不了解从何处获取权威的疫情发布信息和正确的防控知识；不熟悉《中华人民共和国传染病防治法》《中华人民共和国刑法》等相关法律对单位和个人的传染病报告、防控和职责要求等；因缺乏法律责任意识，随意在网络上转发谣言和未经核实的信息，造成社会公众恐慌，甚至出现在一线进行疫情防控的行政部门人员、事业单位人员，私自将不实的疫情防控信息转发给亲友，造成不良的社会影响的事件；一些地方政府、卫生行政部门、疾病预防控制机构、医疗机构等在疫病暴发流行时，未及时组织救治、采取控制措施，受到责令改正、通报批评或行政处分；一些单位或个人拒绝执行疫情预防控制措施，造成病毒传播、流行或者其他严重后果，受到法律制裁。一些群众对疫情不重视、对社区的防控措施不配合，对出门戴口罩、实行封闭式管理等预防措施十分抵触，出现殴打防控人员、拒绝佩戴口罩、从疫区回来仍然参加聚餐导致人传人、故意隐瞒自己的疫区经历、不配合隔离等行为。公安部刑侦局的报告显示，全国有多名新冠病毒感染患者故意隐瞒个人旅居史和人员接触史，导致疫情传播。

四是健康传播模式缺乏动力实效。健康传播的核心在于健康知识、健康理念的传递。健康传播应针对不同受众制订不同形式的健康信息，使信息正确易读，具有针对性和吸引力；同时提高大众的文化修养，从而提高其健康素养。目前我国健康传播队伍主要依靠各级卫生行政部门及其附属机构，对基层社区在健康传播中的作用重视不够，没有形成一个完整的健康传播网络，未建成专业的健康传播队伍，也没有有效的管理机制。例如，在疫病流行过程中，疫情防控知识宣传机构五花八门，信息来源不一，没有权威、通畅的传播途径，各说各话，缺少有效监管。公众对各种来源的健康信息无法自行甄别、正确对待。在网络自媒体出现一些不正确的疫情防控知识，甚至是谣言，如喝板蓝根和熏醋能预防新冠病毒感染、喝大蒜水可以杀灭新冠病毒、喝双黄连可以防治新冠病毒感染、喝酒可以抗病毒等，这误导公众，对社会稳定造成了负面影响。

五是健康素养的自身提高缺乏自我加压。每个人都是自己健康的第一责任人，对家庭和社会都负有健康责任。目前，我国大众普遍没有清楚认识到提高自身健康素养是对自己、家庭和社会负责任，没有对个人健康素养进行提升。

（四）改革和完善公共卫生服务体系，保障人民生命健康

一是把公共卫生服务体系建设摆在更加重要和突出的位置，形成以专业公共卫生机构为核心、以基层医疗卫生机构为网底、以综合大医院和传染病专科医院为疫情监测哨点及重大疫情救治基地"三位一体"的公共卫生服务体系。

二是加快突发公共卫生事件应急体系建设。开展重点疾病监测，加强传染病网络直报系统建设和管理，完善突发公共卫生事件监测预警系统和信息管理制度。加强公共卫生信息化建设，实现传染病的早期识别和及时预警，充分利用大数据为重大疫情监测分析、防控救治等提供支撑。完善突发公共卫生事件综合监测预警制度，建立风险评估机制。增强国家级、省级紧急医学救援能力和实验室应急检测能力，加强疫情防控实验室检测网络系统建设，建立传染病实验室质量管理体系。支持中西部地区加强卫生应急队伍建设，形成指挥统一、布局合理、反应灵敏、运转高效、保障有力的突发公共卫生事件应急体系。加强院前急救体系建设，重点提高农村地区急救医疗服务能力。落实疾病预防控制机构人员编制，优化人员和设备配置。

可以从以下方面健全和完善突发公共卫生事件综合监测预警制度和监测系统，提高监测系统的灵敏度和覆盖度。（1）建立症候群（包括发热症候群、呼吸道症状症候群、腹泻症候群等）监测系统，通过症状监测，进一步提高监测系统敏感度。（2）研发公共卫生应用软件，在医疗机构广泛应用，帮助医疗机构智能化触发传染病报告流程，从医院系统中自动提取已有数据，减轻临床医生填报数据的工作量，提高医疗机构传染病报告的准确性和报告率。（3）关口前移，降低突发公共卫生事件报告的门槛和标准，建立公共卫生"萌芽事件"监测信息系统和报告机制。（4）深度挖掘监测数据，基于人工智能（AI）开发传染病智能化辅助诊疗技术，辅助临床诊疗工作。（5）同时使用多种监测手段，发挥智能手机的即时通信、移动监测等强大作用，作为NNDRS的补充，对疫病进行系统、全面、有效的监测管理。这有利于有效发挥基层社区、各级疾病预防控制机构、各级卫生行政部门、学校、教育行政部门等机构联防联控的作用，提高全社会防控疫情的参与度；有利于进一步缩短传染病病例发现、报告、隔离、诊断、治疗的时间；有利于对可疑疾病及时预警，提高卫生行政部门和疾病预防控制机构的应急响应速度和效率；有利于对密切接触者和可疑暴露者及时进行监测管理，对于有效控制疫情扩散、保障人民群众生命安全和健康具有重要意义。

三是建立专业公共卫生机构、城乡基层医疗卫生机构和医院之间分工协作的工作机制，确保信息互通和资源共享，实现防治结合。加强专业公共卫生机构对医院和基层医疗卫生机构开展公共卫生服务的指导、培训和监管力度。通过多种措施，增强医院公共卫生服务能力，提高公共卫生机构的医疗技术水平。

四是加强公共卫生人才队伍建设。全面推动高等学校改革，探讨公共卫生应急处理复合型人才培养模式。

五是采取各种策略，进一步提高大众健康素养，促进大众健康。（1）顶层设计，长远规划。教育行政部门应根据当前学校健康教育工作中存在的突出问题，着力加强制度建设，不断完善学校健康素养教育制度，制订各级各类学校不同学年的健康素养基本教育课程设置方案，优化课程体系，积极行动，分区域推进。（2）网格勤政，各司其职。构建并完善政府主导、部门合作、专业支持、依托社区、全民参与的健康促进工作机制，利用媒体宣传、健康讲座、设置健康教育展板或专栏、公众咨询活动等，深入基层社区，积极推动健康中国、健康素养提升行动。（3）弘扬正气，导向传播。社会各界应营造健康生活方式的支持性环境，从社会导向、核心价值、健康生活、健康人群等方面传播健康素养正能量。个人应正确认识健康，养成健康文明的生活方式。（4）精于培养，夯实队伍。应建立提高大众健康素养的长效机制，并将其纳入各级政府和卫生行政部门的基本工作职责和绩效考核指标。建立完善的健康传播机制，建设专业的健康传播队伍，利用各种现代信息传播网络，针对不同受众开展健康素养传播活动，提高全民健康素养。

二、冲击生命伦理道德

（一）生命伦理学概述

随着经济社会的发展与卫生制度的改革，义务论哲学到价值论哲学的转变，以及新生命科学技术的发展，尤其是医学模式逐步由神灵主义医学模式、自然哲学医学模式、机械论医学模式、生物医学模式转变为生物 – 心理 – 社会医学模式，人类文明有了巨大的进步，健康概念也随之产生变化，人们对医学的期望不再仅限于治病，还希望保障健康长寿，使智力和体力有更理想的发展，人口质量有更大的提高。医学被赋予了新的社会意义，医学伦理也有了更广泛的社会价值。

20世纪60年代以来，西方医学伦理学跨入了一个新阶段，即生命伦理学阶段。1970年，美国癌症治疗专家与生物学者范·潘塞勒·波特在其所著的《生命伦理学：通往未来的桥梁》一书中，创造性地使用了"生命伦理学"一词。从此，生命伦理学作为一门新兴的交叉学科，在短短的几十年内迅速发展，成为世界上备受关注的学科。

生命伦理学是对人类生存过程中生命科学技术、卫生保健政策以及医疗活动中道德问题的伦理学研究，是有关人和其他生命体生存状态和生命终极问题的学科。生命伦理学作为医学伦理学发展的现代阶段，其内容已经扩展到对卫生政策、生命技术、生态、人性与死亡道德问题的研究，具体内容有临床决策和行为的伦理原则、患者及医生的权利和义务、医患及医际关系、医务人员的道德修养等，生命科学研究的伦理问题、人体受试者的权益保护、高新生命科学技术应用中的伦理问题、脑死亡的应对方法、临终关怀、生命质量和安乐死等，卫生经济伦理问题、医疗改革、保险与医院工作、卫生政策与法治建设等，生态与环境保护、大地或地球伦理、动物权利保护等。

当前，生命伦理学还在演化之中，理论与体系还不够成熟，许多基本问题还难以最后确立，甚至对一些基本概念的理解还存在许多分歧和争议。重大突发公共卫生事件势必会对生命伦理产生一定的冲击。

（二）对生命伦理的冲击

疫情的发生及全球大流行，被 WHO 列为国际关注的突发公共卫生事件（PHEIC），给社会正常生活秩序和人民群众的身体健康造成重大影响，同时导致了一系列如公民行动权利限制、社会歧视与污名化、临床伦理难题、非疫患者的医疗保障、医务人员的安全与补偿等社会和医学伦理问题，对生命伦理产生冲击。

1. 人类生命伦理

面对来势汹汹的新冠病毒感染疫情，以习近平同志为核心的党中央，率领全党全军全国各族人民风雨同舟、勇抗疫情。不论是呱呱坠地的婴儿还是怀胎七月的孕妇，不论是垂暮之年的孤寡老人还是生活困难的残障人员，每个患者都得到全力以赴的救治。中国始终把人民群众生命安全和身体健康放在第一位，始终把特殊群体安危视作头等大事，不惜代价、不计成本全力畅通抢救生命的"绿色通道"。中国不断完善相关保障措施，患者的治疗费用由财政兜底负担，足额发放各类补助，外来人员、困难群众应保尽保。"你若性命相托，我必全力拼搏。"面对病情重、变化快、传染性强的危重症患者，医护人员想尽一切办法、不舍昼夜从病魔手中抢时间。

危机面前，如何对待生命，考验着国家和社会的良知和行动力。"生命至上"，让人们看到党和政府保持和践行一切为了人民的初心和郑重承诺；而"中国必胜"，则是中国人民发自肺腑的坚定信念。这既是国家对人民生命的尊重和重视，又体现了当代生命论的意义。

当代生命论包括生命神圣论、生命质量论和生命价值论。生命神圣论强调人的生命具有至高无上、神圣而不可侵犯的道德价值，主张在任何情况下都要保护和延长生命。生命质量论主张以人的体能和智能等自然素质的高低、优劣为依据，来衡量生命对自身、他人和社会的价值。生命价值论是以人的内在价值和外在价值的统一来衡量生命意义的一种伦理观，也是将生命神圣论与生命质量论统一的理论。新冠病毒感染疫情让我们对人类的生命有了更加深刻的理解和思考，也更加彰显了生命神圣论的重要价值和积极意义。

2. 动物生态伦理

动物作为生态系统中的一员，应当被赋予一定的生态权利和福利保障。从生态伦理角度而言，动物是生态系统的重要组成部分，人类必须遵循自然规律，维护生态平衡，促进人与自然的和谐发展，承担起保护动物的责任。其中，动物权利主义是生态伦理学的一个流派，主张把道德关怀运用于非人类身上，认为动物也是生命的道德主体，与人拥有平等的权利，理应得到尊重。动物福利主义认为，人类应避免对动物造成不必要的伤害，反对虐待动物，让动物在康乐的状态下生存。

新发和再发传染病的不断出现，引发了人类对动物生态伦理的深刻反思，人类更加认识到动物在生态系统中的生态伦理价值。作为有意识的人类，应当遵循自然规律，维护生态平衡，赋予动物生态权利，主动承担起保护动物的责任，做好对动物的分类保护和管理，正确处理好人与动物的关系，保护人类与动物共同的生态环境，实现人与自然的和谐发展。

（三）中国传统医德的生命伦理

"挽救生命，只要有百分之一的可能，就付出百分之百的努力。"这是中国救治新冠病毒感染患者始终坚持的首要原则，也是中华民族融入血脉的道德坚守。整体观念是中医学关于人体自身完整性及人与自然、社会环境特异性的认识，是中医学最突出的特点之一。整体观念源自中国古代的"天人相应"思想。在这一思想的指导下，中医学认为人体是一个由多层次结构构成的有机整体，构成人体的各个部分之间、各个脏腑形体官窍之间结构上不可分割，功能上相互协调、彼此为用，病理上相互影响。同时，人生活在自然和社会环境中，人体的生理功能和病理变化，必然受到自然环境、社会条件的影响，机体的生命活动与天地自然服从于同一规律。它要求人们在观察、分析有关生命、健康和疾病等问题的同时，必须注重人体自身的完整性及人与自然环境社会条件之间的统一性和联系性。

在中医学整体观念的影响下，中医学道德历来注重医德和医术的统一，特别是强调尊重生命，天人合一，人与人、人与自然关系的和谐。在《黄帝内经》中已明确提出："天覆地载，万物悉备，莫贵于人。"以孙思邈为代表的医家，以尊重和爱护人的生命为崇高的医德目标，发展出传统的生命神圣论的医德学说，使之逐渐系统化，提出了内容比较全面的医德规范，形成一个比较完整的体系，成为我国古代医德思想发展史上的重要里程碑。《大医精诚》是医德经典之作，主张医家必须具备"精"和"诚"的精神，只有这样才能成为高尚而优秀的"大医"。其中一方面指出，人的生命是神圣的、至高无上的，因此当宝贵的生命受到疾病侵袭时，医生就应该"先发大慈恻隐之心，誓愿普救含灵之苦"，就应该本着对生命的高度珍惜，"勿避险巇、昼夜寒暑、饥渴疲劳，一心赴救""若有疾厄来求救者，不得问其贵贱贫富、长幼妍媸，怨亲善友，华夷愚智，普同一等"；医生在"省病诊疾"时应"至意深心，详察形候，纤毫勿失。处判针药，无得参差""不得于性命之上，率而自逞俊快"；为了治病救人，医生必须刻苦钻研医术，"博极医源，精勤不倦"。另一方面还明确指出，"至于爱命，人畜一也"，认为爱惜生命，人和动物都是一样的。由此可见，我国古代对人和其他生命高度重视、珍惜和爱护的生命神圣论，对后世产生深远的影响，长期以来在人们的生命观中占据重要地位，并深入人们的思想。

无论是SARS，还是新冠病毒感染，中医药在救治轻症患者、防止病情进一步恶化方面发挥了巨大的作用。集中隔离、普遍服用中药，为阻击疫情的蔓延筑起了坚固的防线。实践充分证明，中医药这一中华民族优秀文化的瑰宝，屡经考验，历久弥新，值得珍惜，这是"以人为本"的生动体现，其生命论的思想内涵也值得我们深入挖掘。

三、冲击医患关系新格局

随着医学模式的转变，人们对健康的期望值也不断提高，由没有躯体疾病转变为身心健康和具备良好的社会适应性。在这种社会环境和医学背景下，医疗服务质量的内涵更加丰富，影响医疗服务质量的因素也日渐增多。因此，临床医生在提供医疗服务时，除不断提高自身的技术水平和能力外，还要与患者在沟通交往中建立相互信任、相互尊重、融洽的人际关系，如此才能为患者提供令其满意的医疗服务。在一次次新发和再发传染病疫情防控过程中，无数医务工作者不计报酬，冒着被感染的风险，奋战在抗疫一线。医护人员一张张被口罩勒出血印的脸庞、身穿防护服负重前行的背影，震撼着人们的内心。疫情也给医患关系带来新启示。有学者认为，绝大多数人会从一次又一次抢救患者的过程中认识到医护人员的重要性。我们相信医患关系会有改善，情况会比原来有所好转。但也不可能一次就能全部解决，要真正解决医患关系的问题，仍然需要做很多工作。

（一）医患关系的定义

医患关系（Doctor-patient Relationship）是医务人员在给患者提供医疗服务过程中与患者建立的相互关系。它有广义和狭义之分。广义的医患关系是提供医疗服务的群体与接受医疗服务的群体之间的相互关系。提供医疗服务的群体包括医生、护士、医技科室人员及医院的行政代言人；接受医疗服务的群体包括患者、患者家属及监护人、患者的工作单位代言人。狭义的医患关系是医生个体与患者个体之间的相互关系（相互联系、相互影响的交往过程），是一种特殊的人际关系。本书主要讨论狭义的医患关系。

（二）医患关系的特点

医患关系是人们在社会交往中发展起来的，它既符合一般性人际关系的特点，又是一种专业性的人际关系，有其特殊性，可概括为4点。

1. 明确的目的性

患者有了求医的需求和行为，才可能与医生建立相应的人际关系，而医生在医患交往中给患者提供特定的医疗服务。医生和患者的所有交往活动都以患者的治疗、康复及健康的维护为目的，以满足患者的生理需要和心理需要为中心，因此医患关系有明确的目的性。

2. 医患双方地位的平等性

医生作为一种社会职业，在给患者提供医疗服务的过程中，既可以获得报酬，满足生存需要；也会在职业活动中获得成就感和价值感，满足自我实现的需要。患者作为医生职业活动的主要对象，是一个有人权、有价值感、有感性、有独立人格的人，理应得到尊重、理解和接纳。另外，在我国当前的社会医保制度下，患者在接受医疗服务过程中需要承担相应的医疗成本，从市场经济角度考虑，医生应满足患者相应的医疗需要，给予患者与其承担医疗成本相应的医疗服务。

3. 医生是医患关系的主要影响者

医患关系的融洽程度取决于医患双方需要的满足情况。在医疗服务过程中，虽然双方的地位是平等的，但医生相对处于主导地位，因此医患关系的融洽程度主要取决于医生一方。如果双方在交往中的需要得到满足，则相互间产生并保持亲近的心理关系。如果医生在与患者接触时能够理解患者的感受，尊重患者，关心患者的体验和需求，在交往中就会满足患者的心理需要，双方就会建立良好的人际关系。相反，如果医生在与患者的沟通中对患者表现出不友好、不真诚、不尊重患者、不考虑患者心理需求的行为，就会引起患者的不安或反感，患者的心理需要得不到满足，双方就会产生疏远甚至敌对的关系。

4. 医患关系有时限性

从患者的求医行为到疾病治疗结束，医患关系也经历了建立、发展、工作及结束的不同时期。与其他类型的人际关系相比，医患关系的一个明显特点是有时限性，即患者的治疗结束后，医患关系就不存在了。因此，医生在给患者提供医疗服务的过程中，不要为了个人私利与患者建立超出医患关系的人际关系。

（三）医患关系的影响因素

良好的医患关系可使双方保持积极的情绪状态，增强患者对医生的信任，提高患者对医嘱的依从性，减少患者的消极情绪对疾病的不良影响，有利于患者的治疗和康复，也有利于医生以积极的情绪状态从事临床医疗工作。医患关系的影响因素是多方面的，既有社会文化因素，也有医患双方的个人因素。

1. 医生对医患关系的影响

在医疗服务的过程中，虽然医患双方的地位是平等的，但医生相对处于主导地位，因此医患关系的融洽与否，医生负有更多的责任。

（1）医生的职业素养和人格对医患关系的影响。医生的职业素养对医患关系有着重要的影响，如果医生情绪稳定、专业知识丰富、专业技能熟练、尊重患者又不失自信、诊断治疗细致又果断，就会取得患者的信任。同样，医生的人格对医患关系的影响也很明显，如医生自身缺乏安全感、易焦虑，表现在医患关系上可能会出现更多的犹豫不决、紧张、回避责任等情况。

（2）医生的沟通态度对医患关系的影响。医患沟通是影响医患关系的重要因素，马斯洛的需要层次理论认为，人都有被尊重的需要，患者也不例外，而且患者对这种需要更敏感。有的医生在与患者的沟通交流中，对患者缺乏同情，不尊重患者的隐私和人格，是引发医患矛盾的重要原因。

（3）医生个人应激性事件对医患关系的影响。医生既是社会角色，也有其他身份角色。如果医生在个人生活中遇到严重的应激事件，自身情绪受到困扰，在工作中有可能对患者表现出忽视、冷漠、不耐烦，很有可能影响医患关系。

2. 患者对医患关系的影响

（1）疾病对医患关系的影响。不同的疾病可能使患者在医患关系中表现出不同的行为，如重病患者、长期慢性病患者可能因为治疗效果不理想，而把自己的愤怒投射到医护人员身上；有的患者对疾病过度担心和恐惧，希望得到医护人员更多安慰和关注，如未得到满足，也会出现不配合治疗的情况。

（2）患者文化水平对医患关系的影响。患者的民族、职业、年龄、受教育水平等因素均有可能影响医患沟通，有时还会对医患关系造成影响。作为医务工作者，要基于患者的年龄和文化背景与患者进行沟通，了解患者对疾病的理解和治疗期望。

（3）患者权利意识对医患关系的影响。随着公众法律意识的提高，患者在就医过程中的维权意识增强，如果临床医生在给患者提供医疗服务的过程中损害了患者的权利，可能会引发医患矛盾和冲突。患者作为一个社会角色有其相应的权利与义务。患者的基本权利包括免除一定社会责任和义务的权利，享受平等医疗、护理、保健的权利，知情同意的权利，隐私保密的权利，监督医疗权益实现的权利，自由选择的权利。在医患冲突的案例中，有一部分是因为当事人缺乏对患者基本权利的认知，在不知情的情况下损害了患者的基本权利，这就需要对医生加强相关法律的宣传和教育；而另一部分案例显示，医生在知情的情况下损害了患者的基本权利，这是医生缺乏职业道德造成的，因此需要对医生加强职业道德教育。

3. 责任冲突对医患关系的影响

如果医患双方能有充分的信任和理解，就会化解许多矛盾和冲突。受社会环境因素的影响，在一些医生和患者之间缺少必要的信任和理解，一旦言语不和或愿望没有实现就导致激烈冲突。医患之间缺乏信任、缺乏理解、不能换位思考是导致这类冲突的主要原因。有部分医生不能设身处地地替患者着想，而是较多地考虑医疗机构和自身的利益。而患者对医生也缺乏理解，不了解医学和疾病的复杂性。在医患交往过程中，医生不能只抱怨患者不理解，而应坚持以患者为中心，多给患者一些人文关爱，多替患者着想，多与患者进行沟通和交流，才能形成和谐的医患关系。

4. 社会传媒导向对医患关系的影响

传媒作为现代社会的重要信息传播方式，具有快捷、影响面广、对大众的态度有导向性的特点。如果媒体将个别负面医疗事件作为典型大肆报道，无疑会影响大众对医务工作者的信任，尤其是在缺乏相应医学知识且事件真相尚未明了的条件下，更会引发大众的负面情绪。因此，媒体应承担起相应的社会责任，在促进医患关系健康发展方面起到积极作用。

（四）疫病对医患关系的影响

武汉方舱医院刚开始收治新冠病毒感染患者时，网上有不少担忧的声音，有些人甚至联想到了"难民营"等负面的场景。但随着方舱医院的患者一批又一批地被治愈出院，人们看到了越来越多令人感到温暖的消息。例如，在疫情防控期间绝迹的广场舞，在方舱医院出现了。接着人们发现，和方舱医院外焦虑不安甚至有点戒备森严的气氛相比，方舱医院内部反而轻松宁静、自由活泼。跳舞之余，读书的读书，备考的备考；还有患者和医护人员联合演起了小品《打倒新冠病毒》，有艺术天分的"戏精"患者扮演拟人化的"新冠病毒"，黑衣黑帽，猖獗一时，人人避之唯恐不及，但终于在医护人员和患者的联合打击下被消灭。

有病愈出院的患者在接受采访时一脸留恋地说："很好，我都不想走了。"让她感到留恋的，当然不是新冠病毒在体内肆虐时的痛苦，而是方舱医院内美好、新型的人际关系。有医生感慨，感觉 20 年前那样良好和谐的医患关系又回来了。

方舱医院内的氛围，概括起来有这样 3 个特征：（1）医患关系变得轻松而友善，这一点从医护人员和患者合演小品和跳舞中就可以看得出来；（2）人与人之间的关系是团结友爱、互帮互助的，而不是相互竞争的；（3）整体气氛是乐观的、充满信心的。

方舱医院是公益性的，患者不再担心医生会利用自己的疾病赚钱，因此对医生的信任感大大增强，医患之间的相互猜疑消失了，患者的遵医行为显著增强。同时，患者还会怀着感激的心情，尽量自己克服困难，努力不给医护人员增加麻烦。从医护人员的角度看，患者的信任、尊重与友好，使自己的职业自豪感和荣誉感大大增强，减少了医疗工作中的顾虑，因此更加友善、耐心地对待患者。由此，医患关系进入了一个良性互动的过程。

那么，疫情之后医患关系会变好吗？《医师报》面向医生的一项调查结果显示，69% 的人认为医患关系不会变好，18% 的人表示不好说，12% 的人特别认可医患关系会好转。如何看待新冠病毒感染疫情对医患关系的影响，38% 的人认为过多的宣传和歌颂给患者留下了高期待的就医体验；18% 的人认为疫情等待治疗的时间过长，会导致医疗纠纷增加；还有 14% 的人认为很好地改善了医患关系。

关于未来医患关系会如何，32% 的人认为根本没有解决问题，依旧很紧张；23% 的人认为疫情过后一切如常；16% 的人认为疫情之后，医患关系会好一些，但依旧任重道远。随着新冠病毒感染疫情在全球蔓延，国际著名学术期刊《柳叶刀》刊文强调："现在，医护人员是每个国家最宝贵的资源。"可以说，在医患关系方面，疫病给予人们很多启示。大众逐渐明白，再先进的现代医学也有无力回天的时候。简单地认为医学和医生是万能的，医生能立刻妙手回春、包治百病是不正确的。

正常的医患关系应该是相互尊重、相互学习、相互信任。医生对患者的救治过程也是在学习积累，提高技术水平。医护人员给患者提供治疗和帮助。医患之间和则两利，伤则两败，医患双方都渴望并需要良好的人际关系。化解矛盾需要医患双方共同努力，更需要政府在制度设计上加以考量，让医疗资源更均衡，让公立医院回归公益性轨道，用合理的医疗制度让医患关系和谐起来。当疫情过去，在每一个普通的日子里，大众依然能对医生理解和敬重。

（渠淑洁　唐清华　李　海）

第四节　疫病疫情冲击医学人文原有生态

医学人文是以患者为本的精神，强调一切从人性出发，在医疗过程中对人关心、关怀和尊重，是学医人、行医人所追求的人生价值观。疫情的到来，严重冲击了医学人文赖以生存的环境，给大众心态、健康认知、生态道德、大众诚信等方面带来不同程度的影响。

一、疫病对大众心态的影响

心态是人对事物发展的理解和反应，表现为不同的思想状态和行为。心理过程是不断变化的、暂时性的。个性心理特征是稳固的。而心理状态则介于两者之间，既有暂时性，又有稳固性，是心理过程与个性心理特征统一的表现。疫情期间中国人的心态可分为 3 个阶段：疫情初期、疫情暴发的高峰期和疫情控制期。

（一）疫情初期大众的心态特征

从 2019 年 12 月 8 日第一例新冠病毒感染确诊至 2020 年 1 月 23 日武汉交通管控，这一阶段为新冠病毒感染疫情在中国的初发阶段。疫情初期虽然确诊病例逐渐增多，但在全国范围内还没有大肆传播，再加上大众对新冠病毒没有足够的了解，因此大众误解新冠病毒感染只是类似流感的普通传染病，对疫情关注度较低，预防意识薄弱，在回应国家防控政策时表现迟缓。

此阶段大众的反应是对疫情漠视，仍旧按照已有的方式生活，不戴口罩，虽然会关注新闻对疫情的报道，但是大部分人都觉得新疫情离自己很远，还是按照既有的计划出行。

（二）疫情高峰期大众的心态特征

武汉交通管控后，新冠病毒感染疫情进入高峰期，确诊人数逐日递增，疫情逐渐由武汉蔓延至全国，呈井喷式暴发。随着交通管控的实施，全国进入隔离期。火神山医院、雷神山医院和方舱医院的建设，海外华侨医疗物资的捐赠，国内人民捐款捐物，国家向湖北省派出医疗队，新闻直播疫情防控，使大众意识到疫情的严重性，对新冠病毒的危害、传播方式和预防措施有了全面的了解。

此阶段大众心态的反应包括 2 个方面。一是情绪反应。对疫情更全面的认知让大众进入恐慌期，很多人陷入焦虑和恐惧的情绪，特别是新冠病毒感染确诊者和密切接触者。二是心态的行为反应。很多人因焦虑而盲目囤积食物和药品，更有甚者听信谣言引起大众恐慌。对疫情的进一步关注加深了大众的恐惧程度，特别是面对逐日增加的死亡数字，让很多人相信"除了生死，其他都不是大事"。因此有人提议每天适当控制关注疫情的时间，目的是预防心理状态受到更深的负面影响。

随着对恐慌情绪的适应，大众开始冷静下来，投入积极的全民抗疫中。医护人员响应国家政策，众志成城，全民一心，团结凝聚，希望为防疫贡献力量。医护人员主动请缨援鄂，成为"最美逆行者"，大众感到鼓舞和感动。无数志愿者奔赴武汉，为控制疫情尽一己之力。

普通老百姓也积极配合国家实行隔离政策，慢慢适应隔离生活，懂得隔离是切断疫情传播链的最低成本，坚信"在家里好好待着就是为国家做贡献"的信念。也有极少数人缺乏对疫情的理性认知，不配合隔离政策，任意妄行。疾病预防控制人员及时对其进行纠正并提供帮助。

（三）疫情控制期大众的心态特征

2020年4月7日武汉宣布解除交通管控后，新冠病毒感染疫情在中国进入控制期。此阶段大众的心态包括2个方面：一是坚持抗疫。虽然中国取得了疫情防控的阶段性胜利，但是国外疫情仍然很严重，因此大众仍坚持积极配合回应国家的防护策略，外防输入、内防扩散。随着大部分企业单位复工复产、学校陆续开学、日常生活恢复，人们的心态逐渐放松、安定、踏实，开始理性面对疫情，不再盲目跟风、受传言影响。二是感恩。中国人民在党和政府的带领下，积极作为，上下一心，疫情得到了控制，人民的生命安全也得到了保障，得以幸福地生活。总之，新冠病毒感染疫情让中国人民经历了由淡漠到恐慌再到冷静的过山车般的心情。同时也证实了中国人民的奉献精神，疫情防控期间"不计代价，不惧生死"的奉献精神激发出无数人对中国文化和社会体制的热爱，人们在物质上为疫情防控做奉献，在精神上给予支持和鼓励，更有为了保护他人而奉献生命的英雄。精神生命的传承让人们从心里呼吁："此生无悔入华夏，来世还做中国人。"

二、疫病对健康认知的影响

新冠病毒感染疫情再一次唤醒了人们对公共卫生、行为与健康、疾病认识等方面的重视。在物质生活愈加丰富、医疗水平不断提升、信息传播更迭迅猛的今天，人们对健康的认知进度却远远没有赶上这个时代进步的速度。

人对健康的认知源于复杂的生理体验和心理感受。人们在各种宣传媒介如广告、电视和社交媒体上看到的一切，都会在潜意识中影响对健康的认知。每个人的成长经历，以及生活和工作所处的文化环境也会影响其对健康的认知与研判。人们对健康的看法不同，例如，人们在成长过程中认为某种体形是健康的，但不意味着这种体形真的健康。

事实上，许多人甚至误解了自己的健康水平。身体形象及情绪状态、社会欲望和自我价值改变等心理因素会影响我们的真实感知。心理学家温斯坦在1980年曾经提出非现实乐观（unrealistic optimism）的概念，指出人们对健康问题和行为倾向的认识偏差。非现实乐观主义指在事件发生概率相同的条件下，人们倾向于相信自己比他人更可能遇到好运，而他人更易遭遇厄运，它常常表现为个体低估自身发生消极事件的可能性。温斯坦把这样的想法归结为人们对坏事情的易感性总是很难接受。例如，我们会认为别人会遭遇抢劫、受到伤害或者离婚，但很少会想到这种不幸的事情降临到自己身上。相反，人们会乐观地认为与他人相比，平安度过厄难、活得健康顺遂、拥有幸福的婚姻生活等积极事件更可能发生在自己身上。

非现实乐观其实就是我们常说的侥幸心理，它对个体既有积极作用，也有消极影响。一方面，当人们认为自己比其他人更不可能经历某些消极事件时，会妨碍人们采取有效的预防措施以降低遭遇危险的可能性，甚至导致人们做出更多危险的行为。最常见的例子就是，吸烟的人都知道香烟对健康的危害，但吸烟者就是盲目相信问题不会出现在自己身上，要出问题也是别人出问题。绝大多数烟民一生戒了无数次烟，基本都以失败告终，因为他们的意识往往受到非现实乐观的影响，习惯用"吸烟其实也没那么大危害"来麻痹自己，故意改变"吸烟有害健康"这一负面认知，以此来摆脱内心的煎熬。他们会认为自己的个人特质可以使自己免于遭遇危险。

以新冠病毒感染疫情为例，非现实乐观者可能盲目认为，疫情完全跟他无关，根本不愿去了解新冠病毒的相关知识，也不愿进行理性思考。例如，疫情刚得到缓解时，不少人就开始放松警惕，不严格洗手，开始出门游乐，也不愿意戴口罩。疫情防控尚未解除，很多人就走出家门、涌上街头甚至扎堆聚集，景区、餐厅等也是一片繁华景象，仿佛疫情从未发生一样。疫情刚开始时，人们的健康意识陡然提升，大家都在相互警告，注意健康饮食，不再进食野生动物，聚餐使用公筷等。一旦疫情有好转的迹象，人们恢复了盲目自信，认为不幸之事只会降临在他人身上，与自己无关。

当然，非现实乐观也有其积极的一面，让个体对自己及生活持有更加积极的信念。有助于个体保持相对高水平的自尊，使个体减少焦虑；它还可能激发个体更大的成就动机和坚持去获得成功，因此有益于个体保持较高的幸福感和健康水平。需要指出的是，多数心理学家认为个体获得成功和幸福的前提是个体对自己有一个准确、真实的认识，这也是个体适应良好的表现。相反，那些头脑中存在错觉、对自己认识不清的个体更容易出现消极行为，在影响自身健康的同时受到心理疾病的困扰。

三、疫病对生态道德的影响

传染病危机在一定程度上反映出人与自然关系的失衡，是自然向人类敲响的警钟。人类是大自然的孩子，人类对自然的态度经历了从原始文明的依附自然、敬畏自然到工业文明的支配自然和控制自然的发展历程。人类逐渐变成有史以来最高效、最无情的环境破坏者，大自然也在无形中通过不断出现的传染病警醒和教育人类。恩格斯也警示我们："我们不要过分陶醉于人类对于自然界的每一次胜利，对于每一次这样的胜利，自然界都会对我们进行报复，每一次胜利，起初确实取得了我们预期的结果，但是往后和再往后却发生完全不同的、出乎预料的影响，常常把最初的结果又消除了。"正因如此，遵循自然规律，按照自然规律和自然法则安排人类的生产与生活，用生态道德调节人与自然的关系，恰恰是人类对自然心怀敬畏的必然要求。

早在2 000多年前，孔子曰："君子有三畏：畏天命，畏大人，畏圣人之言。小人不知天命而不畏也，狎大人，侮圣人之言。"意思是说，君子有3种敬畏：敬畏天命，敬畏有德之人，敬畏圣人的思想理论；小人不懂天命而不加敬畏，对有德之人态度轻慢，对圣人的言说多有轻蔑。其中的"天命"实际上是指自然及其运行规律。那么，人类又为什么要对自然和自然规律怀有敬畏之心呢？这是因为人类是自然演化过程中产生的一种高级动物，必须根据大自然的时节变化、气候变迁与星移斗转来安排自己的生产与生活，如春耕夏作、秋收冬藏，春夏减衣、秋冬加衣，饮食也要依时节而变。这表明，人类的生存与生活在根本上必须遵从自然秩序和自然法则。不仅如此，大自然无时无刻不在向人类提供生命存活与延续的物质给养，每个人的衣、食、住、用、行所需要的物质，都来自大自然的恩赐和馈赠。同时人类也是大自然的一部分，人类与动植物及自然的其他部分构成生死与共的"命运共同体"。动植物养护着地球的生态并给予人类生存资源和生活美感。人类与动植物相比，并没有高于它们的道德地位。相反，由于人类过度破坏生态环境和捕杀动植物，人类其实是大自然中的"坏孩子"，吃着奇珍异馐，戕害着已经存在几十亿年的地球动植物的生命。乌尔里希·贝克指出："生态危机是文明社会对自己的伤害，它不是上帝、众神或大自然的责任，而是人类决策和工业胜利造成的结果，是出于发展和控制文明社会的需求。"

餐桌上的野生动物原本是人类的"兄弟"，但有些人为了满足自己的欲望而无视法律的约束，非法获取野生动物。某些野生动物可能是病毒的宿主，但无论是蝙蝠、果子狸还是穿山甲，它们都不是人类的敌人，它们对于自然生态的贡献一点也不亚于人类。试想，离开了动植物的地球还是地球吗？人类还能存在吗？因此，对人类改造自然活动的规范早就应该突破人与人的伦理关系的范围。我们应该建立一门新型生态伦理学，将原本用来调节人与人、人与社会的伦理规范拓展到人与生物、人与自然环境，用"善""平等""正义"等价值理念去处理人与自然问题，实现人与社会、人与自然、人与人之间的平衡。新冠病毒感染疫情这个波及全世界的重大公共卫生事件让我们深深意识到，人与人、人与社会、人与自然共处于一个统一体中，"不伤害""同发展""共存亡"应当是我们处理各种关系的根本原则，而人类的实际行为不应当以金钱、权利、地位等为根本的评判标准，而应当改变自己的生活方式和行为模式，转向敬畏自然、维护地球、关爱生命，实现人与人、人与社会、人与自然、人与自我之间的和谐平衡、同育共长。面对疫病引发的道德危机，我们的思考不应仅停留在生态伦理的阐述上，也应当从不同领域、不同视野、不同层面系统研究防治方案和建构系统工程。

四、疫病对大众诚信的考验

医患诚信危机是医疗卫生领域，医患双方信息不对称、彼此把疾病作为实现自身不合理利益的方式，致使医患之间诚信缺失，陷入恶性循环，形成系列医患纠纷，造成严重社会危害的现象。近年来，医学人文精神的缺失已经是一个不争的事实。随着社会迅速发展、行业竞争激烈和人们心理压力增大，人们更加需要健康的身体，也更注重心理健康和生命的价值。由于缺乏必要的医学人文关怀，在诊疗过程中发生医疗纠纷时，医患双方往往不能相互体谅与理解，导致医疗诚信缺失，这样既容易造成医患诚信危机，也会激化矛盾和成为引发社会不稳定的因素。

医患诚信是在医疗卫生领域，医患双方基于抗拒疾病、解除痛苦的共同目的而形成的具有自身内涵的诚信形态。医患诚信的内容包含医方的职业诚信与患者的就医诚信 2 个方面。医患诚信的基本内涵包括医患诚信责任不对等，医方对患者承担着先在责任；诚信缺失的补偿不平等，医方对患者的诚信缺失补偿要远远大于患者对医方的诚信缺失补偿。医患诚信具有自身的伦理原则，包括知情同意原则、尊重原则和自主原则。医患诚信与三者之间的关系是相辅相成的，自主原则是医患诚信的基点，尊重原则是医患诚信的前提，知情同意原则是实现医患诚信的途径。医患诚信的本质是一种价值自律，表达了信息不对称境遇下的正义诉求，内在地要求医疗资源的公平分配，体现了对生命本身的崇敬。

诚信是医院生存发展的重要资本，医学人文获得大众认可的重要途径是实现医院诚信。医院要倡导诚信服务，弘扬诚信服务文化，在为患者提供必需的医疗技术服务之外，还要为患者提供精神、文化、情感的服务，以满足患者多方面的健康需求。诚实医疗，讲究信誉。医院可以满足患者对技术水平、检查设备、治疗手段的要求，让患者得到愉悦的内心感受和尊重，还可以通过患者及家属的满意评价，提高医院的社会满意度和社会知名度，提高医院品牌效应，使医院获得社会效益和经济效益，这对医院的长远发展有着巨大的促进作用。医院诚信的动摇，会导致医患之间信任的缺乏，使医患关系变得极其脆弱，任何一点不协调都可能引发医患矛盾及医疗纠纷，干扰医院的良性运行，在一定程度上影响社会道德规范的建设。因此，在医院倡导诚信服务，弘扬诚信服务文化，是当前医院管理的新课题。

建立诚信服务体系，应做到把"以患者为中心"作为医院工作的出发点和立脚点，制定医院发展战略。人文精神是医学的核心理念，在医院医疗服务中，应强调以人为本、以人为服务对象、以人为主体、满足人的需求、强化人的合作，建立和完善渗透着医学人文精神的医院文化与制度，在医院经营机制、工作制度、考核标准等方面融入以人为本的医学人文精神，促进医务人员在执行包含人文精神的医院制度时，追求制度本身内蕴的伦理、道德原则及价值取向，并将理念变成行动，提供更多的人文服务。

要从人文服务角度完善管理体制。人文服务贯穿于患者就医的整个过程，这个过程不仅需要医务人员有较高的人文素养、同情心及语言方面的技巧，也要求医院经营管理从相应的体制与制度上保证落实以患者为中心的理念，提供"感动服务""细节服务""增值服务"，优化诊疗环节的人文服务。

要从经营机制角度考虑人文服务。由于医院几乎都实行二级核算，业务量大，工作繁忙，部分科室医护人员数量相对不足，与患者交流并提供情感服务的机会少。因此，要对医院经营机制中制约或影响人文服务的消极因素加以改进或完善，做到以人为本，经营有道，在患者得到满意服务的同时，形成医患双赢的局面。

要从工作考核标准体现人文精神。医院现有的医疗工作考核标准主要体现在就诊人次、病床使用率、手术台次、科研成果、论文数量、新技术开展情况等方面。这些偏重功利性指标的重要性不可否认，但也要考虑医学的社会性质、社会目的和社会价值。否则久而久之医院势必强调医疗功能，很难促使医务人员真正关注患者的多方面需求。要改变这种状况，必须在工作考核标准中注入更多的人文因素，以紧密医患关系。

要从社会发展要求加强人文教育。在医学教育中加入人文内容，在执业医师资格考试、职称晋升考试等中加入伦理、法律、心理知识的内容，强化医学人文知识的培训，正确引导医务人员认真学习并理解人文知识及其理念，不断提高人文素养。人文服务的实质是医院以人为载体向患者做出的服务承诺。因此，医院人文服务的开发是一项全方位的组织管理工作，通过推出便于识别的特定服务方式，传递医院的各种服务承诺，使医院人文服务品牌得到患者的认可、赞同，为医院带来社会效益与经济效益。

因此，从疫情防控、医疗救助中可以深刻体会到，医院应该加强诚信建设，提供人文服务，以促进医院发展，建立和谐的医患关系。

五、疫病对舆论引导的影响

疫情对人类社会的冲击，首先是容易造成某些人的恐惧和负面情绪，从而有可能引发集体恐慌，对社会造成二次伤害。应该认识到，疫情对经济社会造成的各种冲击是客观的，但也是暂时的、有限的。越是在关键时刻，越要用全面、辩证、长远、理性的眼光去看待疫情的发展过程，越是要求在全社会树立必胜的信心，从而使大众能以较积极乐观的态度，科学、理性地对待疫情。在这个意义上，党和政府必须对社会舆论进行积极、合理的引导，才能为公共危机管理营造良好的社会舆论氛围，获得疫情防控的全面胜利。

第一，以人民为中心，做好国内抗疫舆论的引导工作。首先必须认识并重视舆论引导工作对于整体防疫工作的重要性和紧迫性。早在2020年1月20日，新冠病毒在国内刚开始肆虐时，习近平总书记就以战略眼光，高瞻远瞩地强调舆论引导、舆论把控的重要性：

"要及时发布疫情信息，深化国际合作"。需要强调的是，这里所指的"及时发布疫情信息"，既对内也对外，把疫情信息及时、准确地发布在国内的主流媒体上，把抗击疫情的内容完整地呈现给国内外的大众。舆论引导，必须充分反映习近平总书记对疫情防控工作的高度重视和有力决策，反映习近平总书记以人民为中心的理念。对党中央与疫情相关的重大决策部署，必须及时解读和宣传，让大众及时吃"定心丸"，增强社会防疫抗疫的"免疫力"。要加大正面宣传的力度，进一步做好政策、措施宣传解读工作，形成多层次持续释放权威信息的格局，有针对性地回应社会关切，科学解疑释惑，澄清不实传言。在抗击疫情的过程中，对于各地政府、社会疫情防控的成功经验、妥善做法，必须及时深入报道，提升全社会抗击疫情的科学性和成功率。要广泛宣传广大医务工作者在抗疫一线中的感人事迹，及时宣传各级党组织、广大党员干部和医护人员在疫情防控斗争中涌现出的先进典型、凡人善举、互助友爱的生动故事，讲述防疫抗疫一线的感人事迹，凝聚起众志成城抗疫的强大力量。坚持从正面报道、弘扬社会正能量的角度做好舆论引导，为抗疫工作的有力推进营造良好的社会舆论氛围。

第二，从构建人类命运共同体的高度，做好向国外及时发布疫情信息的相关工作。由于疫情传播存在着自身的客观规律，疫情期间，人类社会对新冠病毒感染尚无确实有效的治疗手段，世界各国人民必须团结一致、齐心协力，才能有效地做好疫情防控工作。中国政府在新冠病毒感染疫情暴发初期就采取了果断有效的防控措施，有力地防止了疫情在短时间内的恶化和蔓延，为国际社会了解、掌握、抗击疫情赢得了宝贵的时间。

对于新冠病毒感染疫情，2020年1月28日，习近平主席在北京会见来华访问考察的WHO总干事谭德塞时，向全世界做出庄重承诺："中国政府始终本着公开、透明、负责任的态度及时向国内外发布疫情信息，积极回应各方关切，加强与国际社会合作。"说到做到，知行合一，中国政府在更早的时间即通过外交渠道，开始向美国等多个国家及时通报了中国国内新冠病毒感染疫情的最新状况，并友善地提请这些国家及时做好疫情防控准备工作；及时与各国分享新冠病毒的RNA序列等样本信息，有利于全世界做好病毒溯源、追踪、监测、防控，为世界各国的疫苗研发、病毒检测、发现本国疫病情况提供了必要的技术支持和信息共享；始终对WHO等国际机构敞开大门，让这些机构获得中国国内疫情防控的信息，为这些国际机构对全世界疫情形势及时做出准确判断，尽到了自己应尽的义务，做出了卓越贡献。如果说，及时、准确的信息共享是我国对国际舆情把控所做的基础性工作，那么与各国进行广泛而有效的合作、与各国政府和大众一起组成命运共同体，共同抗击疫情，则是我国在国际舆情把控方面所做的极其重要的工作。2020年2月5日，习近平主席在北京会见来访的柬埔寨首相洪森时就做出重大承诺："我们将继续本着公开、透明态度同包括柬埔寨在内的各国加强合作，共同有效应对疫情，维护全球和地区公共卫生安全。"

在全世界抗击新冠病毒感染疫情大行动中，中国通过采取严格的防控举措，把国内疫病对社会的冲击降到了最小、可防控的范围内，为全世界疫情防控赢得了时间、注入了信心；从构建人类命运共同体高度，本着公开、透明、负责任的态度，秉持携手努力、开放合作的精神，积极推动疫情防控国际合作，为守护全人类生命安全、维护世界各国人民健康福祉做出了贡献、树立了榜样，体现了中国政府和中国人民"言有信、行必果"的优良作风和良好形象。

六、疫病对经济发展的影响

与人类历史相伴随的是人类漫长的疾病斗争史，疾病与贫困、健康与经济的话题伴随着人类文明的进程。从 17 世纪威廉·配第试图以生产贡献、经济价值计量人的生命价值开始，人类日益关注减少疾病对经济的制约并以健康产业促进经济发展。2020 年春季新冠病毒感染疫情暴发，以一种极端的方式打乱了原有的经济社会秩序和节奏，不但令大众惶恐于生命健康安全，同时也使经济发展面临巨大冲击和挑战。运用马克思辩证法看待问题，疫病既是"危"，也是"机"，我们要善于转祸为福，加速产业转型升级及经济结构调整，进入健康的小康社会。

（一）疫病对经济发展带来的"危"

第一，增加疾病经济负担和卫生总费用，减少其他消费。疾病经济负担分为直接疾病经济负担和间接疾病经济负担。疫情的直接疾病经济负担指疫情造成的直接消耗，包括预防投资费用、治疗费用、急救费用、门诊费用、住院费用、医药费等。中国对新冠病毒感染确诊患者使用的药品和医疗服务项目，符合卫生健康部门制定的《新型冠状病毒感染的肺炎诊疗方案》（以下简称《新冠肺炎诊疗方案》），临时性纳入医保基金支付范围。据国务院新闻办公室 2020 年 6 月 7 日发布的《抗击新冠肺炎疫情的中国行动》白皮书，国家及时预拨疫情防控资金，确保患者不因费用问题影响就医，确保各地不因资金问题影响医疗救治和疫情防控。截至 2020 年 6 月底，全国各级财政共安排疫情防控资金 1 756 亿元。及时调整医保政策，明确确诊和疑似患者医疗保障政策，对确诊患者和疑似患者实行"先救治，后结算"。对新冠病毒感染患者（包括确诊患者和疑似患者）发生的医疗费用，在基本医保、大病保险、医疗救助等按规定支付后，个人负担部分由财政给予补助。异地就医医保支付的费用由就医地医保部门先行垫付。截至 2020 年 5 月 31 日，全国新冠病毒感染确诊住院患者结算人数为 5.8 万人次，总医疗费用为 13.5 亿元，确诊患者人均医疗费用约为 2.3 万元。其中，重症患者人均治疗费用超过 15 万元，一些危重症患者治疗费用为几十万元甚至上百万元，全部由国家承担。实施患者免费救治政策，就必然增加国家卫生总费用。此外，营养费等直接疾病经济负担及由于误工、失能、陪护等造成的间接疾病经济负担，也增加了个人在疾病方面的支出，必然会减少个人的其他消费。根据国家统计局颁布的数据，2020年第一季度，社会消费品零售总额为78 580亿元，同比下降19.0%，其中商品零售额下降15.8%，餐饮收入额下降44.3%；全国居民人均消费支出实际下降12.5%；4月社会消费品零售总额106 757.5亿元，同比下降7.5%，一季度经济出现负增长。

第二，影响国际贸易，生产、投资、贸易萎缩。新冠病毒感染疫情中国强有力的措施及控制下，较短时间内基本被控制住，却在全球蔓延，冲击世界经济，产业链、供应链受阻，国际生产、投资、贸易萎缩。（1）疫情影响全世界的需求，如2020年2月1日美国苹果公司宣布临时关闭42家中国门店。（2）严重依赖中国供应链的其他国家和产业受影响，如湖北汽车零部件企业的产量在全国约占1/10，且汽车零部件的库存平均为1个月左右。新冠病毒感染疫情暴发后，汽车零部件供应中断，2020年2月4日，韩国现代汽车宣布暂停在其最大制造基地韩国的生产。（3）对边境贸易、国际劳工市场造成影响。以广西为例，在富民兴边战略的推动下，广西边境贸易不仅是"通道经济"，还向沿边口岸经济区位特色转变，推进落地加工，即对进口坚果，如核桃、腰果、开心果、夏威夷果、碧根果、杏仁等，水果榴梿、杜果、百香果、香蕉等及海产品在互市商品地进行深加工，如制成龙眼干、水果罐头、黑凉粉、仙草胶粉、紫薯等，再销往其他地区或国家，国内国际市场巨大。一些边民参与到边境贸易或加工环节中，成为贸易商人或经营企业。由于越南边民劳动力更廉价，落地加工企业更青睐用越南劳工。疫情期间关闭边境贸易，影响进出口贸易和企业生产，虽然在2020年2月25日后陆续恢复边民互市贸易和落地加工，但是越南边民难以作为劳工过境工作，本地工人也无法到外地打工，因此雇佣本地工人后产品成本提高，加上资金、订单等问题，企业面临不小的压力。因此，政府工作报告提出了"为企业减负""推动降低企业成本""稳定和扩大就业"，对症下药，牵"牛鼻子"解决关键问题。

（二）疫病为经济发展带来的"机"

《道德经》中提到：祸福相依，要善于把祸转为福。疫情虽重击全世界的经济，但也暴露出原有的一些短板，促使我们改革调适，既要解决疫情带来的现实经济问题，又要弥补原有的短板。根据国家统计局公布的数据，2020年8月，全国居民消费价格环比上涨0.4%，涨幅比7月回落0.2个百分点，说明各地积极贯彻落实党中央决策部署，统筹疫情防控和经济社会发展工作成效显著，市场供需总体平衡。

第一，促进健康需求，带动相关的健康产业及经济发展。疫情危机可以激发人们的健康意识，健康投资成为个人投资的首选，从而会带动健康教育、健康供给、健康保险、预防医学、医疗服务等一系列相关健康产业发展，并形成乘数效应，促进国民经济发展。健康保险方面，新冠病毒感染疫情使人们提升疾病防治意识、健康保险投保意识，认识到家庭理财应投资健康保险，通过购买各种类型的社会、商业医疗保险，如重大疾病保险、人寿保险等健康险，保障罹患重疾或身故后的大额支出，以减轻家庭经济负担和减少损失，降低疾病的经济风险。中国银行保险监督管理委员会发布的统计数据显示，2020 年一季度，我国健康险业务实现原保费收入 2 641 亿元，同比增长 21.6%，这个数据在疫情经济下行的阴霾中，可谓是逆势上扬，商业保险与社会保障形成合力，成为经济增长的"助推器"。健康需求的增加，带动健康人才的培养，如健康管理师出现报考热，各地还出台政策给予取证者相应补贴。由此可见，健康服务、预防医学等专业健康教育大有可为。以健康投资促进经济增长，经济增长反过来促进健康发展，这也是绿色经济、和谐经济、平民经济的体现。

第二，经济全球化，促进国际贸易、经济结构调整和升级转型。疫情不是全球化的结果，也不会使全球化进程逆转，生产、贸易、投资的减少是暂时的，只有顺应经济全球化的潮流，构建人类命运共同体，开放、包容、普惠、平衡、共赢才是应对公共卫生危机的上策。疫情使国际贸易和国内经济结构如平台消费、智能消费、网络消费、数字化消费等新兴需求快速成长，经济和贸易向数字化创新、数字化生产、数字化服务转型和升级，促使国际贸易发生革命性变化。稳外贸、稳外资实际也是为了稳就业，稳就业就能保障基本民生。如盐津铺子食品、广西绿冠食品、广西凭祥广达食品、广西乐球体育用品等企业投产落地加工，增加上千个就业岗位，能促进就业，保障当地百姓收入和提高其生活水平。

人类的文明史和经济发展史，在灾难与应对灾难中变得更成熟完善。

（吴素景　梁宝桐　邹增丽　赵竹君　黎　诚　周　霞）

第二章 世界各国疫情防控措施的差异

"病毒感染没有国界。""将疫情政治化、标签化，不利于国际合作。"古往今来，疫病总是以一种突如其来的直观方式，让人们更加真切地感受到各国命运休戚与共，紧密相连。然而，面对肆虐全世界的疫情，世界各国根据自身的经济发展水平、历史文化习惯、卫生保健水平、社会认知水平等具体情况，采取了不尽相同甚至差异较大的政策和措施，当然也产生不同的防治效果和造成不同的社会后果。

第一节 中国和其他国家对疫情的认知和防控差异

在人类与病毒的殊死较量中，中国和世界其他国家对新冠病毒感染疫情的认知和防控既存在着共同点，又存在着巨大的差异，防控成效也明显不同。以下简述几个国家的疫情防控措施及其效果。

一、中国

（一）加强对疫情防控工作的统一领导

坚持全国一盘棋。中国作为负责任大国，秉持对本国人民负责、对世界人民负责的出发点，高度重视疫情防治工作，始终坚持人类命运共同体观点、坚持以人民为中心，运用与我国现阶段发展水平相符合的物质条件和政策措施，进行切实可行的疫病预防和治理。习近平总书记亲自部署、亲自指挥，多次主持召开中央政治局常委会会议、中央政治局会议等重要会议，作出决策部署，先后赴北京、武汉等抗疫一线考察指导，发表一系列重要讲话，为抗击疫情和促进经济社会发展把舵定向、精准指导，充分彰显了领导核心的"定海神针"作用和人民领袖深厚的为民情怀。面对突如其来的严重疫情，党中央统揽全局、果断决策，以非常之举应对非常之事。党中央坚持把人民生命安全和身体健康放在第一位，第一时间实施集中统一领导，中央政治局常委会、中央政治局多次召开会议研究决策，领导组织党政军民学、东西南北中大会战，周密部署武汉保卫战、湖北保卫战，因时因势制定重大战略策略。成立中央应对新冠肺炎疫情工作领导小组，派出中央指导组，建立国务院联防联控机制。各级党委和政府坚决服从党中央统一指挥、统一协调、统一调度，做到令行禁止。习近平总书记指出，疫情防控不只是医药卫生问题，而是全方位的工作，是总体战，各项工作都要为打赢疫情防控阻击战提供支持。各地区各部门采取防控举措时，既要考虑本地区本领域防控需要，也要考虑对重点地区、对全国防控的影响。对党中央决策部署贯彻落实不力的，要敢于批评，责令其立即整改。对不服从统一指挥和调度、本位主义严重的，对不敢担当、作风漂浮、推诿扯皮的，除追究直接责任人的责任外，情节严重的还要对党政主要领导进行问责。对失职渎职的，要依纪依法惩处。

（二）加强对重点地区的疫情防控

集中力量把重点地区的疫情控制住，从根本上尽快扭转全国疫情蔓延局面。重点抓好防治力量的区域统筹，坚决把救治资源和防护资源集中到抗疫第一线，优先满足一线医护人员和救治患者的需要。继续全面加强防控，严格落实"早发现、早报告、早隔离、早治疗"措施，加强疫情监测，集中救治患者，对所有密切接触人员采取居家医学观察。继续强化防止疫情向外蔓延的措施。压实地方党委和政府的责任，强化社区防控网格化管理，实施地毯式排查，采取更加严格、更有针对性、更加管用有效的措施，防止疫情蔓延。及时查找返程人员防控中的风险点和薄弱环节，落实人员流入地和流出地的防控责任，做好乘客健康监测、交通工具场站消毒通风等工作。完善疫情防控措施，加强重点群体管控，减少行走的传染源，减少人群流动和密切接触，坚决控制疫情发展。

（三）提高收治率和治愈率，降低感染率和病死率

集中收治医院尽快建成投入使用，根据需要继续从全国调派医护人员驰援疫情严重地区，同时保护好医护人员的身心健康。统筹做好人员调配，尽量把精兵强将集中起来、把重症患者集中起来，统一进行救治，努力降低病死率。发病率高的地区，有条件的可以采取"小汤山"模式加强救治工作力度。及时推广各医院救治重症患者的有效做法。习近平总书记强调，把人民群众生命安全和身体健康放在第一位。中国政府不计成本，不惜代价，坚持"应收尽收、应治尽治"，全力救治每一位新冠病毒感染患者，地毯式大排查"不漏一户""不漏一人"，重症救治措施"一人一案""专人专护"。《人民日报》2020年4月17日报道，在抗疫斗争中有一组数据令人瞩目：在支援湖北医疗队和当地医务工作者的共同努力下，湖北已有3 600多位80岁以上新冠病毒感染患者被治愈；武汉已治愈7位百岁以上老年患者，年龄最大的108岁，80岁以上高龄患者救治成功率近70%。中国政府高度重视保护海外中国公民的身体健康和生命安全，加强对境外中国公民特别是留学生的关心关爱，派发"健康包"，在必要时派包机接中国公民回国。

（四）加大针对疫情防控的科研攻关力度

战胜疫情离不开科技支撑。科学论证病毒来源，尽快查明传染源和传播途径，密切跟踪病毒变异情况，及时研究防控策略和措施。关键核心技术攻关实行揭榜挂帅，英雄不论出处，谁有本事谁就揭榜。对抗疫所需的疫苗、药品等研发，调动高校、科研院所、企业等各方面的积极性，注重科研攻关和临床、防控实践相结合，在保证科学性的基础上加快进度。对相关数据和病例资料等，除有法律规定需要保密外，在做好国家安全工作的条件下，向我国科技界开放共享，组织临床医学、流行病学、病毒学等方面的专家，研究病毒传播力、毒性等关键特性，尽快拿出切实管用的研究成果。鼓励专家学者增强担当精神、职业责任，在科学研究的前提下多拿出专业意见和建议。进入 2020 年 8 月下旬，全世界新冠病毒感染相关疫苗的研发竞赛进入了最后阶段，据埃菲社 8 月 27 日报道，WHO 列出的170 多种候选疫苗中处于临床试验阶段的大约有 30 种，其中 7 种进入最后一期人体临床试验，即第三阶段的试验，也是最后阶段的试验，中国掌握 4 种疫苗的研发技术（数量超过其他任何国家），中国在疫苗竞赛中名列前茅，凸显出强大的科研能力。

（五）全力维护正常经济社会秩序，统筹经济社会发展

面对突如其来的严重疫情，党中央统筹兼顾、协调推进，经济发展稳定转好，生产生活秩序稳步恢复。在做好疫情防控的同时，保持生产生活平稳有序，避免因确诊病例增多、生活物资供应紧张等引发群众恐慌，带来次生"灾害"。确保主副食品生产、流通、供应，确保蔬菜、肉、蛋、奶、粮食等居民生活必需品供应。落实"菜篮子"市长负责制，积极组织蔬菜等副食品生产，加强物资调配和市场供应，采取措施保证运送生活必需品的车辆顺利通行。做好煤电油气重点供应，保障居民用能需求。加强心理干预和疏导，有针对性地做好人文关怀。在中央统一部署下，在疫情防控的大局下抓好经济社会发展工作，根据所在地疫情防控与经济社会发展的实际，掌握好发展的节奏和力度，建立与疫情防控相适应的经济社会运行秩序，将疫情防控的"严与实"与经济社会发展的"活与动"统筹起来，在多重目标中实现动态平衡，把握好疫情防控与经济社会发展的"度"。加大宏观政策应对力度，扎实做好"六稳"工作，全面落实"六保"任务，制定一系列纾困惠企政策，出台多项强化就业优先、促进投资消费、稳定外贸外资、稳定产业链供应链等措施，促进新业态发展，推动交通运输、餐饮商超、文化旅游等各行各业有序恢复，实施支持湖北发展一揽子政策，分批分次复学复课。大力推进乡村振兴，优先支持贫困劳动力务工就业，防止因疫致贫或返贫。中国成为新冠病毒感染疫情发生以后第一个恢复增长的主要经济体，在疫情防控和经济恢复上均走在世界前列。

（六）积极开展抗疫国际合作，阻断境外输入性病毒

面对突如其来的严重疫情，中国同世界各国携手合作、共克时艰，为全球抗疫贡献了智慧和力量。习近平主席于 2020 年 1 月 28 日在北京会见 WHO 总干事谭德塞时表示："中方高度重视同世界卫生组织的合作。中方欢迎世界卫生组织参与本次疫情防控工作，世界卫生组织专家已赴武汉进行实地考察。中方愿同世界卫生组织和国际社会一道，共同维护好地区和全球的公共卫生安全。"中国积极主动与 WHO 密切合作，通过 WHO 及时向世界通报疫情，赢得了世界人民的理解与支持，为中国疫情过后的国际合作营造良好的氛围。中国以实际行动开展抗疫国际合作，对有需要的国家和地区提供力所能及的帮助。2020 年 1 月 3 日起，中国开始定期向 WHO 和美国等国家及时主动通报疫情信息，之后中美两国疾病预防控制中心负责人进行了沟通。中国本着公开、透明、负责任的态度，积极履行国际义务，第一时间向 WHO、有关国家和地区组织主动通报疫情信息，第一时间发布新冠病毒基因序列等信息，第一时间公布诊疗方案和防控方案，同许多国家、国际组织和地区组织开展疫情防控交流活动，开设疫情防控网上知识中心并向所有国家开放，毫无保留同各方分享防控和救治经验。中国在自身疫情防控面临巨大压力的情况下，尽己所能为国际社会提供援助，宣布向 WHO 提供现汇援助，向几十个国家派出医疗专家组，向 100 多个国家和国际组织提供抗疫援助，向 200 多个国家和地区提供和出口防疫物资。据统计，2020 年 3 月 15 日至 9 月 6 日，我国总计出口口罩 1 515 亿只、防护服 14 亿件、护目镜 2.3 亿个、呼吸机 20.9 万台、检测试剂盒 4.7 亿人份、红外测温仪 8 014 万件，有力支援全世界疫情防控。中国倡导共同构建人类卫生健康共同体，在国际援助、疫苗使用等方面提出一系列主张。中国以实际行动帮助挽救了全世界成千上万人的生命，以实际行动彰显了中国推动构建人类命运共同体的真诚愿望。

习近平主席在博鳌亚洲论坛 2022 年年会开幕式上的主旨演讲中强调，我们要共同守护人类生命健康，人类彻底战胜新冠肺炎疫情还需付出艰苦努力。各国要相互支持，加强防疫措施协调，完善全球公共卫生治理，形成应对疫情的强大国际合力。要坚持疫苗作为全球公共产品的属性，确保疫苗在发展中国家的可及性和可负担性。中国已经向 120 多个国家和国际组织提供超过 21 亿剂疫苗，将继续向非洲、东盟分别援助 6 亿剂、1.5 亿剂疫苗，为弥合"免疫鸿沟"做出积极努力。

（七）中国人民对党和政府给予高度评价

疫情对世界各国的影响是巨大的，很多国家也因此暴露了相当多的问题。在新冠病毒感染疫情防控大考中，考验的不仅是政府应对危机的能力，也在一定程度上考验了大众对政府的信任程度。

《中国青年报》2020年3月6日报道，全世界最大的知名国际公关咨询公司爱德曼公司（Edelman Global Public Relations）在布鲁塞尔举行的"2020信任峰会"上宣布，其对全世界28个主要经济体3.4万名受访者进行的《2020年度全世界信任度调查报告》（2020 Edelman Trust Barometer Global Report）结果显示，中国民众对本国政府信任度高达90%，中国政府在本国民众中的信任度连续三年蝉联世界第一，远高于世界平均水平，并且高出美国政府在本国民众中的信任度（39%）1倍多。时任中国驻欧盟使团团长张明大使在"2020信任峰会"上发表主旨演讲时表示："中国政府赢得人民的高度信任，在世界各国首屈一指。这份信任源于中国政府坚持以人为本、为民负责、敢于担当。新中国成立70年来取得了一系列历史性成就，中国人民真真切切享受到了国家发展的成果，中国特色社会主义制度显示出了巨大的优越性。在当前防控新冠肺炎疫情过程中，中国政府更是把人民群众的生命安全和身体健康放在了第一位，同时对全球公共卫生安全高度负责，及时、透明地与各国保持密切合作，得到世界卫生组织和国际社会的高度好评。"比利时赛百思中欧商务咨询公司首席执行官弗雷德里克·巴尔丹在接受人民网记者采访时表示，大众在家隔离期间冷静、积极、乐观的态度体现了他们对政府充满信心。在习近平主席的领导下，中国政府采取了及时高效的疫情防控措施，显示出强大的危机处理能力，派出一批批医护人员、解放军战士奔赴前线，给老百姓吃下"定心丸"。

新华网2020年7月27日报道，爱德曼公司日前发布的信任度调查显示，中国民众对本国政府信任度高达95%，较1月疫情暴发初期上升了5个百分点，在受访国家中排名第一。从全球整体情况看，67%的民众认为，疫情之下政府应更注重保护民众生命安全，民众在面临空前的健康和经济危机时，期待政府彰显领导力并给予他们希望。

二、美国

（一）美国最快出台最狠封关措施

2020年1月，在美国卫生与公众服务部（HHS）首次宣布进入紧急状态后，联邦机构立即实施旅行警告、入境禁令和边境保护措施。美国国务院向美国公民对中国大陆发出了最高级别警告，对来自中国的直航航班，改航至部分美国机场，部分航空公司甚至暂停了往返中国的航班。除美国公民、永久居民的直系亲属、受美国政府邀请参与抗疫的外国人外，美国暂时禁止在过去14天内去过中国大陆的外国公民入境。另外，美国海关官员同时还在检查近期入境人员的飞行记录，以筛查是否有14天内往来中国的人员。对于从武汉撤离的近200名美国公民，美国疾病控制和预防中心（CDC）要求他们必须进行为期14天的统一隔离检疫。美国当局还宣布，对近期任何到访过中国湖北的人进行强制性隔离。据悉，《联邦公共卫生服务法》曾授权美国疾病控制和预防中心拘留、医学检查和隔离进入美国或在州与州之间旅行的疑似携带特定传染病病毒的人。根据这项规定，美国疾病控制和预防中心的工作人员可以在最初72小时内拘留涉嫌或已知感染了特定传染病病毒的人。其中，医疗检测、双方同意的治疗和其他住宿费用必须由政府提供（除医疗保险外）。由于新冠病毒感染的症状和流感的症状有一定相似度，美国疾病控制和预防中心已将监察对象扩大至疑似流感患者，若他们被检查出未患流感，将会进行疫病相关病毒的检测。美国国务院建议所有美国公民在亚洲旅行时谨慎乘坐邮轮。美国疾病控制和预防中心还对日本和中国香港分别进行一级旅行警告，即采取常规预防措施。另外，美国疾病控制和预防中心提出，不排除未来某一天美国将效仿亚洲国家，暂时关闭工厂和学校的可能性。为了击退疫情，政府采取了除社交隔离举措外的数项举措，其中包括在纽约创建临时医院，让船只充当"浮在水面上的医院"的角色，与各州合作以确保能获得本州迫切需要的医疗设备。

（二）"四不原则"：不检测、不诊断、不统计、不公布

2020年3月，随着疫情的迅猛发展，特朗普政府的防控措施与各州政府出台的不协调、不同步，致使患病人数、病死人数快速增加。为了不想让疫情防控不力影响到总统连任，特朗普政府出台了不检测、不诊断、不统计、不公布的"四不原则"。

首先，限制新冠病毒的检测范围与数量。美国疾病控制和预防中心以之前的检测试剂不合格，新的试剂尚未研制成功为借口，不给医院与医生提供检测试剂，这样就无法确诊新冠病毒感染患者。其次，即使有检测试剂，最终的检测权力由美国疾病控制和预防中心说了算，甚至坚持以现有核酸试剂盒有缺陷为由，宣布停止公布全美检测人数，随后将确诊人数与死亡人数从统计表内剔除。在官方网站上只会显示"Yes"和"No"。没有白宫许可，新闻媒体不得发布会引发大众恐慌的疫情信息。最后规定，没有副总统彭斯的许可，美国任何科学家及医护人员不能私自透露疫情信息。美国卫生局局长杰罗姆·亚当斯甚至呼吁美国民众不要戴口罩，因为这并不能有效阻止感染病毒。相反，民众应注射流感疫苗。他坚信新冠病毒与流感病毒一样，流感疫苗也能防控新冠病毒。

（三）种族主义心态以及种族优越论

美国最初对新冠病毒感染的判断存有一定的种族主义心态。中国刚开始抗疫时，西方不少人都在"看戏"；在病毒扩散的早期阶段，一些人以为这种病毒只有亚洲人才会感染，白种人不会感染。美国政客说这是"外国病毒"，不是"美国病毒"；说这是"黄人病毒"，不是"白人病毒"，很多人因此降低了警惕性。美国领导人说可以注射消毒液杀毒，就真的有人去喝消毒液。直到疫病造成那么多人死亡，依然还有很多美国人说这不就是个大流感

嘛，对美国构成的风险很小。

（四）与经济崩溃相比，死于疫情是"两害取其轻"

在失去美国人的生活方式和失去美国人的生命之间做出选择，美国政府的立场始终是选择后者。总统并未完全关闭美国经济，白宫和国会出台了数额高达 2 万亿美元的财政刺激计划，以防止美国经济受疫情冲击陷入深度衰退。这是美国历史上规模最大的财政刺激计划，其规模相当于美国国内生产总值（GDP）的 10% 左右。美联储迅速采取行动，为市场注入大量资金，推出贷款工具，将利率降至零下限，以防止金融危机全面暴发。疫情全球化后，美英两国未采取隔离这一最有效的措施，而是放任自流，数万人参与的大型活动照搞不误。疫情迅速蔓延时，总统一直拒绝发布全国范围内的居家隔离命令，声称要让各州政府自主决定。2020 年 3 月 31 日，白宫发布最新预测称，即使维持现有的社交隔离政策，美国恐有 10 万至 24 万人死于新冠病毒感染。尽管如此，总统仍然对实施统一的居家隔离举措犹豫不决。中国、韩国和其他亚洲国家的抗疫经验表明，对付疫情最有效的政策便是全国范围内的严格封锁，但是美国总统拒绝发布这样的命令。即便美国科学界顶级权威人物、国家过敏和传染病研究所负责人安东尼·福奇（Anthony Fauci）博士已经明确表示，居家隔离命令是阻止疫情蔓延的最有效方式，但是仍有 8 位州长拒绝在本州范围内发布该命令。据美国约翰斯·霍普金斯大学发布的全球疫情数据实时统计系统数据，截至美国东部时间 2020 年 8 月 31 日晚 6 时，全美共报告确诊新冠病毒感染 6 023 368 例，死亡 183 431 例。《纽约时报》指出，美国各地大学疫情向校园外蔓延，并感染周边社区，这一令人担忧的趋势对秋季开学的其他学校来说不是好兆头；过去两周人均新发病例上升最多的 20 个都市区中，近一半是大型公立大学刚刚重新开学的大学城。比如，美国亚拉巴马大学已有超过 1 200 名学生及 166 名教职员工感染。

（五）年轻人的生命比 80 岁以上老年人的生命更宝贵

美国对老年人护理机构、辅助生活机构的防疫准备与保护行动迟缓，面对养老机构入住者及工作人员病死数飞涨，部分美国政客、媒体仍执迷于"唱戏"。纽约州在养老机构疫情暴发数周后，即 2020 年 4 月中旬才开始公开报告各机构死亡人数，人们只得眼睁睁地看着在院老年人病死。更有甚者，美国一家右翼媒体主编公开表示："一个 81 岁的人感染新冠而死和一个 30 岁的人感染新冠而死，并不是一个概念，如果一个 81 岁的奶奶死在养老院里，这是悲剧，可美国人的人均寿命也就是 80 岁。"人类科技、医疗和文明发展到今天，在救治老年人这件事上，竟然要退化到社会达尔文主义的"物竞天择"阶段。WHO 卫生紧急项目负责人迈克尔·瑞安表示："一些国家认为即使什么都不做，也会突然神奇地实现群体免疫，就算在这一过程中失去一些老人又如何？这是非常危险的计算。"毕竟，"人类不是兽群"。有官员甚至公开主张应允许病毒传播，让那些老弱病残、无家可归的人被淘汰，以"解决我们社会的重大负担"。将患者的年纪打成了"原罪"，暗示一定年纪的美国老年人可以"放弃治疗"。

（六）部分欧洲国家对美国抗疫的评价

被誉为美国三大新闻周刊之一的《新闻周刊》报道，很多欧洲人看到世界最强大的国家美国在应对疫情大流行方面踌躇不前，这让他们瞠目结舌。他们在问：美国到底关不关心本国民众的健康？曾受疫情打击最严重的意大利、德国及欧洲其他国家，民众对美国应对流行疫情的情况感到失望、悲伤甚至惊恐。很多公共卫生专家和普通民众都表示，他们过去一直视美国为世界的榜样，但这场疫情大流行暴露出美国基础设施的糟糕程度令人震惊，根本没有条理清晰的公共卫生系统。多名欧洲医生与他们的美国同行一致认为，美国人的个人主义造成了适得其反的后果，并导致美国沦为新冠病毒感染人数和病死人数最多的国家。

三、意大利

新冠病毒感染疫情蔓延使号称全世界医疗保障最好的国家意大利几乎在一夜之间"沦陷"。尽管意大利第一时间效仿了中国的防疫措施，仍然没能及时控制住疫情。

（一）制度漏洞导致政策拖拉

意大利是欧洲最早针对疫情蔓延问题封停中国航班、取消中国签证服务、进入紧急状态的国家。然而很多政客却假借疫情问题搞反华宣传活动，在"对抗病毒"还是"管制中国人"的问题上，有些异见人士和党派领袖，不断"借机挖坑"，搞起了政治对抗，以谋求自身的政治意图。在这种误导下，意大利境内的防疫风向也从"防病毒"转向"防中国人"。更可怕的是，他们对本国归侨和其他有感染风险的族群却不管不顾，任由其自由行动。于是，宣布进入紧急状态 1 个月后，意大利依旧处于松散状态，直到疫情暴发前，也仅有米兰、罗马 2 个城市的机场安排了体温测试，其他地区则毫无动静。这种状态最终酿成了大祸。唯一值得庆幸的是，意大利政府内部最终不再趋于形式主义和陷于内斗当中，于 2020 年 2 月 22 日宣布借鉴中国的抗疫经验，正式封锁 10 座城市，封锁地区停班停课。

（二）社会民众防范意识较薄弱

尽管早前出现过几例新冠病毒感染确诊病例，意大利民众还是对其不以为然，在媒体和部分政客的渲染下，他们除了远远地"躲着中国人"，并没有科学地"躲着病毒"。更可怕的是，他们甚至不愿意戴口罩，直到疫情暴发，整个社会戴口罩的意识还非常薄弱，加上国内政客罔顾事实，对戴口罩必要性的呼吁少之又少，民众防护只能靠自觉。

（三）社会经济根基不稳

意大利的经济情况与中国不同，中国有数十个"武汉"帮助着武汉、有二三十个"湖北"支撑着湖北。但意大利整体规模加上其典型的西方文化氛围决定了地区与地区之间的分立，想动员"八方支援"尤为困难，如若大规模封锁城镇，他们将很可能"举国破产"。倘若经济停摆一个月，不仅国民经济遭受巨大波动，整个社会恐怕会陷入更为强烈的动乱之中。

（四）医疗体系弊端导致疫情扩大

意大利在疫情暴发过程中，其所谓的"最完善"医疗体系成了病毒传播的帮凶。首先是就诊程序的问题。意大利的医疗就诊程序是预约制，这种预约制是视病情而定的，在这种情况下，前期普通民众感染了新冠病毒，往往会因为"看不上医生"而被当作普通流感患者对待。这使"就医难"的他们，变相成为疫情暴发的定时炸弹。其次是社会保险的问题。意大利是典型的医疗免费型国家，与多数所谓的"免费"国家的医疗体系一样，不仅效率低，还分保险价格和等级。没有买最高等级保险的普通人是没有家庭医生的（相当于国内社区的小门诊）；购买普通保险的人必须到公立医院就诊，而公立医院的接诊效率很低。因此，整个医疗体系的弊端直接导致疑似患者被遗漏。最后是信息系统的问题。意大利还没有形成系统化的整体数据信息。这也就意味着，确诊患者前期乘坐火车等交通工具没有实名制联网，同车乘客有哪些人也查不到，如果不如实登记或报备，行踪轨迹更是一片空白。信息化管理的相对滞后，导致了他们对病例的排查和对接触者的追踪困难重重。

四、巴西

总体而言，巴西在新冠病毒感染疫情防控中做得不尽如人意，成为疫情重灾区。

（一）检测试剂严重不足

因为检测能力不足，许多病例未能确诊，许多因疫情传播而死的患者没有纳入统计。据圣保罗大学的一项调查，截至 2020 年 4 月 29 日，巴西新冠病毒感染患者真实数字可能已超过 120 万人，当时一些学者预测，巴西将成为继美国之后全球疫情大流行的下一个风暴中心。据巴西卫生部当地时间 2020 年 8 月 31 日晚公布的数据，该国单日新增确诊病例 45 961 例，累计确诊病例 3 908 272 例；新增死亡病例 553 例，累计死亡病例 121 381 例。当时巴西确诊病例和死亡病例居全世界第三，仅次于美国、印度。

（二）医疗设施和水平相对落后

巴西卫生部曾预计疫情高峰期为 2020 年 5 ～ 6 月，但当时 6 个州的医疗系统已处于崩溃的边缘，几无可用的重症监护室病床；很多州的重症监护病房的使用率已超过97%。巴西卫生部官员曾表示，巴西医疗系统5月底将彻底崩溃。根据巴西地理与数据研究所在2020年8月9～15日的统计，约有440万巴西人不采取任何防护措施，占巴西人口总数的2.1%。严格居家的人约有4 440万，占巴西人口总数的21%，只在必要情况下离开家的人数比此前有所减少，约为8 640万，占巴西人口总数的40.9%。数据同时显示，在约1 200万有相关症状的人中，有77.1%的人未前往任何医疗机构就医。

（三）人口密度大，卫生状况堪忧

巴西约有1 160万人（占巴西人口总数的5.6%）三人同住一间房。过分拥挤的生活环境，加上缺乏有效的隔离措施，使这些人更容易暴露在病毒威胁之下，增加了感染的可能性和疫情扩散的风险。

（四）政府能力不足，防控措施不力

巴西的立法和司法系统以及州长和市长都在尽力采取严格的隔离措施。但大多数巴西人没有积蓄，隔离对他们来说是"坐吃等死"，因此很多人与政府领导一起主张群体免疫，尽快复工复产。防控措施执行不力增加了疫情扩散的风险，在缺乏有效惩罚机制以及"人民要吃饭"的呼声下，政府推行的隔离措施形同虚设。居民的防疫意识淡薄，很大程度上归因于政府的不作为，很多民众不约而同地将疫情防控失败的责任指向了政府。

五、印度

在新冠病毒感染疫情防控方面，印度全国封锁要早于很多发达国家，严格程度、时间长度也超过很多国家。印度中央政府和地方政府纷纷出台硬核的防护措施，核心就是一个字"封"。除采取强硬的防控措施外，为了应对疫情对印度的经济冲击，印度财政部还宣布了不少应对措施。但印度对疫情防控效果欠佳，暴发流行日趋明显。在疫情暴发初期，印度实行了严格的封锁措施，病例增速较为平稳。其后病毒在孟买和新德里等大城市肆虐。随着国内旅行限制放松，病毒进一步扩散到中小城市和农村地区。据印度卫生部2020年8月31日公布的数据，印度新冠病毒感染确诊病例升至3 621 245例，连续33天日增超5万例；累计死亡病例64 469例。印度新冠病毒感染疫情的严重程度仅次于美国。

（一）停止国际游客进入印度

疫情期间采取"封国"措施。印度政府宣布除持外交、联合国/国际组织、工作、项目签证的国际旅客外，其他种类的签证一律暂停，就是说持有其他签证的旅客暂时不能入境印度。从格林尼治标准时间2020年3月22日零点起至3月29日零点，停止外国起飞的

载客航班降落在印度的任何机场。

（二）号召采取居家办公政策

印度中央政府内阁秘书长向各邦的首席秘书发信，要求各邦根据1897年《流行病法》，采取必要的预防措施，建议各邦政府要求本邦的工厂、店铺等实体机构采取居家办公政策并照常发工资。

（三）印度劳动部倡议停工不停薪

印度劳动部倡议，如果有任何工人因为疫情请假，应视该工人仍在履行工作职务，且不要因此减少请假期间的工资。如果工作场所因为疫情封闭，所有在此场所工作的员工也应被视为在履行工作职务。

（四）印度内政部发布封锁措施指引

疫情期间，印度内政部发布封锁措施指引。（1）除国防部、警察、财政部、保障能源供应的部门、灾难管理部门、邮局、预警中心、国家信息中心外，其他中央政府机关关闭。（2）邦一级政府机构，除警察、内卫、民防、消防、急救、灾难管理、财政部门、行政管理部门、保障基础生活的市政部门等外，其他机关、部门关闭。（3）商业机构和私营部门保持关闭，银行，保险公司，ATM机，媒体，保障基础生活物资的商店（销售蔬菜、水果、牛奶、禽肉等基础生活物资），销售医药产品、生鲜的电商平台和配送部门，电视、广播、互联网服务单位，石油、天然气、能源管道、发电单位，印度证监会批准的交易市场，私人保安单位等除外。（4）除制造生活必需品的工厂外，其他工厂停工。（5）航空、铁路、公路关闭，除非用于运输必要物资和紧急救援等几种情形。（6）学校、教育机构、研究机构等停学停工。（7）宗教场所停止开放。（8）停止聚集性的娱乐、体育、宗教、政治、文化等活动。（9）葬礼不得超过20人参加。不遵守相关封锁隔离措施的，将根据不同的法律法规，对违反者进行处罚。

（五）印度的医疗资源匮乏问题日渐显现

印度媒体2020年8月31日报道，印度已有87 176名医护人员感染新冠病毒，导致573人死亡。据《印度时报》消息，随着印度医护人员新冠病毒感染确诊数量接近9万人，印度医学会向总理致信，表示印度各地的医护人员数量及物资分配极不平衡，造成部分地区防疫力度不足，要求他更好地分配医疗资源，改善医护人员的福利待遇。

（唐 踔）

第二节　疫情冲击下西方国家意识形态的偏见

一、高高在上的傲慢是西方国家根深蒂固的传统

新冠病毒感染就像是一面照妖镜，所有国家都会为本国存在的一些没有解决的问题付出代价。而西方，最大的问题就是傲慢。1630 年在阿贝拉号横渡大西洋的途中，约翰·温斯罗普说道："我们将如山巅之城，为万众瞻仰。因此，我们如果在已经着手的事业中欺蒙我主，使主收回目前赐予我们的庇佑，我们将成为笑柄，天下丑闻。"美国人一直自诩为上帝的选民，将自己的国家视为世界上独一无二的"山巅之城"，并肩负着拯救世界的神圣使命。这种高高在上的政治信念在美国的文化传统和意识形态中根深蒂固，对美国的内政外交都产生了重要的影响。在西方人的世界观里，他们是对的，是好的；而中国以及广大发展中国家，则是错的和坏的。这种高高在上的傲慢主要表现在以下方面。

（一）种族主义的傲慢

中国出现新冠病毒感染疫情时，一些欧美国家的政客和媒体污称新冠病毒感染是"亚洲病"。当纽约遭遇疫情大暴发之后，纽约州长科莫不无懊悔地承认，当初获得的情报信息说这种病毒只攻击亚洲人的免疫系统，当发现病毒攻击不分人种、无视国界时，已经错失防控良机。

（二）国家地位的傲慢

在新冠病毒感染疫情来袭的初期，很多欧美国家体育赛事照办不误，聚会娱乐依旧。事不关己，高高挂起，不积极预防应对，最终导致疫情极速蔓延且不可收拾。这种傲慢不仅体现在抗疫过程中，更体现在一系列国际政治舞台上。正如孟子说："人之患在好为人师。"尼泊尔的主要英文媒体《喜马拉雅时报》在报道德班气候大会的成果时批评了西方发达国家在大会上的表现，指出发达国家的立场总是很傲慢，不理会发展中国家应对气候变化所面临的问题的复杂性，这些问题由贫困和气候变化造成的威胁复合而成。

（三）传统文化的傲慢

从中国抗疫的经验看，戴口罩是最基本的防控措施，西方社会却迟迟不能接受——一些国家的固有观念是只有患者才戴口罩，而健康人不需要戴口罩。因此，是否戴口罩引起了极大的争议，甚至成为"政治正确"或自由主义的分水岭。

（四）自由主义的傲慢

多数欧美国家对中国成功的抗疫经验视而不见，或不愿承认。直到疫情蔓延乃至一发不可收拾时，这些欧美国家才发觉中国及时采取的交通管控、隔离、戴口罩、及时救治、建方舱医院等措施确实行之有效，而他们遵循的自由主义、个人主义极大地加速了疫情的蔓延。

正如习近平总书记指出，当今世界正经历百年未有之大变局。近年来世界政治的种种乱局使越来越多的中国人认识到，中国绝不能搞西式民主即自由主义民主。这种将一种文明体系的价值理念和政治模式凌驾于由各文明体系构成的人类社会之上的意识形态观念，是一种典型的"文明的傲慢"，其结果必然引发大混乱。

二、偏见是西方国家难以根除的意识形态观念

与傲慢密切相关的就是西方发达国家难以根除的意识形态偏见。傲慢基于偏见，偏见带来傲慢，两者相辅相成，共同形成了西方发达国家"政治正确"的意识形态导向。

（一）给中国"扣帽子"

2020 年 1 月 23 日中国打响新冠肺炎疫情防控阻击战，至 3 月 12 日疫情流行高峰过去，仅用了 50 天，企业复工复产和人民生活逐渐恢复正常，社会信心增强，受到了 WHO、多个国家政府及首脑、多个国际组织的充分肯定。中国采取了历史上最勇敢、最灵活、最积极的防控措施，构建起防止疫情传播的强有力第一道防线，付出了巨大代价，避免了疫情在更大范围发生。中国为抗疫做出巨大努力的同时，却总有些杂音绕耳，挥之不去。

欧美国家的一些媒体恶意给中国"扣帽子"，将新冠病毒称作"×国病毒""××肺炎"，一些反华政客造谣说新冠病毒是从 ×× 泄漏的等。包括马来西亚公共卫生学家 Sai Kit Lam 在内的全世界 27 名顶尖科学家联名对上述"扣帽子"言论予以强烈谴责。WHO 卫生紧急项目负责人迈克尔·瑞安指出："新冠病毒是全球现象，在全世界都存在。它们在某个地方出现，是自然史上的不幸事件，重要的是我们不要去责怪其地理来源，而是关注如何应对及遏制病毒。"中国权威呼吸病专家、中国工程院院士钟南山也表示，疫情首先出现在中国，不一定发源于中国。但无论病毒源自哪里，中国同其他出现疫情的国家一样，都是病毒的受害者，都面临疫情的挑战。

（二）对中国"幸灾乐祸"

与意识形态偏见相伴的是幸灾乐祸。新冠病毒感染疫情发生后，包括武汉人民在内的 14 亿中国人民团结在一起，用血肉筑起一道防线，用生命摸索出一条抗疫之路。因为中国，

新冠病毒对于其他国家而言不再是全然的"未知"；因为中国，其他国家面对新冠病毒感染不再是猝不及防；因为中国，其他国家抗击新冠病毒感染疫情不再看不到希望。然而，就在全世界本该携手共同战疫的时期，却依然不断有刺耳的声音响起。一些境外媒体一味批评、嘲笑中国，无视中国在抗疫方面所做出的卓绝努力和付出的巨大代价，极尽贬低、批评、诋毁，甚至个别政客忍不住公开发表"中国疫情有利于制造业回流美国"的言论，令中国人民感伤和不解，也让不少其他国家的人民感到不满甚至愤慨。

（三）对中国"逢中必反"

一些西方政客和媒体面对人类共同的传染病威胁，依然沉溺在"逢中必反"的政治偏见逻辑中，对中国进行无端指责：武汉实行交通管控前，说中国动作迟缓、措施不力；武汉实行交通管控后，说中国侵犯人权、漠视自由。在他们眼中，只要是中国的，就一无是处。"有些政府和个人将一次全人类威胁当作地缘政治工具，这是一种可耻的堕落。"

三、意识形态偏见的教训和启示

进入 2020 年 3 月下旬，以美国、欧洲为中心的西方世界成为新一轮新冠病毒感染疫情的台风眼，西方世界正在以自己的惨烈现状告诉我们一个简单的道理：弱小和无知不是生存障碍，傲慢才是。

抗疫是一场生命权保卫战。西方媒体在报道中国抗疫工作时必须卸下意识形态的枷锁，摒弃意识形态偏见，抛弃冷战对立思维，让新闻报道回归到关注疫情防控本身，回归到关注民众的生命权上。只有客观、公正、真实的新闻报道，才有利于增进中西互信，促进国际社会合作，团结世界各国人民携手抗疫，共同赢得生命权保卫战。

（田世宏）

第三节　对生命的漠视反映出西方国家的虚伪

自新冠病毒感染疫情在美国等西方国家暴发流行以来，某些政客和不负责任的媒体忙于转移民众对政府及执政党漠视民众生命以及应对国内抗疫不力的注意力，炮制出五花八门的谎言，一再造谣诬陷中国。结果，日益明显的事实进一步暴露了这些西方国家所谓重视人权的极端虚伪与冷漠自私，戳穿了其在对待中国等发展中国家在人权方面的双重标准。

一、虚伪的本性决定了其必定制造谎言和双重标准

（一）欺骗全世界公众

美国是典型的在疫情防控方面欺骗公众的西方国家，其推卸自身应该承担的责任和义务。美国出于政治原因所制造的谎言终究无法改变科学的验证，只会在世人面前暴露其虚伪的本质。所幸事实胜于雄辩，2020 年 4 月 30 日，美国国家情报局局长办公室官方网站终于发表声明称，美情报界同意科学界的广泛共识，即新冠病毒不是人造的，也未经过基因改造。具有较大影响的美国报纸《今日美国》在 2020 年 5 月 6 日报道，美国佛罗里达州 171 名新冠病毒感染患者早在 2020 年 1 月就已出现相关症状，所有人均无中国旅行经历，比该州官方报告的首例新冠病毒感染确诊病例出现时间提前了几个月。由此可见，任何虚伪所导致的谎言必定会有被戳穿的时候，正如林肯所说："你可以在所有的时间欺骗一部分人，也可以在一段时间欺骗所有的人，但你不可能在所有的时间欺骗所有的人"。西方政客的谎言也是如此。

（二）制造双重标准

西方国家无法隐瞒新冠病毒感染流行后仍然等闲视之，以重视"民众的自由"为借口放任自流，声称如此做可以实现群体免疫。据中新网消息，截至 2020 年 5 月 28 日，美国因新冠病毒感染致死人数逼近 10 万，残酷的疫情使许多民众陷入绝望的境地。

西方国家总喜欢讲人权，其实其重视的是"权"而不是"人"，不重视或不在乎到底有多少人能实际享有这个权利。一些政府以保障权利的名义，为无法救治更多患者推责，轻视一些人的死亡。结果，新冠病毒感染在西方国家暴发后，穷人的生活更加艰难，有些富豪不但没受疫情影响，甚至还出现因股票升值而日进斗金的现象。

毋庸置疑，健康权、生命权就是最实在的人权，也是最大的人权。非常规的传染性极强的疫病，必须用非常规的措施去应对——中国以尽快实行交通管控、果断隔离、人人戴口罩等行之有效的措施，以暂时中止各种"自由"权利来保护最珍贵的健康权和唯一的生命权，力求以相对较小的代价保护个人、群体乃至国家民族的最根本的利益。同样是交通管控，美国政府及其主流媒体指责中国的做法是"侵犯人权"，而对意大利仿照中国交通管控的做法则誉之为"崇高的牺牲"。之后，面对疫情不可挡的冲击，那些曾指责中国交通管控是"侵犯人权"的西方国家，也纷纷效仿中国。

西方国家一向批评中国没有透明度、大众没有知情权，但面对人们最想知道的疫情情况，有些国家却公开宣布停止统计其国内的相关数据。美国受到 WHO 对其疫情防控不力的批评后，竟然还威胁停止拨付有关费用并扬言退出 WHO。

二、谁更重视人权？谁真的保护了人权？

人权是一种什么样的权利？如何界定？世界上哪些国家在人权方面做得相对好些呢？以下根据学术界和国际人权保护组织公认的有关准则，简要介绍。

（一）人权的基本要义

如何定义人权十分重要。人权的英文翻译是 human rights，personal rights，rights of man，human right 以及 right of man。能否正确理解人权含义，不仅关系对国际社会人权领域争论焦点的认识，还关系人权保障制度的设置和完善。在不同的国家，其政权性质就已决定了人权的特定含义。在中国，人民民主专政的国家政权性质决定了人权就是在"以人民为中心"的核心执政理念下全心全意为人民服务。人权可依据不同的标准分类，依主体分为个体人权（公民权利）、集体人权（一般社会群体权利和民族自治权）和国家权利（主权）；依内容分为生存权、政治权和经济、文化、社会发展权。客观地说，人权就是能使自己成为人、能使一个人成为人的权利。在历史的演变过程中，凡是与人的尊严、价值和地位相关的权利都逐渐地转为人权的重要内容。

人权的主体主要是个人，但是在现实生活中，个人生活在群体之中。因此，保障群体权利或集体人权对于个人人权的实现具有重要意义。在各种各类的人权中，生命权是最基本的人权，如果生命权都被剥夺了，那其他任何权力也就不存在了，这是任何人都无法否定的事实。

（二）中国与西方国家保护人权的状况对比

俗话说，不怕不识货，就怕货比货。在疫情肆虐过程中，各国在保护人权方面做得如何，并非由一些政客凭空判断，必须有依有据。

1. 思想与行动方面的对比

中国发生新冠病毒感染疫情后，党和政府集中领导、统一指挥、举国动员，调动各方面积极性，发挥集中力量办大事的国家制度和治理体系的显著优势。全国各地启动重大突发公共卫生事件一级响应，采取交通管控等措施，火速启动全国统一的应急物资保障体系，很快实现疫情防控形势大逆转。中国的抗疫成绩是任何人都无法抹杀的。

在国际上，中国政府和媒体客观报道中国包括疫情防控在内的各方面的人权状况。中国提出的"以国情为基础、以人民为中心、以发展为要务、以法治为准绳、以开放为动力"的中国特色人权发展观以及"没有安全何谈人权""发展是重要的人权""减贫促人权""合作促人权"等在全世界引起强烈共鸣和广泛认同。中国敢于实话实说，在国际会议上昭告天下："我们尊重各国自主选择的人权发展道路，主张各国在平等和相互尊重的基础上开展国际人权交流与合作，加大重视发展中国家关注的经济社会文化权利和发展权等人权，促进各类人权全面发展。"

相反，部分西方国家对新冠病毒感染疫情在思想上不重视，缺乏集中领导和统一指挥。据报道，美国新冠病毒感染疫情暴发后，联邦政府和各州政府之间、各州政府之间在储备和采购医疗物资方面产生矛盾，相互抢夺医疗资源。联邦政府的指令形同虚设，各州各行其是，加利福尼亚州等因对联邦政府不满，联合起来公开对抗联邦政府的政策。这导致美国错过疫情防控的最佳时机，只能眼睁睁地看着疫情蔓延肆虐。面对汹汹疫情，这些所谓的"人权卫士"不仅没有表现出应有的担当，而且在越来越多的民众生命陷入危险的时刻，有的官员抛出群体免疫策略，并将其美化为"更高级的人道主义"，妄言"80%的患者都能自愈"。如此行径，宗旨是人为淡化疫情风险，以为自己规避责任，漠视民众最基本的生命健康权。因此说，群体免疫策略在本质上体现了西方资本主义制度的虚伪性，疫情防控表现揭开了西方人权虚伪的面纱。

中国政府和人民根据习近平总书记倡导的构建人类命运共同体的理念，在严控国内疫情的同时，高度重视疫情防控的国际合作，及时协助全球抗疫，力所能及地为许多国家提供抗疫物资和医疗等方面的相关援助，以事实生动诠释了人权的真正含义，表明了自己的大爱。新冠病毒感染疫情的应对，使中国和世界人民更加清楚地看到谁才真正重视和关心基本人权，也充分暴露某些西方国家在人权问题上的双重标准和虚伪。

2. 治疗与民生方面的对比

面对新冠病毒感染疫情，中国政府秉持人民至上的理念，始终把人民群众生命安全和身体健康放在第一位，采取果断而坚决的疫情防控措施，彰显了中国特色社会主义制度以人民为中心的价值优势。反观美国从疫情暴发至2020年4月底，已有超过2 000万人失业，失业率高达15%；而更加严重的危机是，约有3 800万人因贫困没有购买医疗保险，这些人若不幸感染新冠病毒，就只能因承担不起治疗费用而放弃治疗。疫情暴发期间，部分西方国家人心动荡，人情冷漠，不仅医护人员罢工溃散，警察也大规模请病假。截至2020年3月24日，美国纽约市有2 774名警察请病假，占纽约市警察总人数的7.6%。意大利南部莱切省索莱托市一家暴发疫情的养老院中，护理人员集体逃离，留下87名孤立无援的老年人。

社会秩序方面，中国建立健全县区、街镇、城乡社区等防护网络，做好疫情监测、排查、预警、防控、物资发放和心理疏导等工作，加强联防联控，严防死守、不留死角，构筑群防群治的严密防线。激活社会多元治理主体的参与性、主动性和积极性，广大社区居民不但自觉服从管理，还主动要求成为志愿者参与疫情防控工作，人民群众成为打赢疫情防控阻击战的主力军。社会安宁，秩序井然。而在疫情重压之下，部分西方国家治理失灵，社会动荡，不少人开始抢购物资甚至打砸商店，引发暴乱，尤其是针对亚裔的暴力事件频频发生。美国部分民众除抢购食物、卫生纸等生活必需品外，也疯狂购买枪支、弹药和防弹衣等。意大利有多所监狱发生暴动，造成多人越狱、多人死亡。在疫情非常严重的情况下，法国仍然举行了大规模的抗议游行，西班牙仍然举行了妇女节大游行。匈牙利、捷克等国家的枪支销量激增，越来越多人试图武装起来保护自己，担心疫情蔓延出现的严重物资短缺可能导致法律和秩序瓦解。疫情与骚乱在客观上相呼应，失业人口越来越多，经济活性越来越差。

总之，任何漠视公民健康权乃至生命权而奢谈人权的国家都是极其虚伪的，其标榜的人权必定是资本的奴隶。

（刘　昊）

第四节　西方国家对中国的抹黑与甩锅

中国通过科学的抗疫措施和有效的防控手段，为世界各国开展防疫工作积累了经验、争取了宝贵时间。2020 年 2 月 24 日，在中国—世界卫生组织新冠肺炎联合专家考察组在北京举行新闻发布会。考察组外方组长、WHO 先遣组总干事高级顾问布鲁斯·艾尔沃德充分肯定了中国在抗疫期间的贡献。但随着疫情在国外暴发，在一些国家疫情形势严峻、政府措施不力时，为推卸防疫不力而造成本国感染人数剧增、病死率居高不下的责任，一些政客、媒体以抱着不可告人的目的，发出不和谐甚至是怀有敌意的声音，开始了他们的抹黑与甩锅表演。

一、通过病毒命名抹黑中国

有关资料表明，早在 2015 年 5 月 8 日，WHO 发布了新型人类传染病命名最佳实践，明确规定了疾病命名应避免包含地理方位、人名、动物或食物种群的名称，也不能包含涉及文化、人口、工业或职业（如军团）和可煽动过度恐慌的术语。2020 年 2 月 11 日，WHO 坚持科学原则宣布将新型冠状病毒肺炎正式命名为"COVID-19"，因为"病毒是全人类共同的敌人，可能在任何时间、任何地方出现，疫情是天灾，不是人祸"。WHO 总干事谭德塞表示，拥有正式的疾病名称很重要，可以防止人们使用其他可能不准确或污名化的名称。

然而一些西方政客公然违背这一原则，竟然在没有任何证据的情况下，丧心病狂地将新冠病毒定名为"×国病毒"或"××病毒"，将脏水泼向中国，抹黑中国，借此向中国施压。

其行为超越了道德和文明社会的底线，突破了言论自由的道德边界，严重伤害了中国人民的情感，违反了 WHO 关于病毒命名不得与特定国家、地方相联系的规定，暴露了这些西方政客的险恶嘴脸。

二、妄用病毒来源污名化中国

早在 2020 年 2 月，美国政府官员就开始大肆鼓噪"××病毒来源论"，一些极端反华和保守的议员借题发挥，刻意将新冠病毒和武汉联系起来。而同一时间，美国核心政治圈则认为中国人民为抗击疫情做出了巨大努力。然而随着美国疫情日趋严重，美国在病毒检测、防疫用品筹集、阻断病毒传播等方面都遇到了重大问题，各州开始对美国政府的执政能力做出批评并自寻出路。遭到一系列批评后，美国政府开始责怪各州防疫不力、WHO 反应太慢。尽管美国国家情报局局长办公室于 2020 年 4 月 30 日在其官方网站上声明，表示新冠病毒不是人造的，也未经过基因改造，但是一些政客仍然继续自己的荒谬说辞、污名化中国，对有理有据地驳斥虚假消息、反击阴谋论的观点与声明，他们"选择性无视"。

三、顽固双重标准污蔑中国

在疫情全球大流行中，中国经过艰苦努力，度过了疫情风险高发期，并在第一时间对世界上仍处于疫情危机中的国家提供帮助。然而部分西方媒体为配合本国政客的拙劣表演，把病毒和中国进行捆绑，其背后用意除惯常的污蔑外，还有嫁祸中国、转移矛盾。一些西方政客和媒体假装看不见中国在抗疫中分享的信息和有效经验，抛出各种奇谈怪论，试图把自身抗疫不力的责任甩锅给中国。在本国疫情控制不力的情况下，一些政客多次以"中国误导论"为由推脱治理无能的责任，从原先赞赏中国积极应对和信息透明，转向甩锅、指责中国，污蔑中国没有尽早告知病毒信息，指责 WHO 偏袒中国，甚至威胁撤资或抛弃 WHO，另起炉灶。一些政客甚至抛出反华言论与"中国赔偿论"，要求中国赔偿因疫情造成的损失。

如果以上言行还只是无中生有，那么部分西方政客和媒体在中国开展抗疫合作、强调全球共同应对疫情时的表现则是典型的两面三刀和双重标准。中国政府向 150 个国家和 4 个国际组织提供包括口罩、试剂盒、防护服等抗疫物资援助。此外，大量的地方民间组织、社会团体以及个人也用各种各样的形式援助世界。但是以美国为首的一些西方国家，以质量不合格为由拒收中国的医护用品，并利用媒体、社交网站渲染"中国出口劣质产品"的论调。一些西方媒体更是把中国对外医疗物品（如口罩）的援助形容为"口罩外交"，称之为中国有图谋的"慷慨政治"，是乘人之危地争夺地缘政治影响力。一些国际知名的新闻机构并没有表现出应有的人道主义精神，而是利用自身所掌握的话语权，用双重标准来抨击、诋毁、侮辱中国的抗疫作为和抗疫行动。

对以上种种抹黑与甩锅行为，中国人民表示极大的愤慨并强烈谴责，中国政府进行强有力的回击，《人民日报》中央电视台等媒体予以强烈驳斥。国务委员、外交部部长王毅于 2020 年 5 月 24 日在全国"两会"期间举行的记者会上说，新冠肺炎疫情是中美两国的共同敌人。疫情之初，美国很多社团、企业和民众向中国伸出援手。在美国陷入疫情后，中国政府、地方和各界人士也积极回报，向美方捐赠了大量急需的医疗物资。我们还为美方在华采购提供支持和便利，仅口罩一项就向美方出口了 120 多亿只，相当于为每个美国人提供了将近 40 只口罩。但令人遗憾的是，除了新冠病毒的肆虐，还有一种"政治病毒"也正在美国扩散。这种"政治病毒"就是利用一切机会对中国进行攻击抹黑。他呼吁，不要再浪费宝贵时间，不要再无视鲜活的生命。中美两国当前最需要做的事情，首先是相互借鉴和分享抗疫经验。

习近平主席 2022 年 1 月 17 日在 2022 年世界经济论坛视频会议上发表《坚定信心 勇毅前行 共创后疫情时代美好世界》重要演讲，强调坚定信心、同舟共济，是战胜疫情的唯一正确道路。任何相互掣肘，任何无端"甩锅"，都会贻误战机、干扰大局。世界各国要加强国际抗疫合作，积极开展药物研发合作，共筑多重抗疫防线，加快建设人类卫生健康共同体。

我们坚信，随着新冠病毒感染疫情的缓解并最终结束，中国的发展前景将会更加光明，中华民族伟大复兴的目标一定能够实现！

（肖　杰）

第五节　国际社会坚决反对西方国家将疫情污名化

随着 WHO 正式命名"COVID-19"，美国疾病控制和预防中心也一直使用这一称谓。但仍有部分西方国家的政客和极端者还在病毒方面做文章，受到国际社会的坚决反对。一些海外有识之士、秉持客观公正立场的政党、社会团体和媒体纷纷对疫情污名化的行为提出批评，对中国的抗疫努力表示赞赏和支持。

一、西方国家污名化的算计与本质

（一）污名化的政治算计

一是"先下手为强"，抢先对中国进行有罪推论，把举证压力施加在中国身上，借此转移视线。二是寻找"替罪羊"，当时特朗普一心谋求连任，选情却遭遇巨大冲击，一面手忙脚乱地应对疫情；一面急切寻找宣泄民众愤怒的突破口，在国内用种族矛盾掩盖经济问题和社会矛盾，在国际用外部矛盾掩盖内部矛盾。三是制造"黄祸论"——将黄种人同野蛮落后、病毒瘟疫联系在一起的种族主义言论。随着全球化的拓展、人类文明的进步和亚洲的整体崛起，这种观念早已被扔进历史的垃圾堆。美国一些政客利用一些民众对新冠病毒的恐惧心理，煽动他们的种族主义倾向和排外情绪，制造社会层面上的冲突和对立，令"黄祸论"再一次沉渣泛起，为多数有良知的人所不齿。四是翻新"威胁论"，那些秉持零和思维、本国优先的政客不去思考如何改进国内疫情防控措施、承担更多国际责任，而忧心于美国软实力进一步下降，将病毒称谓与中国挂钩，给一些国家的民粹势力设置政治议题，挑起国际矛盾，制造新的"中国威胁论"，意图对冲中国援助他国、推动国际合作的积极影响，诋毁和丑化中国形象。

（二）污名化的政治本质

众所周知，2020 年是美国总统大选年，共和党、民主党两党之间的矛盾升级。疫情污名化的本质是政治化。疫病是人类社会共同的敌人，但是，文化和政治偏见却很乐于在消灭病毒、切除病变等科学论断上为自己的偏见找到"合理的外衣"，传染病也因此有了政治隐喻。它不仅停留在经济层面的表述上，还时常进入政治和国家范畴，成为用于国际政治打压最为顺手且"正当"的修辞学工具。政治化是全世界疫情防控最大的敌人。从科学角度来说，病毒是疫情防控最大的敌人，无论种族国别，全世界人民要患难与共、守望相助。将疫情政治化，实际上是在宣泄敌对思维和敌对情绪，使国内压力得以缓解，还可进一步增强各类政治决断和行政命令的"正当性"。但这种私利且短视的做法，与全世界疫情防控所需要的理解、合作、责任格格不入，不仅不利于疫情防控，还会引发严重的次生灾害。在面对传染病时，人们会以防控来合理化他们的歧视与敌意，群体性的焦虑、惊慌和不安会引发过度反应，使特定群体和特定国家成为疫情过度反应的受害者。20 世纪，非洲国家被西方媒体描述为艾滋病的起源地，蒙受耻辱与仇恨。如果不停止这些错误举动，继续借助道德隐喻妖魔化疫情，那么疫情就会变成政治压迫的工具。

二、国际社会反对污名化的正义之声

众多正义的美国人和国际社会各界人士表示，病毒来源是科学问题，将病毒与特定国家相联系、搞污名化，既严重违背 WHO 等国际机构关于新型人类传染病命名的指导原则，也严重阻碍国际社会团结协作抗疫。不仅如此，多国主流媒体和国际政要对污名化中国的行径予以批驳，呼吁携手抗击疫情，维护国际和地区公共卫生安全。

（一）国际主流媒体的正义之声

美国媒体评论说，美国一些政客的污名化举动是赤裸裸的种族歧视行为，煽动仇华情绪，意在转移美国国内对政府应对疫情不力的愤怒。《今日美国》网站援引斯坦福大学一名学者的话指出，传染病没有地域限制、没有护照、不是公民、不会说某种语言——艾滋病首先在美国被发现，也并没有被称为"美国艾滋病"。美国《新闻周刊》援引WHO卫生紧急项目负责人迈克尔·瑞安的话说，2009年甲型H1N1大流行起源于北美，但从不称其为"北美流感"。美国《福布斯》杂志网站指出，科学家试图找到真相并解决问题，他们一直在进行基因分析，以确定病毒的来源及其感染人类的途径，对诸如"病毒是哪一类人群的责任"的政治攻击毫无根据。美国有线电视新闻网在电视节目中指出，美国不需要新的敌人，我们已经有一个敌人了，那就是病毒。应对病毒，只有一个方法，就是团结。《纽约时报》指出，美国政府对新冠病毒感染疫情反应迟钝，持续受到严厉批评。不仅在病毒检测方面远落后于其他国家，医院在应对重症患者数量激增方面也没有做好准备。但美国政府不愿面对自己的失败，不正视自己的错误，反而通过煽动对他国威胁的恐惧，以掩盖其应对新冠病毒感染疫情工作的灾难性失败。美国《外交政策》杂志网站称，中国在疫情防控阻击战中建立起支持和推动国际合作的形象，而美国则上演了"一场责怪中国的戏码"。美国政府削减流行病预防预算、拖欠WHO会费并计划大幅削减全球卫生项目拨款，无益于国际社会开展抗疫合作。"外交需要信誉，危机时期尤其如此。"

英国《自然》杂志旗下医学期刊《自然·医学》刊发来自美国、英国多所大学联合研究团队的文章称，遗传数据无可辩驳地表明，新冠病毒不是来自任何以前使用的病毒主干。

日本共同社等媒体报道称，有关国家官员使用别有用心的名称把特定疾病与某个具体国家或民族相联系的仇外表达，是不负责任和令人不安的。WHO已明确表示，疾病名称如果使用不当，会对特定人群造成严重伤害。各国政府在应对疫情时应特别注意不能传递仇外信息，不能助长种族歧视。在疫情面前，煽动恐惧和歧视的政策不但对有效抗击疫情没有好处，反而会适得其反。日本《日经亚洲评论》杂志网站指出，美国政府多次使用污名化中国的称谓，目的是转移国内视线，因为疫情在美国蔓延以及可能引发的经济衰退，正招致越来越多美国民众的不满。

（二）国际重要人物的正义之声

欧盟外交与安全政策高级代表博雷利表示，病毒没有国籍、没有国界。我们面临巨大威胁，全世界必须加强合作，共同应对。

俄罗斯总统普京表示，中国向遭受疫情的国家及时伸出援助之手，为国际社会树立了典范，中国的行动是对个别国家挑衅和污名化中国的响亮回答。

澳大利亚前总理陆克文认为，污名化对抗疫没有丝毫帮助，反而会阻碍相关工作的推进，与其进行这种幼稚的政治谩骂，不如尽快召开二十国集团卫生及财长远程会议，共同商定全球化抗疫框架，彻底解决这一问题。

菲律宾前总统、菲中了解协会名誉主席阿罗约曾发表声明，反对中国抗疫污名化的行为，称人类社会正面临一场全球性疫情，给公共卫生、经济和社会结构都造成破坏性影响，值此抗疫关键时刻，我们必须要加强团结，无端指责和吹毛求疵只会让我们陷入危险之中。

美国盖茨基金会联席主席比尔·盖茨在回答网友提问时，特意纠正对方的不准确称呼，他认为中国的经验是美国获得最关键数据的途径，中国采取措施并实现了病例数量的减少，避免了大范围的感染。

正如 WHO 总干事谭德塞所言，将科学问题政治化不能帮助我们，人类正在同一个并不被完全了解的病毒作斗争，只有团结应对，才能消除疫情。

（唐湘雨）

第三章　疫病"危"与"机"的反思

危机，既有对现有社会秩序的冲击和破坏，也会带来一定的新发展机遇。如何善于化"危"为"机"，是人类必须接受的挑战。

第一节　医学高等教育的"危"与"机"

疫情大考使医务人员以及医学高等教育备受社会各界关注，对医学人才培养提出了更高的要求。本节在对我国医学高等教育发展现状进行简要总结的基础上，对面临的主要问题进行剖析，提出促进医学高等教育发展的对策与建议。

一、医学高等教育的概念及根本任务

（一）医学高等教育的概念

医学高等教育是通过高等医学院校为国家培养高级医学专业人才，为医疗卫生事业、社会主义现代化建设服务的一种教育活动。医学高等教育是一个实践性强的教育过程，是培育高质量医学人才的主要方式。医学高等教育是一项医学专业教育和医务职业教育，以高层次的教学、科研、实验、临床实践为主要任务，以培育高素质医学专业人才为目标。

（二）医学高等教育的根本任务

党的十八大以来，以习近平同志为核心的党中央围绕培养什么人、怎样培养人、为谁培养人这一根本问题，切实加强党对教育工作的全面领导。习近平总书记在全国教育大会上强调："培养德智体美劳全面发展的社会主义建设者和接班人，加快推进教育现代化、建设教育强国、办好人民满意的教育。"高等教育要把立德树人作为根本任务，为党育人、为国育才，培养为人民服务、为中国共产党治国理政服务、为巩固和发展中国特色社会主义制度服务、为改革开放和社会主义现代化建设服务的人。中共中央、国务院《关于加强和改进新形势下高校思想政治工作的意见》指出，坚持全员全过程全方位育人，把思想价值引领贯穿教育教学全过程和各环节，形成教书育人、科研育人、实践育人、管理育人、服

务育人、文化育人、组织育人长效机制。

　　健康是促进人的全面发展的必然要求，医药卫生事业为人民群众的健康提供保障。发展医药卫生事业，关键在人才，而医学高等教育承担着培养高素质卫生人才的重要使命。医学高等教育要围绕立德树人的根本任务，以医疗卫生人才需求为导向，培养和造就一支具有职业素质、实践能力和创新精神的为社会主义现代化建设服务的卫生人才队伍，为经济社会发展提供卫生人力资源、科技成果和社会服务，促进我国卫生事业发展和社会全面进步。

二、医学高等教育发展的现状

（一）医学高等教育改革的进程

　　近年来，我国医学高等教育事业快速发展，政策制度较之前完善，构建了全世界规模最大的医学高等教育体系，成效显著。我国医学高等教育改革相关政策及取得的成效见表1。

表1　2012—2018年我国医学高等教育改革相关政策

时间	相关政策	政策目标	取得的成效
2012年5月	《关于实施临床医学教育综合改革的若干意见》《关于实施卓越医生教育培养计划的意见》	建立五年医学院校本科教育加三年住院医师规范化培训的"5+3"临床医学人才培养模式，深化长学制临床医学教育改革，深化全科医生人才培养模式改革	教育投入大幅增长，办学条件显著改善，办学水平不断提高，职业教育快速发展，高等教育进入大众化阶段
2014年7月	《关于医教协同深化临床医学人才培养改革的意见》	到2020年建成院校教育、毕业后教育、继续教育三阶段的临床医学人才培养体系	全国各高校开始停招长年制（7年制）医学专业，改为"5+3"临床医学人才培养模式
2015年4月	《关于开展卓越医生（中医）教育培养计划改革试点申报工作的通知》	推进五年医学院校本科教育加三年住院医师规范化培训的"5+3"中医学人才培养体系建设，深化长学制中医学专业教育改革，深化中医全科医学人才培养模式改革	我国中医药教育体系基本形成，以高等教育为主，伴随师承教育、通识教育等多形式的教学方式
2017年7月	《关于深化医教协同进一步推进医学教育改革与发展的意见》	到2020年以"5+3"为主体、"3+2"为补充的临床医学人才培养体系基本建立，到2030年医学人才队伍基本满足健康中国建设需要	全范围开展"5+3""3+2"的医学人才培养体系

续表

时间	相关政策	政策目标	取得的成效
2018 年 10 月	《关于加强医教协同实施卓越医生教育培养计划 2.0 的意见》	加强德医双修的素质能力培养，全覆盖建设一流医学专业，推进各类型医学人才培养模式改革，推进医教协同育人，打造医德高能力强的教师队伍，到 2020 年完成本科临床医学专业首轮认证	以"5+3"为主体的医学人才培养体系全面建立

（二）医学高等教育面临的主要问题

新冠病毒感染疫情发生以来，医务人员提供的医疗卫生服务质量与人民对高水平医疗服务需求的不平衡凸显，这也反映出医学高等教育面临的主要问题。医学生不仅要懂得医、护、药、技等学科知识的综合应用，也要将理、工、文、管等学科在疾病防治与道德伦理中融会贯通，既要注重医学和相关学科的融合，也要明确各学科的定位与优势。如何把握医学学科专业的分化与科学融合，如何加强预防医学与人文医学在医学高等教育中的分量，如何培养汇聚中西医学科的高层次医学人才，均是值得思考且亟待解决的问题。

1. 医学学科分化与融合

分化与融合是对医学高等教育中学科课程设置侧重程度的要求，分化意味着重视学科自身体系的专科教育，融合则要求对各医学学科均有不同程度的认识。对分化与融合的把握是医学人才培养的核心。

（1）医学学科专业分化的影响。现代医学学科可分为基础医学、技术医学、应用医学三大类。截至 2017 年底，中华医学会共有 88 个医学专科分会 462 个专业学组，每个专业学组代表了该医学学科某一分化方向，由此可知当前医学学科的分化情况。当前医学学科专业分化是否充足，已成为衡量该学科发展程度的重要标志。医学学科专业分化促进了医学学科的发展，有助于在各医学学科领域深入研究，有利于医疗机构打造特色专科，便于医院管理与分级诊疗。但医学学科分化过于精细易造成断层，割裂各学科间授课的关联性，使医学学科缺乏有机联系，各学科只注重本学科专业内容，无法有效融合与本学科相关的其他学科内容，分裂各学科相关知识的关系，导致医学生在学习过程中难以形成批判性思维，面对本学科专业的疾病时，构建的临床诊疗思路易形成刻板印象，忽视与其他学科可能涉及的范畴。

（2）医学学科专业融合的影响。在大健康观念背景下，医学学科专业科学融合有助于确保医学高等教育中授课内容的完整性和连贯性，医学生接触相关学科范围广泛，有助于开拓医学生的视野，发散医学生的临床思维，掌握多学科联合诊治疾病的方法。但学科融合易使医学生对知识的认识广而不精，更多是靠自身去探索构建出各学科间互联互用的关系，而这个学习过程更是因人而异，易造成对医学知识掌握的偏颇。

2. 预防医学与人文医学的忽视

我国医学界一直以来都存在着"重治轻防"的现象，预防医学主要是以群体健康、疾病预防为主的学科，人民群众对预防医学普遍没有对临床医学的认知度高。医学院校培养的预防医学专业人才招生人数较少，且该专业医学生毕业后大多往临床医疗系统分流，使疾病预防处于边缘化地位。而人文是医学的灵魂，不同于字面上容易习得的知识和常动手获取的实践能力，它把持着医生职业的道德操守，影响着个人行医道路上的意志力。我国医学生大多从本科开始接触医学人文教育，但大多为知识层面上的教化，导致医学生对医学人文认识不充分，难以塑造医学人文精神。对医学生来说，临床医学类课程比重最多，预防医学、人文社科类课程在课程体系中占比很少，导致医学人才培养环节出现了知识与能力体系的断层。

3. 中医类专业与西医类专业教育的偏倚

新冠病毒感染疫情暴发以来，西医技术的检查、诊疗与防控全面应用于抗疫斗争中，而中医药疗法也发挥了不可小觑的作用。中医和西医各有优劣，只有实现中西医科学结合，取长补短，才能更好地促进医疗卫生事业的发展。现今我国中西医结合教育的发展，正处于向优化阶段过渡的时期。中医学科与西医学科存在条块分割，中医类专业必须掌握西医知识，在中医类院校的西医课程占比与中医课程占比相近，但西医课程因受课时所限，课程内容广泛而片面，更多的是靠医学生课后去深入理解，理解的深度与广度决定该医学生西医方面的基础知识是否扎实，导致中西医结合诊疗方式薄弱。在医学院校中，尽管在临床医学专业开设有与中医学相关的课程，但普遍课时不多，医学生获取中医学方面的知识有限，且部分教师对我国中医文化自信不足，势必影响着医学生对中医学的认知。

三、医学高等教育发展的对策与建议

（一）明确医学学科分化与融合的目标

医学学科分化影响医学人才对本学科知识理解的深度，融合则影响其对各医学学科知识的广度，分化是融合的基础与前提，是为融合进行的必要知识储备，无论学科专业如何分化与融合，其目标都是提升医学人才的专业化。融合必须立足于实践，回归到医学的目的和服务对象，回归到医学高等教育应有的系统性和科学性。将大健康理念贯穿于医学生的从医理念中，需要从医学学术界、医学教育界以及国家政策制定等方面全方位推进，将医学学科的分化与融合更灵活运用于具体的医疗实践，使医学人才以融合为基础，向分化的方向发展，适应医学学科分化与融合的发展要求。准确把握当前时代对学科发展的要求与目标，平衡分化与融合并存的时代特点，实现学科的独特性和学科团队间的系统性，才能真正推动各医学学科在分化与融合下创新发展。

（二）加强预防医学与人文学科的教育

医学院校应强调预防医学类课程的重要性，注重与人文学科的交叉培养，提升医学生认识疾病的思维和格局。以医务人员岗位胜任力为核心，以课程内容系统性和完整性为导向，注重医学生对医患沟通、公共卫生突发事件的思考和应对，建立公共卫生与临床医学复合型人才培养机制，培养一批专业基础扎实、防治结合的公共卫生人才。开设人文论坛、道德讲座，组织医学生辩论赛、模拟医患沟通现场，将此纳入考核范围，引起医学生对该类课程的重视。在临床见习和实习中，通过分组配备老师引导医学生在实践中转变思维，提升对突发事件的应变能力，给出全面疏导和解决具体问题的方案，使医学生充分认识到在影响一个人生命的过程中，仅凭所掌握的医术是不够的，患者在心理、生理、社会、经济等方面的困境都是医学生面对疾病时需要思考的问题。

（三）推动中西医学科结合教育发展

健全中西医学科结合教育体系，打破中西医学科间的壁垒，完善西医学习中医制度，培养中西医融合并可应对新时代变化的医学人才。医学院校应大力引进中医类师资队伍，在西医专业中将部分中医课程列入必修课范畴，利用线上课程与见习课程，深入影响医学生的价值观，弘扬我国中医传统文化，引起医学生对中医的重视与兴趣，建立新时代中医文化自信。鼓励临床医学专业本科毕业生攻读中医学硕士学位、中西医专业本科毕业生攻读临床医学硕士学位，建立跨院校的医教研协同合作新模式。鼓励中西医结合专业发展，采取相应政策给予一定的倾斜资助，以推动中西医结合教育发展。总之，随着时代更迭变化，医学高等教育需要经历实践及时间的考验，我们更要以坚定的信念去转"危"为"机"，建立适应新时代医学人才培养要求的、具备中国特色的高等教育模式，培养重视防治结合与人文精神，汇聚中西医知识于一身的高素质医学人才。

（王碧艳）

第二节　现代医学诊疗技术的"危"与"机"

欧洲文艺复兴至 19 世纪的 400 年被定义为近现代医学期，19 世纪后半叶至今称为现代医学期。可根据认识形式将现代医学分为实验医学和经验医学。

一、现代医学与现代医学诊疗技术

（一）现代医学诊疗技术的发展

随着基础科学的发展，现代医学诊疗技术不断迭代。借助现代仪器设备，我们能对系统、器官、组织、细胞展开全方位的探索。细胞的发现，刷新了我们对人体的认知，并以此建立起以解剖学、组织学、生理学为基础的现代医学体系。现代分子生物学的发展，进一步开启了探索细胞内部基因、分子水平微观世界的大门。但新的技术带来了全新的医学及社会问题。因此，客观和理性评价并接纳现代医学诊疗技术的革命性发展及应用就显得尤为重要。

（二）现代诊疗技术的主要内容

1. 现代医学成像技术

（1）X 射线、CT、MRI 诊断技术。X 射线、CT、MRI 诊断技术都是现代医学影像学技术，均以人体解剖、生理、病理为理论基础，通过不同技术手段揭示组织、器官及病变形态结构特征。这 3 种技术虽然同为黑白灰阶图像，却各有其诊断性特点。X 射线图像包含多种组织成分的复合影像，对组织结构的空间分辨率高，简便易行。CT 密度分辨率比 X 射线显著提高，并且采集图像时间短，受外界因素影响较小，定位图像一般不发生畸变，已成为临床广泛应用的影像技术。MRI 进一步解决了伪影和心血管成像等难题，在血管造影成像、磁共振波谱、弥散和灌注成像以及功能磁共振成像等方面均取得了令人瞩目的进展，显著提高了成像结构及空间分辨率。

（2）B 超诊断技术。超声波作为机械波，能够无创进入组织。超声诊断技术利用人体各组织、器官声波阻抗的差异，收集超声波在组织中产生回波的声阻抗差异信息，解调出对应的组织信息，最终形成组织、器官的结构影像。由于 B 超诊断技术具有无创、便捷、无辐射、设备成本低的优势，已被广泛应用于临床疾病的诊断和治疗。

（3）内镜诊疗技术。内镜诊疗技术指应用内窥镜器械经由人体正常腔道或人工通道，对局部病灶进行诊断和治疗的技术。内镜诊疗技术有效缓解了外科手术出血、疼痛和感染问题，已成为临床重要的诊疗手段。

（4）介入诊断技术。介入诊断技术指在医学成像设备（X射线、CT、MRI、B超）引导下，借助导管、导丝、球囊、支架和栓塞剂器械，对疾病进行造影诊断和治疗操作的技术。该技术在基础研究和临床诊疗中的作用日渐增强。

2. 现代检验及病理技术

（1）体液检测技术。临床上血液与体液检验是常见的检验项目，对疾病初筛、病因鉴别、疗效评估和预后监测等方面均具有重要的诊断意义。

（2）基因检测技术。基因检测技术是应用分子生物学方法，对血液、体液或其他组织、细胞标本扩增基因信息后，检测核酸分子并分析所含致病基因、疾病易感性基因等信息的技术，目前已广泛应用于疾病的诊断和预防。

（3）病理技术。病理技术是通过肉眼观察器官的大体改变、镜下观察组织结构和细胞病变特征而做出疾病诊断的技术，是检查机体器官、组织、细胞病理改变的形态学方法。病理诊断在临床上广泛被认为具有权威的诊断价值。

3. 现代医学药物的研发与使用

（1）疫苗的研发。广义的疫苗指接种后可诱导机体产生特定病原的特异性抗体和或细胞免疫，使机体获得防御或消灭该病原能力的生物制品。常见的疫苗研发类型包括减毒灭活疫苗、亚单位疫苗、反向遗传学疫苗、多糖结合疫苗、病毒样颗粒疫苗、重组载体疫苗、核酸疫苗、联合疫苗、多肽疫苗及疫苗佐剂等。

（2）基因技术药物。基因技术药物指利用基因技术制备常规技术不能制备、不能纯化或无法量产的特殊蛋白质，如激素、传染病疫苗、血凝活性药物、细胞因子等。

（3）化学药物的筛选合成。药物筛选合成指对潜在的药用物质进行药理活性检测和试验，探求其药用价值的过程。目前常用的药物筛选技术包括高特异性的筛选模型建立、高通量药物筛选、计算机辅助筛选等。

4. 现代医学的治疗技术

（1）放射治疗技术。放射治疗技术是利用射线治疗肿瘤的一种局部治疗方法。所用射线包括放射性同位素产生的 α 射线、β 射线、γ 射线和各类 X 射线治疗机或加速器产生的 X 射线、电子线、质子束及其他粒子束等。

（2）使用化学药物。从天然矿物、动植物中提取的有效成分，以及经过化学合成或生物合成而制得的药物，称为化学药物。化学药物结构明确，具有预防、治疗、诊断疾病，调节人体功能、保持人体身体健康的功能。

（3）使用生物工程药物。生物工程药物是利用生物工程技术制造的药物。它和传统的化学药物以及从动植物中提取药物的最大区别在于生产过程。通过基因工程或细胞工程培养出的高产菌种或动植物细胞株称为"工程菌"或"工程细胞株"，利用现代发酵技术大规模培养后，从中提取出所需药物。

（三）现代医学诊疗技术的理论基础

西方医学从文艺复兴运动以后，经过 16 世纪解剖学发展、17 世纪生理学进步、18 世纪病理解剖学的独立、19 世纪细胞学和细菌学建立以及从 19 世纪开始的临床医学发展，逐渐发展为现在的医学科学。现代医学是一门综合科学和应用科学，它以生物学为基础，广泛兼容其他科学，其理论基础主要来源于基础科学和综合科学。基础科学理论来源于物理、化学、生物学、数学；综合科学理论来源于脑科学、化学工程、计算机、人工智能（AI）、机械制造、自动控制等。现代医学结构体系根据医学的发展状况及应用实践，可分为基础医学、临床医学、预防医学和理论医学 4 个部分。基础医学是研究人的生命活动及生理、病理、药理等一般规律的学科群，能反映医学的生命科学本质的学科体系，是医学科学和技术的理论基础。临床医学是研究诊断和治疗疾病的学科群，是医学中技术科学和应用科学相结合的庞大科学体系。预防医学是从疾病治疗到疾病预防，从保护人群健康到更主动地促进健康的学科。理论医学是以理论思维为特征，从总体上研究医学本质特征，考察医学与整个社会关系，探索医学活动发生、发展规律的一门综合性分支科学。这 4 个部分构成了现代医学庞大的知识体系结构。

二、现代医学诊疗技术"危"的存在

（一）现代医学诊疗技术的来源危机

现代医学诊疗技术来自对人体生物学的研究，使用以物理、化学、数学为基础的还原论的方法，这个机械论的方法不能完整地解析出生命体和疾病的生物学过程及疾病发生原因。现代医学诊疗技术目前研究的主要方向还是生物学属性，对于人体社会属性、自然环境、人文心理研究尚处于探索阶段。现代医学的诊疗技术主要来源于实验医学和经验医学，实验医学是反复试验所得，经验医学是长期积累所得。当时间、空间、研究主体变换时，来源方式不可避免地出现问题和矛盾。

（二）现代医学诊疗技术的时间与空间局限

现代医学诊疗技术的实施对象是人，是从生物学的角度认识高级复杂的生命体。和物理、化学、数学的研究对象不同，生命体实时进行着内外环境交换的新陈代谢，虽然生命体自己的遗传性很强，并且能够自组、自控、自稳，但是深受周围环境因素的影响。因此当前的诊疗技术基本都是反映过去某一个时间点的问题，并且针对过去时间点所发生的问题提供解决方法。上一个时间点的情况能否代表当前，这是一个认识上的问题。现代医学检查多、反复查，目的是使临床医生获得更贴近现在时间点的信息。空间也是影响诊疗效果的因素，寒冷地区的哮喘患者移居南方后自愈就是典型的例子。

1. 现代医学诊疗技术中表象与实际的脱离

现代医学几乎所有的辅助检查（如 X 射线、CT、MRI、B 超、内镜、介入诊断技术等），都是在试图以影像技术所获得的影像来解释生命体的实际问题。临床检验同样存在着这样的问题，比如用体液的检查结果来替代细胞液情况，但是细胞内外存在一定的差异，如 K^+ 的跨膜等。是医学影像发现问题后，临床工作往往需要其他诊疗技术的支持。一个表象可有多种原因，一个原因可有多种表象，这就造成了表象与实际的脱离，属于唯物主义辩证法中的现象与本质。如此便能解释众多诊疗技术容易漏诊、误诊的真实原因。

2. 现代医学诊疗技术整体观的缺乏

现代西方医学由古希腊医学发展演化而来，经历了经验医学、实验医学、理论医学 3 个阶段。其指导思想中希波拉底混沌的整体性思维被盖仑的实证论学派思想取代，逐渐走进机械唯物主义的范畴，认为人体就像一台机器，了解人体的方式就是把它拆开来研究其各部分的功能。这样的实验研究逐步深入到基因和分子的层次，且随着研究层次的深入，研究费用越发高昂，这也导致现代医学研究及治疗费用呈几何级上涨。现代医学采取静止、微观、解构的方法来观察人体变化，认为疾病就像机器某个部件的磨损和螺丝的丢失。但活着的人却是运动的，各种脏器、组织相互配合，协调动作，结构与功能相统一的有机整体。目前现代医学过分强调局部，忽视整体、各系统及器官之间的联系。

3. 现代医学诊疗过程中精神及意识因素的忽视

人是具有物质与精神二重性的整体。生命是物质的，但人是有思想意识的，思想意识与躯体活动密不可分，相互影响。人没有躯体，生命便不复存在。同样，人丧失了意识，脑死亡了，人的生命也就终结了。现代医学诊疗往往忽视了人的精神及意识因素，缺乏与患者的交流和沟通，忽视患者的主观感受。大量事实表明，患者的情绪、意识、对疾病的态度，与疾病的预后密切相关。许多疾病特别是心脑疾病、心理性疾病甚至肿瘤，一定程度上都是心理情绪的产物。调整患者的心态，创造良好的心理环境，是现代医学忽视的重要一环。

4. 现代医学诊疗技术执行人与被执行人的危机

现代医学诊疗技术执行人的危机体现为强调就事论事、实证测量，注重从微观上定性定量，其特征是不懈地一分为二。这种以分为主的发展方式确实带来了现代医学的进步，但也使学科的界限过于明显，各学科之间相互孤立，不利于医生对患者整体状态的把握和综合处理能力的培养。过细的专业分工导致专科医生对其他科疾病非常陌生，同一学科内亚专科的分化使医生只能治好一个系统内的一种疾病。被执行人的危机体现为接受医学诊疗时，被执行人仅被当作一种疾病甚至一个局部的病变而被关注，忽视了各器官存在着纷繁复杂的内在联系，也忽略了人的物质与精神二重性。诊疗过程中往往缺乏人文关怀，忽视诊疗成本及患者的经济负担，对患者的自主权及知情权缺乏关注。

5. 现代医学诊疗技术统计分析方法与临床实际结果的脱节

统计分析方法与临床实际结果的脱节有以下原因：第一，受样本容量的影响，统计检验常把一些重要的、较大的效应值判定为没有统计意义，而把一些很小的效应值判断为具有统计意义。第二，常用的统计检验方法容易犯第二类型错误，统计检验会严重地歪曲许多研究结果。第三，统计决策的临界点虽然是人为的，但由于统计检验模式化及晦涩难懂，许多研究者把临界点当成客观性的唯一指标，以点为界的两极式决策使许多重要信息丢失。

6. 现代医学诊疗技术部分基础理论的缺失

现代医学经过近百年的发展已成为一门完备精细的学科，创造了如试管婴儿、器官移植等人类历史上的奇迹，但在辉煌的背后基础理论的缺失依然存在。一是许多疾病仍然病因不明或尚未完全得到解释，临床上冠以原发性或特发性词头的疾病至今未能解释其发病原因，如原发性高血压、特发性肺间质纤维化等。二是许多疾病即使人们知其病因或大部分病因，但其具体的发病机制和过程尚未明了，如糖尿病、冠心病等疾病的发病机制迄今尚未探明。现代医学的许多理论仍是建立在假说的基础之上，医学基础理论尚未完备。

7. 现代医学诊疗技术度量的把握及再认识

现代医学诊疗技术度量的把握存在失衡，这往往体现为临床上的过度诊疗。现代医学的标准化要求诊断讲求证据，这使医生过度依赖客观检查结果，轻视了病史的询问和查体。同时，医患纠纷的举证倒置也让医生采取"防御性医疗"策略。人体的整体性功能其实非常强大，经过亿万年的自然选择已进化出强大的防御功能及自身修复功能，诊疗干预的程度是否需要达到百分之百？对于老年重症晚期或生命质量十分低下的患者，是否仍要不惜一切代价地穷尽救治手段以暂时延长其生命？让患者在生命的尽头，无痛苦、有尊严地静静离开是否也是对生命的敬畏？这些都值得我们思考。

三、现代医学诊疗技术"机"的到来

（一）诊疗技术大数据时代的到来

1. X 射线、CT、MRI 诊断技术

影像组学与大数据算法相结合，将 X 射线、CT、MRI 等诊断技术采集到的医学图像分割处理后进行高通量提取与分析影像学特征，从而建立影像组学数据库，即影像组学数据。应用大数据的分析方法，可开展针对临床影像学数据的机器学习与数据挖掘、预测性分析、可视化分析等，实现个体化的数据分析。

2. B 超诊断技术

超声为无痛苦、无电离辐射、经济适用、实时成像的诊断技术，但也有成像质量差、差异性大等缺点。对于图像分析来说，自动化超声图像分析将为超声诊断指明新的发展方向。目前深度学习已经成为最主要的机器学习工具，已广泛应用于各个研究领域。在医学超声图像分析中，基于大数据深度学习的图像分析与计算机视觉展示了巨大的应用潜力。

3. 数据库诊断技术

数据库技术的发展，解决了海量医学数据的存储难和数据检索的效率低的问题。体液检测、基因检测等检验医学数据具有数据量巨大、数据类型繁多、数据价值高、要求数据处理速度快等大数据特点。将检验医学数据通过大数据技术开展数据挖掘和数据分析，可从多个维度的信息中找到有效的数据，可作为临床疾病诊断、病因分析、检验医学图像分析、DNA 序列分析等的方法，为临床诊疗提供信息支持。

（二）人工智能的出现及应用

1. 疫苗的研发

目前 AI 技术已应用于疫苗研发，基于 AI 算法，可实现通过深度学习识别现有成功疫苗和筛选失败案例，并判别疫苗对疾病的有效性。同时，算法创造出数万亿个虚拟化合物与疫苗结构进行比对，快速筛选出最有效的疫苗方案。在通常情况下，为了研制一款疫苗，大型医药公司要筛选数百万种化合物，需要数千人连续工作 5 年，研发耗资高达数亿美元。而在 AI 技术的帮助下，疫苗的开发时间至少缩短了一半。目前全世界首个完全通过 AI 技术研制的流感疫苗已初步研制成功，有望比目前的流感疫苗更有效，将在美国进入人体试验阶段。

AI 也应用于设计个体化癌症疫苗。基于 AI 的新抗原预测系统可以识别和选择患者的特异性突变。AI 系统经过专有的免疫数据学习后，可以精准确定优先级并选择高免疫原性

的肿瘤特异性突变抗原。

2. 基因技术药物

随着 AI 和机器学习应用的进步，通过基因组信息分析及基因编辑技术能更好地实现对基因组数据的解读。AI 可实现对遗传数据模式的识别，并通过计算机模型预测个体的患病概率以及服药后的反应。利用 AI 技术协助解读基因组含义，结合个人基因组信息分析，可实现个体最佳化的治疗药物选择。

3. 化学药物的筛选合成

AI 辅助药物设计的技术日趋成熟，研究者可利用深度学习的算法，训练 AI 学习数据库中大量已知的药物分子结构及其所对应的药理活性。通过这些已知的数据分析并预测未知的潜在药物分子。AI 的应用加快了化学药物的筛选过程，同时大大降低了研发成本。

4. 人工智能辅助诊断

AI 技术已应用于辅助医生临床诊断。牛津大学领衔的英国国家智能医学影像联盟开展了一项合作项目，开发一套 AI 算法分析大量新冠病毒感染患者的数据，以帮助医护人员更快速地掌握患者病情，协助预判患者的病情转归，比如哪些患者会出现呼吸困难，哪些患者会发展出长期性的肺功能问题。

（三）基因诊断及相关技术

基因诊断是通过基因序列的检测，分析基因的类型，从而判断缺陷及其表达功能是否正常，实现疾病诊断的技术。mRNA 为 DNA 的转录产物。基因诊断包括 mRNA 的检测，具有特异性高、取材少、适用性强等特点。

（四）干细胞及器官替代相关技术

干细胞是一类具有自我更新和多向分化能力的细胞，包括从体内胚胎分离获得的胚胎干细胞和体外诱导获得的多能性干细胞，以及成体干细胞。干细胞是进行细胞多能性维持机理研究、体细胞重编程机制研究和疾病发病机制研究等基础研究的重要研究对象。同时，干细胞也是遗传性疾病治疗药物筛选、体外器官构建的"种子"细胞，在疾病治疗和再生医学治疗中具有重要价值。

类器官为新型体外研究模型，由干细胞或肿瘤细胞在三维培养条件下自我组装而成，可用于模拟原位组织的生理结构及功能，长期传代依旧能保持遗传信息的稳定性，已应用于构建疾病模型、药物筛选及个体化医疗等方面。目前，食道、胃、肠、肝、胰、前列腺和乳腺等结构的类器官和相应的肿瘤类器官均已面世，开拓了体外培养的新平台。

（五）智能机器人诊疗技术出现

1. 腔镜技术

智能机器人与腔镜技术相结合，可实现在高清的三维手术视野下，利用机器人的内手腕系统，消除人手自然震颤，且能在狭小手术范围内进行超越人手的多自由度及灵活的复杂操作。该技术提高了外科手术稳定的操作能力，提高了手术精度和安全性，且出血量及术中输血量减少，患者住院时间缩短，从而超越普通腹腔镜的微创技术，超越传统外科手术与腹腔镜技术的局限性，其卓越的三维视野及更好的灵巧性，使其能够完成更精细的手术操作。

2. 介入技术

微创介入手术是治疗血管疾病的主要手段之一。导管是介入手术的主要工具。由于血管系统的复杂和狭小，手术者徒手操作导管，完成血管内的精准操作十分困难。为解决该问题，导管导向机器人诞生。机器人介入技术的优势在于增加了手术的灵活性，减少了射线辐射，同时可获得更高质量的三维导航图形。

3. 放射治疗技术

机器人技术与放射治疗结合的典型为射波刀技术，其学名为机器人立体定向放射外科治疗系统。可实施无创的全身立体定向放射手术（SRS）、立体定向放射治疗（SBRT），适用于全身及颅内的放射外科治疗，并能够追踪记录及自动校正在治疗过程中肿瘤的移动。

（六）免疫系统新认识及疫苗技术的突破

肿瘤免疫治疗是利用自身免疫系统对肿瘤细胞特异性的杀伤，同时尽可能地降低对正常组织、器官的损伤，现已成为肿瘤治疗中最有前景的方法之一。肿瘤疫苗主要包括肿瘤细胞疫苗、肿瘤多肽疫苗、肿瘤DNA疫苗等。自体来源肿瘤全细胞疫苗是现今肿瘤免疫疗法中备受关注的一种靶向疗法，它利用患者自身来源的完整肿瘤细胞制备疫苗。与其他靶向特定抗原的免疫疗法相比，其具有携带相对完整的已知和未知肿瘤抗原、不受MHC限制等优势，因此避免了在肿瘤发展过程中某些抗原丢失造成的肿瘤细胞免疫逃逸。

（七）科技进步带来的相关诊疗技术的突破

医学诊疗技术的许多成就都有赖于医学科学与其他自然科学的进步和突破。分子生物学的崛起使医学技术跨向分子、量子水平。材料学的进步使新器械、新诊疗手段诞生，如石墨烯相关材料的开发与应用。因石墨烯材料具有较高的载药能力、良好的生物相容性、较低的细胞毒性及较好的化学修饰性，现已在医学各大领域被广泛地研究及应用。

四、现代医学诊疗技术的"危"与"机"共存与转换

(一)现代医学成像技术

现代医学成像技术首先离不开设备的发展,X射线、CT、MRI等成像设备将获得较高的成像参数及水平。放射影像资源将进一步网络化、信息化。人工智能技术将以更快的运算能力,更优化的算法模型持续演进,并与医学成像技术更深度地结合,显著提高影像诊断的工作效率及准确性,同时大幅降低医疗成本。

(二)现代检验技术

在医学检验领域,AI的理论和技术暴发为医学检验理论、方法与应用的发展提供新方向。"AI+检验"的结合创新,包括涉及检验标本处理的标本采集机器人、样本稀释机器人和样本传送机器人,检验项目挖掘(如肿瘤标志物和药物基因组学),检验细胞形态学,检验数据处理,辅助诊断模型和互联网医学检验等。同时随着循证医学向个体化医学和精准医学发展,临床对检验结果解释的要求也越发迫切。对检验结果进行系统深入地分析和解释,将检验结果以直接明了的文字描述给临床,特别是以五级检验诊断报告为知识服务载体,将检验结果所反映的临床意义直接描述给临床将带动检验医学的第二次飞跃发展。

(三)现代医学药物的研发与使用

新药数量较少和创新程度不高是加重我国疾病经济负担的重要原因之一。实施新药创制,实现新药创制从跟跑到并跑、领跑的转变意义重大。药物研发将以临床需求为导向,开展多学科融合。现有的高精尖技术如基因编辑技术、肿瘤免疫疗法、大数据、AI、3D打印技术等多领域交叉融合将进一步推动新药研发的技术革新。

(四)现代医学的治疗技术

1. 微创技术

医学科学技术发展至今,微创手术有望成为有创手术走向无创手术的一个过渡阶段。机器人手术是微创外科发展的重大推力,它主要是通过手术者操纵电脑来遥控机器人进行手术操作,使手术更精确。5G技术的应用将使从远程诊断迈向远程手术成为可能。纳米技术的发展将使得微型机器人的制造成为可能。用纳米技术制成的微型机器人的直径仅2 mm,医生只需看着电脑屏幕就可操作机器人并可看到图像。VR技术和AR技术将成为微创外科医生临床培训的重要手段。

2. 放射治疗技术

在人口老龄化和肿瘤发病率逐年上升的背景下，相对于传统手术、化疗、粗放式放疗、精准放疗、免疫治疗以及两者联合治疗等无创性肿瘤治疗方法将成为肿瘤治疗的主流方式。重离子，即比 α 粒子（4H）重的离子（如 12C、22Ne、45Ca 等）因加速后拥有物理剂量分布和生物学方面的双重优势而备受肿瘤放疗界关注。重离子放疗拥有倒转剂量深度分布、拓展布拉格峰后剂量的急剧下降、高传能线密度、高相对生物效应、较小的氧效应、剂量验证、准确投射肿瘤靶区等特点，已成为未来放射治疗技术重要的发展方向。

3. 生物工程药物使用

随着基因工程、蛋白质工程、微生物工程等多种生物技术领域的迅速发展，为了改进传统化学药物的弊端，生物药物的研发显现出较好的技术基础和运用前景。我国生物医药的发展主要是以蛋白质工程药物、基因工程疫苗、生物药物制剂、中药活性物的研发为主要方向。

总之，现代医学诊疗技术的存在和应用是需要经过实践及时间考验的，时间和实践是检验的最好标准。任何一项新的诊疗技术都会有相对的时间有效性，都会随着相关物理、化学、生物等技术的发展进步而淘汰，因此，现代医学诊疗技术的危与机始终存在于诊疗技术的发展进步过程中，正是危与机的矛盾促进了医学诊疗技术的发展和转化。现代医学诊疗技术对于维护人类健康做出巨大贡献，从现代科学技术演化出的医学诊疗技术将会在保障人类健康方面做出更多更大的贡献。

（高宏君）

第三节　新冠病毒感染诊疗方案的"危"与"机"

新冠病毒感染诊疗方案目前共发布了十版(试行)，其中第一版、第二版没有公开发布，第三版至第九版（试行）诊疗方案内容公开发布。随着疫情发展演变，经过反复修订，最终形成了第十版（试行）诊疗方案，修订的整个过程有很多值得我们反思的地方。

一、前言修订内容与反思

（一）修订内容

试行第一版：2019 年 12 月以来，湖北省武汉市部分医院陆续发现不明原因肺炎病例，对呼吸道标本病毒全基因组序列分析的结果为一种新型冠状病毒，是从一例核酸阳性患者呼吸道标本中分离出的，电镜下呈现典型的冠状病毒形态，结合流行病学史临床特点、实验室检测、胸部影像学特点及患者结果判定为一种新型冠状病毒感染引起的肺炎，为进一步加强对病例的早期发现治疗，提高救治能力，减少疾病传播，制定本方案。

试行第二版（2020 年 1 月 18 日发布）增加：截至目前，收集到的观察病例和确诊病例显示，无华南市场暴露史病例增加，并且无暴露史聚集性病例，在境外两个国家也发现了该病例，鉴于对病毒的来源、感染后排毒时间、发病机制等尚不明确，为更好地控制新冠肺炎疫情，减少和降低疾病在国内和出境传播概率，进一步加强对病例的早期发现、隔离和治疗，最大可能的减少医院感染发生，是当前控制传染源、降低发病率的关键，提高救治能力，同时最大可能的减少医院感染发生。

试行第三版（2020 年 1 月 22 日发布）增加：无武汉旅行史的确诊病例，而且在境外多个国家和地区发现了来自武汉的无明确市场暴露史的确诊病例。

试行第四版至第六版（2020 年 1 月 28 日发布）增加：现已将该病纳入《中华人民共和国传染病防治法》规定的乙类传染病，并采取甲类传染病的预防、控制措施。

试行第七版（2020 年 3 月 4 日发布）增加：通过采取一系列预防控制和医疗救治措施，我国境内疫情上升的势头得到一定程度的遏制，大多数省份疫情缓解，但境外的发病人数呈上升态势。随着对疾病临床表现、病理认识的深入和诊疗经验的积累，进一步加强对该病的早诊早治，提高治愈率，降低病死率，最大可能避免医院感染，同时提醒注意境外输入性病例导致的传播和扩散。

试行第八版（2020 年 8 月 19 日发布）：在第七版基础上做了较大修改。（1）流行病学特点方面，对传染源和传播途径进一步完善，增加"在潜伏期即有传染性，发病后 5 天内传染性较强""接触病毒污染的物品也可造成感染"。（2）病理改变方面，对肺、脾脏、肺门淋巴结和骨髓、心脏和血管、肝脏和胆囊、肾脏、脑组织、食管、胃和肠黏膜、睾丸等器官和组织从大体解剖和镜下表现分别进行描述，并描述了组织中的新冠病毒检测结果。（3）临床特点方面，临床表现增加"极少数儿童可有多系统炎症综合征（MIS-C）"，介绍了 MIS-C 的临床表现；实验室检测增加"新型冠状病毒特异性 IgM 抗体、IgG 抗体在发病 1 周内阳性率较低"和可能导致假阳性的情形，以及何种情况下可通过抗体检测进行诊断等内容。诊断标准方面，将新冠病毒特异性 IgM 抗体阳性作为疑似病例诊断依据之一。临床分型对成人和儿童重型病例诊断标准进行适当修改，增加"重型 / 危重型高危人群"的判定标准，调整了成年人和儿童"重型 / 危重型早期预警指标"。鉴别诊断增加"儿童患者出现皮疹、黏膜损害时，需与川崎病鉴别"。病例的发现与报告增加"对于确诊病例应在发现后 2 小时内进行网络直报"。治疗方面，对抗病毒治疗、重型和危重型病例的治疗进行修改，补充了糖皮质激素治疗适应证，增加"早期康复"。增加"护理"相关内容。修改出院标准和出院后注意事项。增加"预防"相关内容。

（二）反思

从新冠病毒感染诊疗方案前言的修订可以看出，我国对新冠病毒感染流行病学的认识不断加深且迅速对疫情采取了有效措施。从"部分医院陆续发现不明原因肺炎病例"到"无华南市场暴露史病例增加，并且无暴露史聚集性病例"，再到"无武汉旅行史的确诊病例，而且在境外多个国家和地区发现了来自武汉的无明确市场暴露史的确诊病例"，发现该病具有快速传染性，因此在第四版中迅速立法确定该病为"乙类传染病"，并采取甲类传染病的预防、控制措施。在前言中还发现，从第二版开始即发现了境外病例，我国高度重视；在第七版中强调"境外的发病人数呈上升态势"，控制好国内疫情同时还要"注意境外输入性病例导致的传播和扩散"。在第八版中对传染源和传播途径进一步完善，增加"在潜伏期即有传染性，发病后 5 天内传染性较强""接触病毒污染的物品也可造成感染"等。

二、冠状病毒病原学特点修订内容与反思

（一）修订内容

第一版至第三版：冠状病毒为不分节段的单股正链 RNA 病毒，属巢病毒目（Nidovirales）冠状病毒科（Coronaviridae）正冠状病毒亚科（Orthocoronavirinae）；根据血清型和基因组特点冠状病毒亚科被分为 α、β、γ 和 δ 4 个属。已知感染人的冠状病毒有 6 种，包括 α 属的 229E 和 NL63，β 属的 OC43、HKUI、中东呼吸综合征相关冠状病毒（MERSr-CoV）和严重急性呼吸综合征相关冠状病毒（SARSr-CoV）。此次从武汉市不明原因肺炎患者下呼吸道分离出的冠状病毒为一种新型冠状病毒。冠状病毒有包膜，颗粒呈圆形或椭圆形，经常为多形性，直径 50 ～ 200 nm。S 蛋白位于病毒表面形成棒状结构，作为病毒的主要抗原蛋白之一，是用于分型的主要基因。N 蛋白包裹病毒基因组，可用作诊断抗原。

对冠状病毒理化特性的认识多来自对 SARS-CoV 和 MERS-CoV 的研究。病毒对热敏感，加热至 56℃保持 30 分钟或用乙醚、75% 乙醇、含氯消毒剂、过氧乙酸和氯仿等脂溶剂均可有效灭活病毒，氯己定不能有效灭活病毒。

第四版至第八版：新冠病毒属于 β 属，有包膜，颗粒呈圆形或椭圆形，常为多形性，直径 60 ～ 140 nm。其基因特征与 SARSr-CoV 和 MERSr-CoV 有明显区别。研究显示其与蝙蝠 SARS 样冠状病毒（bat-SL-CoVZC45）同源性达 85% 以上。体外分离培养时，2019-nCoV 96 小时左右即可在人呼吸道上皮细胞内发现，而在 Vero E6 和 Huh-7 细胞系中分离培养需约 6 天。

（二）反思

第一版至第三版认清了新冠病毒的种类、属性、抗原蛋白等内容，明确了其对哪些消毒剂敏感，说明病毒检测的工作迅速而准确，为疫情防控打下了坚实的基础。第四版以后对病毒有了进一步认识，直径描述从"50～200 nm"改为"60～140 nm"，缩小了直径范围，更加准确，且发现"与蝙蝠 SARS 样冠状病毒（bat-SL-CoVZC45）同源性达 85% 以上"。与蝙蝠病毒的对比，有利于追溯病毒的来源。然而可惜的是，时至今日我们仍未能明确病毒的来源，对传染源的控制面临着巨大的挑战。"96 小时左右即可在人呼吸道上皮细胞内发现，在体外则需要约 6 天时间"，认清病毒在体内外繁殖速度为追踪病例密切接触者、确定出院时间和解除隔离标准提供了极为重要的依据。

三、疫情的病例特点修订内容与反思

（一）流行病学特点修订内容与反思

1.修订内容

第一版：目前收治病例多数有武汉市华南海鲜市场暴露史，部分病例为家庭聚集性发病。

第二版、第三版：因为对疫情流行的不确定性，在不同的地点，甚至在国外都发现了病例，所以删除流行病学特点描述。但是我国一直在做大量工作以认清该病的流行特点，从诊疗方案前言中可以体现。

第四版：（1）传染源。目前所见传染源主要是新冠病毒感染的肺炎患者。（2）传播途径。经呼吸道飞沫传播是主要的传播途径，亦可通过接触传播。（3）易感人群。人群普遍易感。老年人及有基础疾病者感染后病情较重，儿童及婴幼儿也有发病。

第五版：增加"无症状感染者也可能成为传染源，气溶胶和消化道等传播途径尚待明确"。易感人群修改为"人群普遍易感"。

第六版：修改传播途径，"在相对封闭的环境中长时间暴露于高浓度气溶胶情况下存在经气溶胶传播的可能"。

第七版：增加"由于在粪便及尿中可分离到新型冠状病毒，应注意粪便及尿对环境污染造成气溶胶或接触传播"。

第八版：增加"在潜伏期即有传染性，发病后 5 天内传染性较强""接触病毒污染的物品也可造成感染"。

2. 反思

第一版诊疗方案的流行病学特点仅说明病例来自华南海鲜市场，第二版和第三版并无流行病学特点说明，短时间内同时出现多种来源的同类患者，不能确定该传染病的流行病学特点，进一步体现了当时工作的急迫性以及应对疫情的压力。直到第四版才说明传染源、传播途径及易感人群，第五版至第八版逐步阐述清楚传染源不仅有新冠病毒感染患者、已感染尚在潜伏期的患者，无症状感染者也可能成为传染源，相对密闭的环境存在经气溶胶传播的可能性，粪便及尿对环境污染可能造成气溶胶或接触传播，同时发现人群普遍易感。对新冠病毒感染流行病学特点的描述提醒我们传染病疫情防控是一项艰巨任务，要坚持常备不懈的原则，既要高度敏感，同时还要专业、科学。

（二）临床表现修订内容与反思

1. 修订内容

第一版：发热，乏力，呼吸道症状以干咳为主，并逐渐出现呼吸困难，严重者表现为急性呼吸窘迫综合征、脓毒症休克、难以纠正的代谢性酸中毒和出凝血功能障碍。部分患者起病症状轻微，可无发热。多数患者预后良好，少数患者病情危重，甚至死亡。

第二版、第三版：增加"鼻塞、流涕等上呼吸道症状少见。约半数患者多在一周后出现呼吸困难""值得注意的是重症、危重症患者病程中可为中低热，甚至无明显发热，部分患者起病症状轻微，可无发热，多在一周后恢复"。

第四版：增加"基于目前的流行病学调查，潜伏期一般为 3 ~ 7 天，最长不超过 14 天""多数患者预后良好，儿童病例症状相对较轻，少数患者病情危重。死亡病例多见于老年人和有慢性基础疾病者"；将"约半数患者多在一周后出现呼吸困难"更改为"重型病例多在一周后出现呼吸困难"。

第五版、第六版：将"死亡病例多见于老年人和有慢性基础疾病者"改为"老年人和有慢性基础疾病者预后较差"；将"重型病例多在一周后出现呼吸困难"改为"重型病例多在一周后出现呼吸困难和（或）低氧血症"。

第七版：增加"部分儿童及新生儿病例症状可不典型，表现为呕吐、腹泻等消化道症状或仅表现为精神弱、呼吸急促"，感染新型冠状病毒的孕产妇临床过程与同龄患者相近。

第八版：增加"极少数儿童可有多系统炎症综合征（MIS-C）"，介绍了 MIS-C 的临床表现。

2. 反思

第二版比第一版强调临床症状与普通感冒的区别，重症及危重症患者甚至可以无发热症状，同时强调呼吸困难出现的时间及轻症患者恢复的时间。随着对疾病的深入认识，第四版说明该病潜伏期最长不超过 14 天，重型病例多在一周后出现呼吸困难和（或）低氧血症，老年人和有慢性基础疾病者预后较差。孕产妇患者临床过程与同龄患者相近。儿童病例症状相对较轻，但部分儿童症状隐匿，不典型，这给临床诊疗带来了较大困难，需要一线医护人员专业而细致地辨别。

（三）病理特点修订内容与反思

1. 修订内容

随着临床检查的持续开展和病理解剖病例的累积，第七版详细阐述了新冠病毒感染的病理特点：（1）肺脏呈不同程度的实变；（2）脾脏明显缩小，淋巴结淋巴细胞数量较少，骨髓三系细胞数量减少；（3）心肌细胞可见变性、坏死，间质炎性细胞浸润，部分血管内皮脱落、内膜炎症及血栓形成；（4）肝细胞变性、灶性坏死伴炎性细胞浸润，胆囊高度充盈；（5）肾小球球囊腔内见蛋白性渗出物，肾小管上皮变性、脱落，可见透明管型；间质充血，可见微血栓和灶性纤维化；（6）脑组织充血、水肿，部分神经元变性；肾上腺见灶性坏死；食管、胃和肠管黏膜上皮不同程度变性、坏死、脱落。

第八版：对肺、脾脏、肺门淋巴结和骨髓、心脏和血管、肝脏和胆囊、肾脏、脑组织、食管、胃和肠黏膜、睾丸等器官和组织从大体解剖和镜下表现分别进行了描述，并描述了组织中的新冠病毒的检测结果。

2. 反思

第一版至第六版没有病理特点描述。由于疫情在不断发展，大多数医护人员都在一线参与救治，人手严重不足，没有时间对该病患者或死者的病理特点做系统的研究和描述，从侧面体现出当时面临的疫情防控压力。新冠病毒感染病理特点的完善描述让人们进一步认识了该病的发病特点，也为其他国家的疫情防控提供了重要的信息。

（四）实验室检测修订内容与反思

1. 修订内容

第一版：发病早期白细胞总数正常或减少，淋巴细胞计数减少，部分患者出现转氨酶、肌酶和肌红蛋白增加。多数患者 C 反应蛋白和血沉升高，降钙素原正常。严重者 D- 二聚体增加。

第二版、第三版：增加"严重者周血淋巴细胞进行性减少"。

第四版：增加"在咽拭子、痰、下呼吸道分泌物、血液等标本中可检测出新型冠状病毒核酸"。

第五版：增加"粪便标本中可检测出新型冠状病毒核酸"。

第六版：增加"重型、危重型患者常有炎症因子升高""为提高核酸检测阳性率，建议尽可能留取痰液，实施气管插管患者采集下呼吸道分泌物，标本采集后尽快送检"。

第七版：修改"病原学检查"，增加"血清学检查"。

病原学检查：采用 RT-PCR 和（或）NGS 方法在鼻咽拭子、痰和其他下呼吸道分泌物、血液、粪便等标本中可检测出新冠病毒核酸。检测下呼吸道标本（痰或气道抽取物）更加准确。标本采集后尽快送检。

血清学检查：新冠病毒特异性 IgM 抗体多在发病 3～5 天开始出现阳性，IgG 抗体滴度恢复期较急性期有 4 倍及以上增高。

第八版：增加"新型冠状病毒特异性 IgM 抗体、IgG 抗体在发病一周内阳性率较低"和可能导致假阳性的情形，以及何种情况下可通过抗体检测进行诊断等内容。

2. 反思

第一版至第三版实验室检测仅强调血液检查，尚未认识到核酸检测的重要性，说明疫情发展初期对疾病的检测只局限于常规检测，没有特异性指标及病原学检测，说明对疾病检测的局限性。第四版之后才强调核酸检测，第六版至第八版逐渐完善了核酸检测内容，强调了核酸检测的方法、时效性，还增加了血清学检测特点。随着疾病的发展迅速认识到病原学检测及血清学检测的重要性，后来被证实其是最有效便捷的检测手段，为世界其他国家快速检测发现病例起到了极为关键的作用。

（五）影像学检查修订内容与反思

1. 修订内容

第一版至第八版：早期呈现多发小斑片影及间质改变，以肺外带明显。进而发展为双肺多发磨玻璃影、浸润影，严重者可出现肺实变，胸腔积液少见。

2. 反思

在疫情发展早期就对胸部影像学特点认识得比较到位，后面因核酸检测受时间限制，胸部影像学＋临床诊断方法有效弥补了核酸检测病例的时间缺陷，对快速发现病例、防止病例继续传染健康人群起到至关重要的作用。

四、病例定义修订内容与反思

（一）疑似病例修订内容与反思

1. 修订内容

第一版：同时符合以下2条。

流行病学史：发病前2周内有武汉市旅行史，或有与武汉市相关市场特别是农贸市场直接或间接接触史。

临床表现：（1）发热；（2）具有上述肺炎影像学特征；（3）发病早期白细胞总数正常或减少，或淋巴细胞计数减少；（4）经规范抗菌药物治疗3天（参照中华医学会呼吸病学分会颁布的《中国成人社区获得性肺炎诊断和治疗指南（2016年版）》及国家卫生健康委员会《儿童社区获得性肺炎诊疗规范（2019年版）》），病情无明显改善或进行性加重。

第二版、第三版：增加流行病学史——发病前14天内曾经接触过来自武汉的发热伴有呼吸道症状的患者，或有聚集性发病。

第四版：将流行病学史更改为"（1）发病前14天内有武汉地区或其他有本地病例持续传播地区的旅行史或居住史；（2）发病前14天内曾接触过来自武汉市或其他有本地病例持续传播地区的发热或有呼吸道症状的患者；（3）有聚集性发病或与新型冠状病毒感染者有流行病学关联"，确诊条件改为"有流行病学史中的任何一条，符合临床表现中的任意2条"。

第五版：将病例定义分为湖北省及湖北以外省份。（1）湖北以外省份病例定义中，将临床表现中的"发热"改为"发热和（或）呼吸道症状"，无明确流行病学史的，符合临床表现中的3条。（2）湖北省病例定义为"有流行病学史中的任何一条或无流行病学史，且同时符合临床表现中的2条"。

第六版、第七版：沿用第五版湖北以外省份病例定义，不再分为湖北省及湖北以外省份。

第八版：将新冠病毒特异性IgM抗体阳性作为疑似病例诊断依据之一。

2. 反思

第三版根据病例的潜伏期说明存在人传人情况，扩大病例搜索范围。第四版进一步放宽疑似病例纳入条件，最大限度防止疑似病例传播病毒。第五版中，即使无流行病学史，但只要湖北以外省份病例的临床症状符合临床表现中的3条、湖北省内病例的临床症状符合临床表现中的2条，即可定义为疑似病例。

疫情来临，病例定义成为一个很关键的环节。如病例定义范围过窄，容易遗漏病例，造成疑似病例在外继续传播疾病；如病例定义范围过广，增加病例搜索范围，则对医疗系统造成极大的负担。第五版病例定义可能太广泛，第六版至第八版恢复了第四版的病例定义。经过反复摸索，终于形成了相对稳定的病例定义，对世界范围疫情防控起到了极大的帮助。

（二）确诊病例修订内容与反思

1. 修订内容

第一版：在观察病例的基础上，采集痰液、咽拭子等呼吸道标本行病毒全基因组测序，与已知的新冠病毒高度同源。

第二版至第六版：增加"痰液、咽拭子、下呼吸道分泌物、血液等标本行实时荧光RT-PCR检测新型冠状病毒核酸阳性"。在第五版中，湖北省内确诊病例增加"疑似病例具有肺炎影像学特征者"。

第七版、第八版：增加"血清新型冠状病毒特异性 IgM 抗体和 IgG 抗体阳性；血清新型冠状病毒特异性 IgG 抗体由阴性转为阳性或恢复期较急性期 4 倍及以上升高"。

2. 反思

疾病传播早期，采用基因测序方法诊断。该方法准确率高，但是确诊周期长，确诊速度跟不上疾病发展速度。第二版增加了 RT-PCR 的检测方法，提高了检测效率，便于迅速发现病例。随着疫情发展，该方法被证实为确诊的金标准，为世界各国的病毒检测做出了极大的贡献。第七版中还增加了病毒特异性 IgM 抗体和 IgG 抗体相关诊断标准，增加了确诊病例的手段。

（三）病例分型修订内容与反思

1. 修订内容

第一版：危重症病例符合下列任一条：（1）呼吸衰竭；（2）脓毒症休克；（3）合并其他器官功能衰竭需 ICU 监护治疗。

第二版：增加重症病例"出现以下情况之一者：（1）呼吸频率增快（> 30 次 / 分钟），呼吸困难，口唇紫绀；或吸空气时，指氧饱和度 < 95%，或动脉血氧分压（PaO_2）/ 吸氧浓度（FiO_2）<300 mmHg；（2）肺部影像学显示多叶病变或 48 小时内病灶进展 >50%；（3）qSOFA 评分（快速序贯性器官功能衰竭评估）> 2 分；（4）CURB-65 分 >1 分；（5）合并气胸；（6）需住院治疗的其他临床情况"。

第三版：修改重症病例诊断标准"（1）呼吸频率增快（≥ 30 次 / 分钟），呼吸困难，口唇紫绀；（2）吸空气时，指氧饱和度 ≤ 93%；（3）动脉血氧分压（PaO_2）/ 吸氧浓度（FiO_2）≤ 300 mmHg；（4）肺部影像学显示多叶病变或 48 小时内病灶进展 > 50%；（5）合并需住院治疗的其他临床情况"。

第四版：增加"（一）普通型：具有发热、呼吸道等症状，影像学可见肺炎表现"；再次修改重症病例标准为"（1）呼吸窘迫，RR ≥ 30 次 / 分钟；（2）静息状态下，指氧饱和度 ≤ 93%；（3）动脉血氧分压（PaO_2）/ 吸氧浓度（FiO_2）≤ 300mmHg"。

第五版、第六版：增加"（一）轻型：临床症状轻微，影像学未见肺炎表现"。

第七版：再次增加"肺部彩像学显示 24 ～ 48 小时内病灶明显进展 > 50% 者按重型管理"。增加儿童重型病例分型，"儿童符合下列任何一条：（1）出现气促（<2 月龄，RR 360 次 / 分钟；2~12 月龄，RRN 50 次 / 分钟；1~5 岁，RRN 40 次 / 分钟；> 5 岁，RRN 30 次 / 分钟），发热和哭闹的影响除外；（2）静息状态下，指氧饱和度 ≤ 92%；（3）辅助呼吸（呻吟、鼻翼扇动、三凹征），发绀，间歇性呼吸暂停；（4）出现嗜睡、惊厥；（5）拒食或喂养困难，有脱水征"。

第八版：对成年人和儿童重型病例诊断标准进行了适当修改。增加"重型 / 危重型高危人群"的判定标准，调整了成年人和儿童"重型 / 危重型早期预警指标"。

2. 反思

第一版临床分型中仅有危重症病例，后陆续增加轻型和普通型以及儿童重症病例分型，这反映出疫情中病例分型历经曲折的历程。尤其在重症病例分型中，第二版放宽了条件，第三版至第六版又逐渐收缩范围，第七版再次增加"肺部彩像学显示 24 ～ 48 小时内病灶明显进展 > 50% 者按重型管理"，侧面反映对病例认识的标准尚有不清晰之处。经过多次修订，形成了比较全面的第七版病例分型，其中还包括儿童重型病例分型标准，为其他国家新冠病毒感染分型提供了重要借鉴。第八版又对成年人和儿童重型病例诊断标准进行了适当修改。

五、病例发现与报告修订内容与反思

（一）修订内容

第一版：各级各类医疗机构的医护人员发现符合病例定义的观察病例后，应立即进行隔离治疗，并报告医疗机构相关部门和辖区疾病预防控制中心，由医疗机构在 2 小时内组织院内专家会诊，并采集标本进行常见呼吸道病原检测。无检测条件的医疗机构送辖区疾病预防控制中心检测。检测后，如不能排除，应组织区县级专家会诊；仍不能排除者由医疗机构进行网络直报，病种选择"不明原因肺炎"，后续根据病原学检测结果进行订正。观察病例连续 2 次呼吸道病原核酸检测阴性（至少间隔 1 天），方可排除。

第三版至第六版：增加"在确保转运安全前提下立即将疑似病例转运至定点医院"。

第七版：增加"发病 7 天后新型冠状病毒特异性抗体 IgM 和 IgG 仍为阴性可排除疑似病例诊断"。

第八版：增加"对于确诊病例应在发现后 2 小时内进行网络直报"。

（二）反思

我国传染病发现与报告系统相对成熟，一旦发现疑似病例立即进行单人单间隔离治疗，同时进行专家会诊、病例报告、病例转运等工作，第七版中增加排除疑似病例要求，说明对疾病的认识加深。在日常工作和实践中，不断完善我国传染病发现与报告系统可在将来应对更多严峻的挑战。然而第一版至第三版并未强调将病例转运至定点医院诊疗，说明当时还没有完全确定定点治疗医院，也尚未意识到面对突如其来的疾病，医院诊疗系统并未做好充分的准备。

六、治疗修订内容与反思

（一）根据病情确定治疗场所修订内容与反思

1. 修订内容

第一版：应在具备有效隔离条件和防护条件的医院隔离治疗，危重症病例应尽早收入 ICU 治疗。

第二版至第八版：（1）疑似及确诊病例应在具备有效隔离条件和防护条件的定点医院隔离治疗，疑似病例应单人单间隔离治疗，确诊病例可多人收治在同一病室。（2）危重型病例应尽早收入 ICU 治疗。

2. 反思

对待传染病，我国一直坚持根据疫情确定治疗场所的原则。然而在疫情发生后，大量的疑似病例涌现，武汉市征用大量的学生宿舍作为疑似病例隔离治疗点，在此过程中，曾出现对学生物品随意丢弃的事件，这提醒我们传染病应急管理方案中存在一定缺陷，紧急情况下出现慌乱现象，虽然情有可原，但应尽量采取周全之策。

此次疫情期间确定了一批批定点隔离医院，大多数省份迅速建立了专收新冠病毒感染患者的"小汤山医院"，在武汉还临时搭建了多家方舱医院，总体上对新冠病毒感染患者做到根据病情应收尽收，应治尽治。为其他国家新冠病毒感染患者收治提供了切实可行的参考方案。

（二）治疗修订内容与反思

1. 一般治疗修订内容

第一版：(1) 卧床休息，加强支持治疗，保证充分热量；注意电解质平衡，维持内环境稳定；密切监测生命体征、指氧饱和度等。(2) 根据病情监测血常规，尿常规，CRP，生化指标（转氨酶、心肌酶、肾功能等），凝血功能，动脉血气分析结果，胸部影像等。(3) 根据氧饱和度的变化，及时给予有效氧疗措施，包括鼻导管、面罩给氧和经鼻高流量氧疗。必要时经鼻高流量氧疗、无创或有创机械通气等。(4) 目前尚无有效的抗病毒药物，可试用 α- 干扰素雾化吸入（成年人每次 500 万 U，加入灭菌注射用水 2 mL，每天 2 次），疗程至少 5 天。

2. 抗菌和抗病毒药物治疗修订内容

避免盲目或不恰当使用抗菌药物，尤其是联合使用广谱抗菌药物。加强细菌学监测，有继发细菌感染证据时及时应用抗菌药物。

根据患者呼吸困难程度、胸部影像学进展情况，酌情短期内（3～5 天）使用糖皮质激素，建议剂量不超过相当于甲泼尼龙 1～2 mg/（kg·天）。

中医药治疗根据症候辨证施治。

第二版：抗病毒治疗方案中增加"洛匹那韦/利托那韦每次 2 粒，每天 2 次"。

第三版、第四版：将中医治疗从一般治疗中剥离，作为独立治疗方案放在第四项。

第五版：抗病毒治疗方案增加"或可加用利巴韦林（500 mg/ 次，每天 2～3 次静脉输注），要注意洛匹那韦/利托那韦相关的腹泻、恶心、呕吐、肝功能损害等不良反应，同时要注意和其他药物的相互作用"。

第六版：抗病毒治疗方案中将洛匹那韦/利托那韦、利巴韦林疗程定为 10 天，增加"磷酸氯喹（成年人 500 mg/ 次，每天 2 次，疗程不超过 10 天）、阿比多尔（成年人 200 mg/ 次，每天 3 次，疗程不超过 10 天）"。

第七版：进一步细化磷酸氯喹和阿比多尔使用方法，不建议 3 种抗病毒药同时使用，同时强调药物的毒副作用。

第八版：对试用的抗病毒药物做了简要小结。建议应在病程早期使用具有潜在抗病毒作用的药物，并重点应用于有重症高危因素及有重症倾向的患者。不推荐单独使用洛匹那韦/利托那韦和利巴韦林，不推荐使用羟氯喹或联合使用阿奇霉素。α- 干扰素、利巴韦林（建议与干扰素或洛匹那韦/利托那韦联合应用）、磷酸氯喹、阿比多尔可继续试用，在临床应用中进一步评价疗效及不良反应、禁忌证以及与其他药物的相互作用等。不建议同时应用 3 种以上抗病毒药物。补充了糖皮质激素治疗适应证（氧合指标进行性恶化、影像学进展迅速、机体炎症反应过度激活状态）、用药剂量及疗程。

3. 重症、危重症治疗修订内容

第一版至第三版:(1)治疗原则。在对症治疗的基础上,积极防治并发症,治疗基础疾病,预防继发感染,及时进行器官功能支持。(2)呼吸支持。无创机械通气2小时,病情无改善,或患者不能耐受无创通气、气道分泌物增多、剧烈咳嗽,或血流动力学不稳定,应及时过渡到有创机械通气。有创机械通气采取小潮气量"肺保护性通气策略",降低呼吸机相关肺损伤,必要时采取肺泡复张手法、俯卧位通气、高频振荡通气或体外人工肺膜（ECMO）等治疗。(3)循环支持。充分液体复苏的基础上,使用血管活性药物,必要时进行血流动力学监测。

第四版:增加"其他治疗措施:可根据患者呼吸困难程度、胸部影像学进展情况,酌情短期内（3～5天）使用糖皮质激素,建议剂量不超过相当于甲泼尼龙1～2 mg/（kg·天）;可静脉给予血必净100 mL/天,每天2次治疗;可使用肠道微生态调节剂,维持肠道微生态平衡,预防继发细菌感染;有条件情况下可考虑恢复期血浆治疗。患者常存在焦虑恐惧情绪,应加强心理疏导"。

第五版:细化呼吸支持措施,在其他治疗措施中增加"对有高炎症反应的危重患者,有条件可以考虑使用体外血液净化技术"。

第六版:康复者血浆治疗取得较好疗效,独立形成《新冠肺炎康复者恢复期血浆临床治疗方案（试行第一版）》。

第七版:血浆治疗方案调整,形成《新冠肺炎康复者恢复期血浆临床治疗方案（试行第二版）》,详述血液净化治疗方法。增加免疫治疗。"对于双肺广泛病变者及重型患者,且实验室检测IL-6水平升高者,可试用托珠单抗治疗。首次剂量4～8 mg/kg,推荐剂量为400 mg、0.9%生理盐水稀释至100 mL,输注时间大于1小时;首次用药疗效不佳者,可在12小时后追加应用1次（剂量同前）,累计给药次数最多为2次,单次最大剂量不超过800 mg。注意过敏反应,有结核等活动性感染者禁用。""儿童重型、危重型病例可酌情考虑给予静脉滴注丙种球蛋白（IVIG）。患有重型或危重型新冠肺炎的孕妇应积极终止妊娠,剖宫产为首选。"

第八版:(1)呼吸支持。根据PaO_2/FiO_2分级（200～300 mmHg、150～200 mmHg和<150 mmHg）分别采取不同的呼吸支持措施,如鼻导管或面罩吸氧、高流量鼻导管氧疗、无创机械通气和有创机械通气,强调要及时评估呼吸窘迫和（或）低氧血症有无改善,如无改善,应及时更换呼吸支持措施。接受氧疗的患者,如无禁忌证,建议同时实施俯卧位通气,即清醒俯卧位通气,俯卧位治疗时间应大于12小时。(2)增加"气道管理"相关内容,细化ECMO的启动时机、ECMO指征和ECMO模式选择、推荐初始设置等。(3)增加预防性

抗凝治疗的适应证,发生血栓栓塞事件时,按照相应指南进行抗凝治疗。(4)增加儿童多系统炎症综合征的治疗原则,如静脉用丙种球蛋白、糖皮质激素及口服阿司匹林等。

4. 中医治疗修订内容

第一版、第二版:中医药治疗根据症候辨证施治。

第三版:增加中医诊断"本病属于中医疫病范畴,病因为感受疫戾之气,病位在肺,基本病机特点为'湿、热、毒、瘀';各地可根据病情、当地气候特点以及不同体质等情况,进行辨证论治(本方案不可用于预防)"。将疾病分为湿邪郁肺、邪热壅肺、邪毒闭肺、内闭外脱4类,并给出基础药方。

第四版、第五版:在医学观察期即推荐使用藿香正气胶囊、金花清感颗粒、连花清瘟胶囊、疏风解毒胶囊(颗粒)、防风通圣丸等中成药进行预防性治疗。针对临床症状初期寒湿郁肺、中期疫毒闭肺、重症期内闭外脱、恢复期肺脾气虚分别推荐了翔实的诊疗方案。同时推荐使用喜炎平、血必净、参附、生脉注射液。

第六版至第八版:全面推广使用清肺排毒汤,另对于轻型(寒湿郁肺证、湿热蕴肺证),普通型(湿毒郁肺证、寒湿阻肺证),重型(疫毒闭肺证、气营两燔证),危重型(内闭外脱证),恢复期(肺脾气虚证、气阴两虚证)均给出了相应的药方及使用方法,同时增加推荐使用热毒宁、痰热清、醒脑静、参麦注射液,强调了对于重症、危重症患者注射液的使用方法。

5. 治疗反思

在一般治疗中没有特效药,只是随着治疗经验的累积,在抗病毒治疗中不断增加新药、优化抗病毒治疗方案。第一版至第三版对重症病例无有效治疗手段,仅能做到对症治疗,加强呼吸和循环支持,医生处于束手无策的状态。面对不断增加的重症、危重症患者,各方疫情防控人员均感到巨大压力。在中医治疗方面起初只是摸索阶段,让医务工作者根据症候辨证施治,第三版中推荐基础药方,但并无剂量说明。

随着治疗措施的不断尝试和探索,逐步发现糖皮质激素、血必净、肠道微生态调节剂等药物及体外血液净化技术、康复患者血浆治疗等方法可以延缓病情进程。在中医治疗方面也取得了巨大进步,截至2020年3月23日,全国新冠病毒感染确诊病例中有74 187人使用了中医药,占确诊病例总数的91.5%;其中湖北省有61 449人使用了中医药,占确诊病例总数的90.6%。临床疗效观察显示,中医药总有效率达到90%以上。中西医结合治疗有效防止轻症患者向重症发展,甚至可成功治愈重症、危重症患者,有效降低病死率,为大家增强了信心,同时也形成了一个涉及多学科多方法的治疗方案,为其他国家治疗新冠病毒感染提供了中国方案。

七、解除隔离和出院标准修订内容与反思

（一）修订内容

第一版：体温恢复正常 3 天以上、呼吸道症状明显好转，连续 2 次呼吸道病原核酸检测阴性（间隔至少 1 天），可解除隔离出院或根据病情转至相应科室治疗其他疾病。

第二版、第三版：增加"肺部影像学显示炎症明显吸收"。

第四版：删除"肺部影像学显示炎症明显吸收"。

第五版：再次增加"肺部影像学显示炎症明显吸收"。

第六版、第七版：将"肺部影像学显示炎症明显吸收"改为"肺部影像学显示急性渗出性病变明显改善"，并增加"出院后注意事项。（1）定点医院要做好与患者居住地基层医疗机构间的联系，共享病历资料，及时将出院患者信息推送至患者辖区或居住地居委会和基层医疗卫生机构。（2）患者出院后，因恢复期机体免疫功能低下，有感染其他病原体风险，建议应继续进行 14 天隔离管理和自我健康状况监测，佩戴口罩，有条件的居住在通风良好的单人房间，减少与家人的近距离密切接触，分餐饮食，做好手卫生，避免外出活动。（3）建议在出院后第二周、第四周到医院随访、复诊"。

第八版：增加对于体温恢复正常 3 天以上、呼吸道症状明显好转和肺部影像学显示急性渗出性病变明显改善的患者，如核酸仍持续阳性超过 4 周者，建议"通过抗体检测、病毒培养分离等方法对患者传染性进行综合评估后，判断是否出院"。

（二）反思

第一版至第五版对于解除隔离和出院标准，明确核酸检测次数，但对于出院标准中的肺部炎症是否明显吸收还有争议，直到第六版、第七版明确规定"肺部影像学显示急性渗出性病变明显改善"。第一版至第五版并未提出出院后的注意事项，核酸检测多为上呼吸道咽拭子采样，只能检测上呼吸道病毒情况，临床治疗是否彻底清除病毒，尚有不确定性，出院后继续进行 1 个潜伏期的隔离观察就显得非常必要。我国的解除隔离和出院标准经过反复摸索，用实践经验不断修正，最终形成科学方案，为世界疫情防控提供了很好的借鉴。

（李　海　温平镜）

第四节　疫病防护物资的"危"与"机"

新冠病毒感染疫情初始阶段正好是中国的春节假期，企业按照既往情况一般放长假，加上疫情防控措施的影响，防护物资的生产厂家原材料等物资、企业工人的人力长时间未

能达到企业正常的一般状况，导致防护物资的生产厂家的生产能力和运输能力一时得不到恢复，全国各地尤其是医疗机构的防护物资极度短缺，给疫情防控的有效开展带来了极大的挑战与压力。党中央决定要发挥全国一盘棋作用，各级政府迅速建立重大疫情防控物资的战略储备与调配制度。

一、疫病防护物资从严重不足到保障需求

面对新冠病毒感染疫情的快速传播和确诊病例数量的不断上升，最直观的影响以口罩防护的需求变化最为明显。从初期正常供需平衡到疫情发展阶段，全民戴口罩防护的实际需要，口罩需求急剧增加，春节期间大量外出务工人员返乡回家过年，各地实施不同程度的交通管制的防控措施，相互影响和效应叠加，口罩等疫情防控物资的原料准备、产品生产、物资流通和供需平衡严重失衡，一时间口罩的价格大幅飙升，而且供应不足。在这种情况下，政府不得不出台应急方案，在打击哄抬口罩等防护物资价格违法行为的同时，也统一管控和调配疫情防控物资，补足短板。

在疫情发展阶段，全国各地防护物资普遍短缺，影响医疗救治工作。如在疫情初期，武汉市医疗防护物资极度短缺，为了节省防护用品、争分夺秒抢救病患，一线医护人员克服困难，最大限度地延长防护用品使用时间。为尽快解决医疗防护物资短缺和病患剧增的突出矛盾，我国充分发挥制造业门类全、韧性强和产业链完整配套的优势，克服困难，深挖潜力，开足马力，全力保障上下游原料供应和物流运输，保证疫情防控物资的大规模生产与配送。2020 年 2 月初，医用非 N95 口罩、医用 N95 口罩日产量分别为 586 万只、13 万只，至 4 月底分别超过 2 亿只、500 万只。通过畅通供应链条和物流渠道，建立联保联供协作机制，源源不断地把物资运送到疫情防控重点地区。动员社会各界予以支持，医疗机构通过私人捐助、定向购买以及政府协调防控物资下拨调配等多种方式，保证了医护人员在医疗救治工作中防护物资的需求，共同抗击疫病。

二、疫病防控物资的战略储备与调配制度的有效建立

在这种全球性的突发公共卫生事件情况下，政府建立常态化的防控物资的战略储备与调配，显得十分重要而迫切。正常情况下，也就是非疫情时期，按照疾病预测种类和呼吸道等传染病疫情可能发生的预测周期和可能的持续时间间隔，建立起覆盖全国的常态化战略储备点，建立防控物资的战略储备调配制度，能够有效调动企业的生产积极性，有效调剂供需失衡程度，平稳防控物资的价格。一旦出现疫情，防控物资战略储备点可根据需要及时投放，同时可开展高效化的调配管理，为疫情防控提供有力的防护物资支持与后勤物资保障，减少疫情对经济和社会的影响程度，减少不必要的人员伤亡和社会危害，提升国

家应急能力。

牢固树立"平战结合"的指导性思想，能够维持一定时间期限内和覆盖各省份防护物资的提供和消耗，比如一个月、一个季度内，在各省份范围内包含医疗机构、各类企业、学校、政府部门工作人员和居民在满员条件下开展应急医疗救治和维持正常生产生活条件的防控物资需求。战略储备建设包含有常态化防控物资的战略储备种类、数量。在防控物资有效期内定期更换、使用，防护物资采购数量和采购间隔时间设定范围、战略储备类防护物资生产企业名单目录、储备设置城市和服务覆盖范围、防护物资调配使用等基本内容与战略储备防护物资的维护情况。按照"宁可备而不用，不可用而无备"的原则，建立政府主导为主、企业储备为辅的市场化防护物资储备体系，涵盖防护物资的一体化管理体系，包含有收购、储存、调配、运输、支付、监督反馈等环节，能够在突发公共卫生事件应对处理中快速反应，及时进行科学、高效调动与分配防护物资，以满足一线防控工作需要，保证医疗机构工作人员满负荷进行救治工作的需要。

建立国家级、省级（含自治区、直辖市）、地市级、县级四级应急防控物资储备联动工作机制。设立各级防护物资储备机构、专用资金保障和统一数据收集。由上到下，按照职责要求，分别进行汇总分配安排下达应急储备防护物资的种类和数量，各级防护物资储备机构应有所侧重。

应急疫情储备防护物资主要包括两大类：（1）医疗救治开展工作所需的医用防护物资，即突发公共卫生事件应急疫情储备防护物资，主要为口罩（包括非医用和医用）、一次性的防护服、隔离衣、医用工作帽、乳胶手套或橡胶手套、医用鞋套、长筒胶靴、防护面屏、防护眼镜等，以及红外线体温检测仪、红外线体温传感器、检测试剂盒、生产医用口罩与防护服所需的无纺布和熔喷布等；（2）民用防护物资，主要为普通口罩、75% 酒精等消毒液。这两类需求满足后才能有效进行疫情防控，保证人民群众的生命安全和经济社会的持续发展不受疫情影响。尤其值得重视的是，鼓励医疗机构常规配置常用的防护物资，能够满足医护人员至少一个月的医疗救治防护需要。医疗机构应建立专用的医疗物资储备清单，储备常规防护物资，在有效期内正常使用完毕并定期进行补充。

（马金凤　茹建国）

第五节　疫病救治医疗装备的"危"与"机"

医疗器械或医疗装备一般是指直接或间接用于人体的仪器、设备、器具、体外诊断试剂及校准物、材料以及其他类似或相关的物品，包括所需要的计算机软件等。医疗机构所需的疫病救治的医疗装备主要分为三大类：第一大类是用于临床防护的医疗设备，包括过氧化氢消毒机、空气灭菌机和雾化消毒机等；第二大类是用于临床检测的医疗设备，主要为 CT、血液分析仪和红外测温仪等；第三大类是用于急救的医疗设备，包括心肺复苏仪、呼吸机和 ECMO 等。我国第一、第二大类医疗设备可以相对自主地根据实际需要进行生产与扩大产能，以满足国内外的防控物资需求。只有第三大类医疗设备，尤其是呼吸机和 ECMO 等高端医疗装备的生产与研发受到了严重制约，因为一些核心技术、关键零部件受制于西方国家。

掌握疫病的传播特点、患者发病时的临床症状和体征及疾病发生发展的趋势变化，进行专业化医疗救治仪器设备的紧急调配、运输，以及科学高效管理应对，并根据疫情的不断变化适时进行调整，要减少甚至杜绝未按实际需求购置而导致的无效浪费等情况出现。转为常态化防控状态后，要按照"外防输入、内防反弹"的原则，更好地应对后续的防控工作，既要保持防护物资和医疗装备的供需平衡，也要不断提高重要医疗装备生产的自主创新能力。

一、口罩原材料生产的关键零部件仍然需要进口

虽然我国已成为全球性生产制造大国，在疫病暴发前口罩的产能就已达到全球产能的50% 左右。但在国内疫情防控初期生产企业仍然不能满足国内急剧增加的需求量，一是全民防控的需求剧增；二是企业应急生产设备及原材料存在短板，不能快速跟进补充。尽管口罩的技术含量相对较低，但我国口罩产能不能快速提升的关键点在于原材料熔喷布的生产，主要影响因素涉及熔喷布生产设备预定交货环节时间较长、操作人员的技术要求较高、关键零部件仍然需要进口等，导致我国口罩产能迟迟不能快速提升。

二、呼吸机生产的关键零部件仍然依靠进口

在防控物资和医疗装备中，除基本的口罩、防护服外，对呼吸机的需求也十分迫切。但我国呼吸机生产企业迟迟不能提升产能，以满足国际需求。呼吸机分为无创呼吸机和有创呼吸机两大类，无创呼吸机主要用于治疗神智相对清醒、基本可以进行自主呼吸的患者，有创呼吸机主要用于治疗昏迷状态或自主呼吸不能满足人体正常生理需要的危重症患者。疫病重症病例出现严重呼吸衰竭时，有创呼吸机就成了救治的关键医疗装备之一，尽早使用可极大地降低危重症患者的死亡率。

国家药品监督管理局数据显示，目前我国拥有呼吸机注册证的企业 31 家，其中注册资本达 1 000 万以上的超过 70%。从地域分布来看，江苏省拥有呼吸机注册证的企业最多，共9 家，主要集中在苏州；其次为北京、广东、山东等地。但我国能够生产有创呼吸机的厂家仅有 21 家，其中只有 8 家的产品通过了欧盟强制 CE 认证。2019 年中国市场前十大呼吸机

品牌中，国内品牌只有迈瑞医疗、深圳科曼、北京谊安 3 家，而国外呼吸机品牌在中国市场的占有率超过80%。我国有创呼吸机产能约占全世界产能的20%，相对于无创呼吸机而言，能够开展有创呼吸机研发并具有自主知识产权的生产企业比例过低。因为有创呼吸机技术含量很高，核心技术主要是通气模式、测量技术及控制技术，关键零部件主要是音圈电机、涡轮风机、传感器、半导体器件和电磁阀元件等。目前，我国有创呼吸机仍然以外资品牌为主，有创呼吸机生产企业需要的关键零部件依靠进口。一台呼吸机由 1 000 多个零部件构成，这些零部件的生产供应链高度全球化，既有国内的，也有来自欧美国家的，临时加大生产规模需要国内外供应商及时支持和帮助，才能满足扩大生产的条件。如何解决呼吸机产能问题，需要我国呼吸机生产企业密切合作，形成联盟攻关研发，进行自主创新，提高国产率，才能从根本上解决核心技术、关键零部件受制于人的困境。

三、体外人工膜肺全部依赖进口

新冠病毒感染的治疗需要使用另一个重要的医疗装备——体外人工膜肺（Extracorporeal Membrane Oxygenation, ECMO），在使用呼吸机的危重症患者，如果没有好转、病情进一步发展恶化时，就需要使用 ECMO 进行后续的救治。ECMO 最核心的部分是膜肺和血泵，分别起人工肺和人工心的作用，可以对重症心肺功能衰竭患者进行短时间的心肺支持，为危重症患者的抢救赢得宝贵时间，是目前针对严重心肺功能衰竭最核心的支持手段，也被称为危重症患者的"最后救命稻草"。但非常遗憾的是，至今我国仍没有能力生产 ECMO。这就导致了一个尴尬局面，我国虽然是全世界制造业大国，但还不是强国，许多产业尤其是一些关键核心技术仍然掌握在国外企业手中。据了解，目前全世界生产 ECMO 的厂家主要有美国美敦力、德国迈柯唯、德国索林等，我国暂时没有生产 ECMO 的厂家，膜肺、血泵等核心部件还无法生产，国内部分厂家只能生产耗材包中的穿刺导管和连接导管等辅助耗材。

疫病救治医疗装备的"危"也是我们的"机"。只有发现不足，奋力追赶，我国才能走出目前存在的重要医疗装备的困境与尴尬。先从核心技术入手，鼓励国内企业投入基础研发资金和技术人才，围绕核心技术、关键零部件进行联合攻关，逐步取得突破并形成自主知识产权，最终掌握重要的医疗装备的核心技术制造能力，以早日实现制造强国的目标。

（马金凤　茹建国）

第六节　循证医学的"危"与"机"

循证医学的核心思想是医疗决策（即患者的处理、治疗指南和医疗政策的制定等）应在现有的最好临床研究依据的基础上做出，同时也重视结合个人的临床经验。面对突如其来的疫病，在患者紧急救治但临床证据欠缺的情况下，凸显了循证医学的局限性，引起我们的反思。

一、循证医学的概念

循证医学（Evidence-based Medicine, EBM），意为"遵循证据的医学"，又称实证医学。它是有意识、明确、审慎地利用现有最好的证据制定关于个体患者的诊治方案（David Sackett & Muir Gray, 1996）。循证医学是最佳的证据、临床经验和患者价值的有机结合（David Sackett, 2000）。现有的最好证据指来自临床应用型研究的结果，有关效果的最好可能证据来自随机对照试验产生的结果。医生个人的临床经验，即医生通过临床实践获得的处理临床问题的能力。患者的价值观，即患者的爱好、兴趣和期望等。如能将三部分有机结合，促使医生和患者形成诊断和治疗的联合体，将会使临床治疗的结局和患者的生命质量达到最大化。

循证医学不同于传统医学。传统医学是以经验医学为主，即根据非实验性的临床经验、临床资料和对疾病基础知识的理解来诊治患者。而循证医学重视的是证据。循证医学并非要取代临床技能、临床经验、临床资料和医学专业知识，它只是强调任何医疗决策均应建立在最佳科学研究证据基础上。

二、循证医学实践的重要条件

实施循证医学需要四个重要条件，即最佳的科研证据、高素质的临床医生、临床流行病学的基础、现代的医疗措施。因此证据是循证医学的基石，遵循证据是循证医学的本质所在。临床研究者和应用者应尽可能提供和应用当前最可靠的临床研究证据是循证医学的关键。

（一）最佳的研究证据

循证医学中的证据主要指临床人体研究的证据，包括病因、诊断、预防、治疗、康复和预后等方面的研究。

循证医学将科研证据按质量和可靠程度大体可分为七级（可靠性依次降低）：随机对照试验的系统综述、单个随机对照试验、非随机对照试验的系统综述、单个非随机对照试验、无对照病例系列、个人经验和观点、基础医学研究（不直接相关）。这些科研证据确保循证医学对临床医学产生巨大的影响力。研究质量的高低是结果可信性的前提，证据质量越高，结果的可信性就越高，决策成功的把握就越大。进行循证实践时，文献检索必须从可能的最高质量的证据开始。当面对各种质量的证据时，实践和决策应基于最好的证据。就干预措施效果而言，最可靠的证据是来自多个随机对照试验的系统综述，其次是单个随机对照试验。

没有研究证据作为基础的个人意见、依据病理生理知识的推理以及动物实验和离体实验室研究的结果可作为决策参考，但它们不属于以人群为研究对象的流行病学研究证据，与临床决策无直接的相关性。

医学决策必须兼顾和平衡证据、资源和价值取向三方面，依据实际情况，做出合理的决定。

（二）高素质的临床医生

医生的水平以医学理论知识、临床经验殊为重要。临床医生必须掌握寻找证据、评价证据、应用证据的技能，不断更新和丰富自己的临床理论和方法，把临床经验与当前最好的证据相结合，这样方可科学决策。临床医生必须具备崇高的医德和全心全意为患者服务的精神。

（三）临床流行病学的基础知识和基本方法

要求医生能够鉴别研究设计的科学合理性，掌握严格评价文献质量的学术标准，分析医学文献所报道研究结果的真实性和可靠性，评价医学文献的临床重要意义和研究证据（成果）的卫生经济学意义。

（四）患者的参与

医生任何诊治决策的实施，都必须通过患者的接受和合作才会取得相应的效果，因此医患间的平等友好合作关系和医生诊治决策的正确与否，是成功实践循证医学的又一关键环节。

循证医学实践，要求医生能充分地关心与爱护患者，尊重患者的正当权益，与患者友好合作，这样才可能保证有效的诊治措施取得患者的高度依从性，产生最佳效果，从而使患者获得最大的好处或利益，实现临床经验和患者价值的有机结合。

三、循证医学的实践方法

循证医学的实践方法有以下几个方面。

（一）提出一个临床实践问题

把所需要的有关疾病的预防、诊断、治疗、预后和因果关系的信息转化为一个可以回答的问题。例如在新冠病毒感染疫情暴发的早期，保持严格的社交距离和佩戴口罩是否可以有效预防新冠病毒感染；连花清瘟胶囊是否可以对抗新冠病毒感染，是否可以减少和抑制由新冠病毒引起的组织细胞炎症的损伤；对发热患者开展新冠病毒核酸检测，做到"应检尽检"，成本、效果如何，能否制定相应的政策，在所有医院发热门诊中实施。

（二）寻找回答问题的最佳证据

循证医学实践强调要获得"最佳证据"，这些信息可以来源于同行评估、高质量期刊发表的原始研究论著，亦可以来自系统综述（Systematic Review）的各种出版物，如循证教科书、与证据相关的数据库、循证杂志和在线服务等。在提出具体的临床实践问题以后，就要通过各种途径去寻找"最佳证据"。

（三）严格评价证据

由于研究质量参差不齐，内容丰富多彩，对文献的真实性和用途进行严格评价十分必要。阅读文献时应考虑下述问题：研究结果正确吗、结果是多少、将研究结果外推到全人群的把握度有多大、干预措施的好处（有效性、安全性和可接受性）是否大于坏处、研究结果适用于本地区的人群或卫生服务吗。只有经过严格评估、筛选以后，才能获得高质量的"最佳证据"。

（四）应用最佳证据

临床医生可以在自己的临床实践中，直接利用那些真实有效的证据为患者服务，更有意义的方式是将这些证据在各级查房或小组讨论中提出，供其他医生学习借鉴。卫生保健工作者也应当利用评价后的最好证据制定决策，进行采购和管理卫生服务，然后改变资金流向和实现卫生资源的有效配置。

（五）后效评价

通过对应用当前最佳证据指导解决具体问题的效果进行评价，若成功，则可用于指导进一步实践；如不成功，则应具体分析原因，找出问题，再针对问题进行新的循证研究和实践，达到提高认识、促进学术水平和提高医疗质量的目的。

四、循证医学在疫病防控方面的局限性

对于各种疾病来说，没有万能的治疗办法。传统医学有因人因时、因地制宜治疗的原则。循证医学也一样，尽管它是利用现有最好的证据制订个体患者的诊治方案，但也有很多无法克服的困难。特别是在新冠病毒感染疫情暴发流行的过程中，体现了循证医学还存在许多的局限性与不足。

（一）对于新发传染病没有现成的临床证据

无法利用有限的证据去制订患者的诊疗方案或疫情防控方案。医学是实践科学，需要理论和实践相结合，临床医生的决策大多需要根据自己的实践经验而定。新冠病毒感染作为一个新发传染病，在疫情流行的起始阶段，人们对它的认识十分有限，关于病原学特征、流行病学特征、临床特征的了解甚少，临床医生在遇到这样的新发疾病时，根本没有什么"证据"可遵循。医生需要不断地总结其临床特征、临床诊断和治疗经验，特别是对于重症、危重症患者的诊疗经验，并且迅速向同行分享，才能将临床经验、证据数量不断累积起来，但这需要一个较长的过程。例如，国家卫生健康委员会组织流行病学、临床医学、中医学等相关领域专家，制定《新型冠状病毒感染的肺炎诊疗方案》，后又不断修改完善，目前最新的版本是第八版。又如新冠病毒感染疫情暴发初期没有防治医学证据，专家根据以往的经验建议防控措施，并不一定要等到有充足的医学证据，就如社交隔离和戴口罩还没有随机研究证实可减少新冠病毒传播。但如果等到有一级医学证据才建议戴口罩，那对疫病控制为时已晚，错失早期切断社区传播链的机会。西方国家新冠病毒感染疫情扩散速度远比东方国家快，不少分析认为，与西方国家的民众不戴口罩有很大的关系。

（二）科研证据质量的可靠程度需要时间积累

如前所述，循证医学的证据按质量和可靠程度可分为七个等级。在疫病暴发流行阶段，临床医生首要考虑的事情是利用目前已有的相近呼吸道传染病（如SARS）的证据、根据个人经验去制订疫病的诊疗方案，最大限度挽救患者生命。因为在紧急情况下，临床急救经验往往比参照循证医学原则更简便有效，只有保住了生命才是硬道理。在治疗期间，会根据临床经验不断调整治疗手段、方法和用药，但运用临床流行病学方法严格地开展高质量的临床研究如单个临床随机对照试验等，不是临床医生的首要任务。相关的高质量证据需要时间去积累。如2020年初新冠病毒感染疫情出现后，西方国家多次提到普通民众戴口罩没好处，强调不建议民众戴口罩，因没有足够的医学证据证明它有成效。到4月初，西方国家终于改口称社区大众戴口罩可能有助于减轻病毒的传播，建议健康民众可戴自制口罩或布口罩。促使西方国家态度180°大转变的原因，一是越来越多研究显示感染新冠病毒但无症状人士，也可将病毒传染他人；二是新的医学证据显示，口罩可减少新冠病毒飞沫传播机会。4月3日，香港大学团队于《自然·医学》发表了随机研究成果，证实外科口罩有效减少包括流感及新冠病毒的飞沫传播。随机研究是循证医学最高级别（一级）研究，随机分配一组患者戴口罩，另一组患者不戴口罩，戴口罩组的飞沫病毒量大大减低。其实在这项研究工作之前，已有研究显示口罩可有效减少流感病毒传播，为这项研究提供了口罩预防新冠病毒传播的证据。

（三）患者不同的病情、多样性的个体化感受和对疾病的期望不同

循证医学难以制订个性化的治疗方案。例如，我国新冠病毒感染的病死率约为 5.58%（截至 2020 年 6 月 10 日 24 时，4 634/83 057）；新冠病毒感染重症病例占确诊病例的比例，湖北以外约为 7.2%，武汉市为 21.6%，湖北其他市为 11.1%，可见不同地区的新冠病毒感染重症比例差别较大。死亡病例多为患有基础性疾病者、老年人。不同地区、不同病情的患者对临床医生采取的治疗措施、用药方案等都有不同的感受；同时患者对各种治疗方案的接受程度不同，感受也不一样，要参考患者的意愿去选用合适的治疗方案。因此，难以用现有的证据、根据患者的病情和多样性的个体化感受制订统一的新冠病毒感染诊疗方案。

我国医疗资源分配不平衡，东西部之间、城乡之间差异大，不同级别医疗机构的诊治水平、设施设备也难以相提并论，同一级别医院的不同医生也有不同的临床经历和经验，因此诊断疾病的能力也参差不齐，难以按照循证医学的原则制订诊疗方案。

五、循证医学在重大疫情防控方面的机遇

虽然在疫病暴发流行的第一时间，循证医学无法获得现成的证据，但随着人们对新发传染病认识的加深，还是能通过循证医学的方法获得最佳的临床证据，对患者制订最佳的治疗方案，制定最佳的防控策略，以遏制疫病的流行。

（一）用循证医学的方法不断总结最佳的防控措施

公众保持社交距离和佩戴口罩可以有效预防疫病传播，这些是通过循证医学证据证实有效的防控措施。我国各省（自治区、直辖市）采取个人健康码亮码、病毒核酸检测阴性结果通行，各定点收治医院对新冠病毒感染可疑患者"应收尽收"的措施，以及各医院发热门诊对发热患者"应检尽检"，普遍开展新冠病毒核酸检测的措施，都是通过对防控政策的不断总结、评估后采取的科学措施，这些措施使我国新冠病毒感染疫情得到了迅速和有效的控制。

（二）用循证医学的方法获得新药疗效的证据，包括中药和西药

包括中医药在内的传统医学在新冠病毒感染疫情中研发出了很多处方、方药、成药、治疗方案等，但是很多人对此提出不少疑问，如传统医学对新冠病毒感染防控的价值体现在哪里。之所以产生这样的疑问，就是因为缺少循证医学的证据。对此，钟南山院士认为中药对新冠病毒感染是有效果的，新冠病毒感染主要症状是温热、湿热，如咳嗽、发热、无力等，中医药对这些症状的治疗一般是有效的。他们也对连花清瘟胶囊做了一些研究，发现它对抗新冠病毒虽然作用弱一些，但是对于由病毒引起的组织细胞损伤即炎症的损伤

有很好的抑制作用。另外它对于减轻发烧、呼吸道咳嗽、加快恢复是有效的。但对病毒的转阴率，和对照组相比，虽然有缩短的倾向，还没有达到统计学的水平。因此，钟南山团队觉得对轻症和普通患者，连花清瘟胶囊是有效的。此外，对于重症肺炎患者，钟南山团队相当长一段时间用过血必净，取得了一些循证医学的证据，经过总结，除症状的评分改善外，病死率也减少了，初步证实是有效的。钟南山院士认为中医和西医治疗是否有效，不能凭印象和个人经验，一定要根据现代医学、循证医学的方法去评价，如证实有效就要推广。

（三）加紧研发疫苗，用循证医学的方法获得疫苗预防作用的证据

新冠病毒感染对人们生命健康构成重大威胁，研发疫苗十分重要。一般来说，人体感染超过 60% 就会产生群体免疫力，但我们绝不能靠这种自然的"群体免疫力"，因为付出的代价太大，对人民生命健康极不负责。对于新冠病毒感染的防控，主要还是要靠疫苗预防，国内外都在加快疫苗研发进程。新冠病毒还没有出现明显的突变前，用疫苗预防应该是有效的。但是，我们对于疫苗的安全性、免疫原性和人群预防效果，还要开展高质量的社区现场试验，用疫苗保护率、效果指数、抗体阳转率等指标去评价疫苗效果，获得循证医学证据。

（李　海）

第四章 疫情防控相关法律法规的应用

中华人民共和国成立以来，党和政府高度重视防疫抗疫工作，先后制定并逐步完善传染病防控的相关法律法规，为预防、控制和消除传染病的发生与流行、抗击疫病、维护大众健康提供了法律保障。

第一节 与传染病防治相关的法律法规

2020年1月20日，国家卫生健康委员会发布2020年第1号公告，将新冠肺炎纳入《中华人民共和国传染病防治法》规定的乙类传染病，并采取甲类传染病的预防、控制措施；将新冠肺炎纳入《中华人民共和国国境卫生检疫法》规定的检疫传染病管理，为疫病防控提供了法律依据。此外，我国疫病防控的法律依据还有《中华人民共和国动物防疫法》《中华人民共和国食品安全法》《中华人民共和国刑法》《中华人民共和国突发事件应对法》《突发公共卫生事件应急条例》《国家突发公共事件总体应急预案》以及《最高人民法院、最高人民检察院关于办理妨害预防、控制突发传染病疫情等灾害的刑事案件具体应用法律若干问题的解释》等法律、行政法规、部门规章及规范性文件，同时参照《国际卫生条例》（2005）及相关国际条约和双边协议等。

一、我国传染病防治相关法律法规的发展

1950年，为了彻底消除天花，中央人民政府政务院颁布了《关于发动秋季种痘运动的指示》，并于同年制定《种痘暂行办法》。1955年，卫生部颁布了《传染病管理办法》，首次将传染病分类管理，暂定为甲乙两类共18种，确定了法定传染病的报告和对传染病患者的隔离治疗制度，可以采取限制集体活动等紧急控制措施。1978年，卫生部颁布了《急性传染病管理条例》，增加规定了卫生防疫站对传染病管理工作的业务指导和监督检查权力，突出制定免疫计划并组织实施，对排放病原微生物的单位，要求污物和污水须经过无害化处理，明确了法定传染病的报告时限要求。1988年，由于生食被甲肝病毒污染的毛蚶，在一个多月的时间内上海市区有30多万人感染了甲肝，其中11人死亡，暴露出我国应对急性

传染病流行的立法缺陷。1989 年，全国人大常委会通过了《传染病防治法》；1991 年，国务院批准实施了《传染病防治法实施办法》。

除了专门应对传染病防治的法律法规，我国的其他法律也对传染病防治法律进行了补充、完善。1980 年颁布的《中华人民共和国食品卫生法》（现为《中华人民共和国食品安全法》）是对食物中毒的预防、控制。1986 年出台了《中华人民共和国国境卫生检疫法》，主要是为了控制传染病借交通工具及其承运的人员、物资传播，也为了阻止传染病从国外传入和从国内传出。1998 年颁布实施的《中华人民共和国执业医师法》（现为《中华人民共和国医师法》）旨在严重威胁人民生命健康的紧急情况时对医务人员的调遣。2001 年颁布实施的《中华人民共和国职业病防治法》对发生急性职业危害事故应当采取紧急救援措施提供了法律保证。

2003 年，我国在抗击 SARS 的斗争中，在防治传染病方面也暴露出一些问题，依据《传染病防治法》及相关法律，国务院紧急制定了《突发公共卫生事件应急条例》。从法律制度上建立了应对突发公共卫生事件的快速处理机制，标志着我国应对突发公共卫生事件的法律制度进一步完善。为提高应对突发公共卫生事件的反应能力，依法防治传染病，提供了更具可操作性的法律依据。

二、传染病防治的相关法律法规解读

我国传染病防治的法律主要有《传染病防治法》《突发公共卫生事件应急条例》，规定了对传染病的暴发、流行进行防控的相关制度，同时明确了政府、疾病预防控制机构、医疗机构的相关职责。针对国际性传染病，我国也参与缔结了国际公约《国际卫生条例》。疫病的传染性极强，世界上多个国家都在遭受疫情的肆虐，属于国际性的传染病。只有积极地配合 WHO 的工作、与其他国家合作交流、共享抗疫信息，才能将疫病逐渐控制，将对国家、大众的伤害降到最低，因此依约遵守《国际卫生条例》就显得尤为重要。

（一）《传染病防治法》

我国现行的《传染病防治法》最新版本于 2013 年修订，在对疫病的法律保障中处于重要地位。它比修订之前的版本更完善、特点更鲜明。

1. 规定将部分乙类传染病依照甲类传染病的要求进行防控

由于甲型 H1N1 的暴发，卫生部于 2009 年 4 月 30 日宣布将其列入《传染病防治法》规定的乙类传染病依照甲类传染病采取预防、控制措施。

由于乙类传染病中 SARS、炭疽中的肺炭疽和甲型 H1N1 等几类疾病传染性强、危害大，该法对这几类疾病采取甲类传染病的预防、控制措施。如果在法律中不予以明确，一旦出现疫情需要采取甲类预防控制措施时，将没有法律依据，可能侵犯个人权利，如限制人身自由的隔离措施。因此，法律特别授权这几种乙类传染病可以直接采取甲类传染病的预防、控制措施。其他乙类传染病和突发原因不明的传染病需要采取甲类传染病的预防、控制措施的，由国务院卫生行政部门及时报经国务院批准后予以公布、实施。

2020年1月20日，国家卫生健康委员会发布公告称，根据《传染病防治法》将新冠肺炎纳入乙类传染病，并采取甲类传染病的预防、控制措施，与SARS、甲型H1N1疫情期间的做法类似。

2. 疾病控制机构、医疗机构职责法定化

《传染病防治法》赋予疾病控制机构、医疗机构不同职责。

医疗机构的措施。医疗机构发现甲类传染病患者时，应当及时采取隔离治疗、在指定场所单独隔离治疗，在指定场所进行医学观察等治疗和控制传播措施，并采取其他必要的预防制度。医疗机构发现乙类或丙类传染病患者时，应当根据病情采取必要的治疗和控制传播措施。医疗机构对本单位内被传染病病原体污染的场所、物品以及医疗废物，必须依照法律、法规的规定实施消毒和无害化处置。医疗机构应当对传染病患者或疑似传染病患者提供医疗救护、现场救援和接诊治疗，书写病历记录以及其他有关资料，并妥善保管。医疗机构应当实行传染病预检、分诊制度。医疗机构不具备相应救治能力的，应当将患者及其病历记录复印件一并转至具备相应救治能力的医疗机构。

疾病预防控制机构的措施。疾病预防控制机构发现传染病疫情或者接到传染病疫情报告时，应当及时采取下列措施：传染病暴发、流行时，对疫点、疫区进行卫生处理，向卫生行政部门提出疫情控制方案，并按照卫生行政部门的要求采取措施；指导下级疾病预防控制机构实施传染病预防、控制措施，组织、指导有关单位对传染病疫情进行处理。

3. 建立传染病监测制度

在传染病暴发初期，一些地方容易出现疫情报告不及时、大众获取传染病防治方面的信息不畅通、掌握疫情信息的相关主管部门和单位沟通不够等问题，这曾经在SARS暴发时尤为明显。该法要求国家建立传染病监测制度，规定了疫情报告、通报和公布制度，隐瞒、谎报、缓报将受到惩罚。

传染病监测分为两个方面：一是传染病的日常监测，其目的是为了及时发现传染病疫情隐患、掌握其发生和流行规律，为卫生行政部门发布传染病预警新信息提供及时、准确的科学依据。二是对新发传染病的监测，随着我国国际交往的不断增多，国外新发传染病传入我国的可能性增大，我们必须密切关注国外新发传染病的流行趋势，高度警惕和严加防范，对新发传染病要加强防治措施等方面的研究。

新冠病毒感染疫情发生后，武汉市卫生健康委员会及时在官方网站发布疫情通报，国家卫生健康委员会在疫情初期就根据武汉市上报的情况要求加强监测、分析和研判，及时做好疫情处置。

4. 建立传染病预警制度

国务院卫生行政部门和省、自治区、直辖市人民政府根据传染病发生、流行趋势的预测，及时发出传染病预警，根据情况予以公布。地方人民政府和疾病预防控制机构接到国务院卫生行政部门或省、自治区、直辖市人民政府发出的传染病预警后，应当按照传染病预防、控制预案，采取相应的预防、控制措施。

5. 传染病防治保障措施

国家将传染病防治工作纳入国民经济和社会发展计划。县级以上地方人民政府应将传染病防治工作纳入本行政区域的国民经济和社会发展计划。县级以上地方人民政府按照本级政府职责负责落实本行政区域内传染病预防、控制、监督工作的日常经费。

地方各级人民政府应当保障城市社区、农村基层传染病预防工作的经费。国家对患有特定传染病的困难人群实行医疗救助，减免医疗费用。

县级以上人民政府负责防治传染病的药品、医疗器械和其他物资，以备调用。

对从事传染病预防、医疗、科研、教学、现场处理疫情的人员，已在生产、工作中解除传染病病原体的其他人员，有关单位应当按照国家规定，采取有效的卫生防护措施和医疗保健措施，并给予适当的津贴。

6. 将政府责任列为法律责任的首位

《传染病防治法》将政府的责任列为首位，体现了依法约束政府的立法原则。

第六十五条规定：地方各级人民政府未依照本法的规定履行报告职责，或者隐瞒、谎报、缓报传染病疫情，或者在传染病暴发、流行时，未及时组织救治、采取控制措施的，由上级人民政府责令改正，通报批评；造成传染病传播、流行或者其他严重后果的，对负有责任的主管人员，依法给予行政处分；构成犯罪的，依法追究刑事责任。

第六十六条规定：县级以上人民政府卫生行政部门违反本法规定，有下列情形之一的，由本级人民政府、上级人民政府卫生行政部门责令改正，通报批评；造成传染病传播、流行或者其他严重后果的，对负有责任的主管人员和其他直接责任人员，依法给予行政处分；构成犯罪的，依法追究刑事责任：（一）未依法履行传染病疫情通报、报告或者公布职责，或者隐瞒、谎报、缓报传染病疫情的；（二）发生或者可能发生传染病传播时未及时采取预防、控制措施的；（三）未依法履行监督检查职责，或者发现违法行为不及时查处的；（四）未及时调查、处理单位和个人对下级卫生行政部门不履行传染病防治职责的举报的;(五)违反本法的其他失职、渎职行为。

7. 首次确定对传染病患者权益的保护

该法规定了不得歧视乙肝携带者、新冠病毒感染患者等传染病患者,疾病预防控制机构、医疗机构不能泄漏涉及个人隐私的有关信息、资料,这是对患者个人隐私的尊重和对隐私权的保护。

(二)《突发公共卫生事件应急条例》

《突发公共事件应急条例》(以下简称《应急条例》)是依据《传染病防治法》及有关法律紧急制定的一部行政法规。这部法规的颁布实施,从法律制度上建立了应对突发公共卫生事件的快速处理机制,标志着我国应对突发公共卫生事件的法律制度进一步完善。为提高应对突发公共卫生事件的反应能力,依法防治传染病,提供了更具可操作性的法律依据。

《应急条例》第二条规定,"突发公共卫生事件"是指"突然发生,造成或者可能造成社会公众健康严重损害的重大传染病疫情、群体性不明原因疾病、重大事物和职业中毒以及其他严重影响公众健康的事件"。如新冠病毒感染的暴发和流行属于重大传染病疫情,就属于该条例关于"突发公共卫生事件"的定义。

《应急条例》为了强化处理突发公共卫生事件的指挥系统,明确了政府对突发公共卫生事件的应急管理职责,规定了突发公共卫生事件的检测和预警制度,规定了对突发公共卫生事件应急预案的制定和启动,规范了医疗卫生机构对传染病密切接触者采取隔离、医学观察措施以及对内应当采取卫生防护措施。《应急条例》还对政府部门对突发事件隐瞒、缓报、谎报,对上级部门的调查不予配合或者阻碍、干涉的,以及拒不履行职责、玩忽职守、失职、渎职等行为的,规定了严格的法律责任。

1. 预防控制与应急处理指挥制度

国家建立统一的突发公共卫生事件预防控制体系。县级以上地方人民政府,应当建立和完善突发公共卫生事件监测和预警系统;县级以上各人民政府卫生行政部门,应当指定机构负责开展突发公共卫生事件的日常监测,并确保监测和预警系统的正常运行。预测和预警工作应当根据突发公共卫生事件的类别,制定监测计划,科学分析、综合评价监测数据。

《应急条例》规定了两个方面:一方面,在突发事件发生后,国务院和省、自治区、直辖市人民政府设立突发事件应急处理指挥部,负责对突发事件应急处理的统一领导、统一指挥,卫生部门和其他有关部门在各自的职责范围内,做好相应工作。另一方面,全国突发事件应急指挥部对地方突发事件应急处理进行督查和指导,地方政府与部门要给予配合。

省、自治区、直辖市突发事件应急处理指挥部对本行政区域内突发事件应急处理进行督察与指导。

2.应急预案的制定及启动制度

《应急条例》规定，国务院卫生行政主管部门按照要求，制定全国突发公共卫生事件应急预案，报请国务院批准；省、自治区、直辖市人民政府根据全国突发公共卫生事件应急预案，结合本地实际情况，制定本行政区域的突发公共卫生事件应急预案。

突发公共卫生事件发生后，卫生行政主管部门应当组织专家，对突发公共卫生事件进行综合评估，初步判断突发公共卫生事件的类型，提出是否启动突发应急预案的建议。在全国范围内或者跨省、自治区、直辖市范围内的全国突发公共卫生事件应急预案，由国务院卫生行政主管部门报国务院批准后实施。

省、自治区、直辖市启动应急预案，由省、自治区、直辖市人民政府决定，并向国务院报告。应急预案启动后，突发公共卫生事件发生地的人民政府有关部门，应当根据预案规定的职责要求，服从突发公共卫生事件应急处理指挥部的统一指挥，立即到达规定岗位，采取有关的控制措施。

3.应急处理措施制度

国务院卫生行政主管部门对新发现的突发传染病，根据危害程度、流行强度，依照《传染病防治法》的规定，及时宣布为法定传染病。

省级以上人民政府卫生行政主管部门或其他有关部门和县级以上地方人民政府及其有关部门，应当保证突发公共卫生事件应急处理所需的医疗救护设备、救治药品、医疗器械等物资的生产、供应；铁路、交通、民航行政主管部门应当保证及时运送。

根据突发公共卫生事件应急处理的需要，突发公共卫生事件应急处理指挥部有权紧急调集人员、储备的物资、交通工具以及相关设施、设备；有权在必要时对人员进行疏散或者隔离；有权依法对传染病疫区实行封锁；有权根据突发公共卫生事件应急处理的需要，对食物和水源采取控制措施。

县级以上地方人民政府卫生行政主管部门，应当对突发公共卫生事件现场采取控制措施，宣传突发公共卫生事件防治知识，及时对易受感染的人群和其他易受损害的人群采取应急接种、预防性投药、群体防护等措施。

4.疫情报告、举报和信息发布制度

《应急条例》规定，对早期发现的潜在隐患、可能发生的突发事件，应当及时报告。省级政府在接到疫情等突发事件报告1小时内，必须向国家卫生行政部门报告。县级以上地

方政府卫生部门在接到疫情等突发事件报告 2 小时内，必须向本级政府和上级卫生部门报告，并同时向国家卫生行政部门报告。突发事件监测机构、医疗卫生机构和有关单位发现应当报告的事项时，应当在规定的时间内向所在地县级人民政府卫生部门报告。

在新冠病毒感染暴发之初，武汉市及时依法发布疫情信息，国家卫生健康委员会及时在官方网站、政务新媒体发布全国疫情信息。此外，在深入开展涉疫大数据和流行病学调查的基础上，我国对确诊病例数和死亡病例数进行了订正，并向社会公开发布。

根据《应急条例》规定，国家还建立突发公共卫生事件举报制度。任何单位和个人，都有权并有义务将自己所认为的突发公共卫生事件的隐患向当地政府或其部门报告，有权将地方人民政府及其有关部门不履行突发公共卫生事件应急处理职责，或不按照规定履行职责的情况举报给上级人民政府及其有关部门。

上级人民政府及其有关部门在接到报告、举报后，应当立即组织人员深入调查疑似不履行或者不按照规定履行突发公共卫生事件应急处理职责的情况并做出相应的处理。

（三）《刑法》中涉及妨害传染病防治的相关罪名

"妨害传染病防治罪"中规定了如果已经感染或疑似感染传染病的患者，应执行卫生防疫机构依照传染病防治法提出的预防、控制措施，配合隔离治疗。如果拒绝配合的，有可能会构成本罪。

"以危险方法危害公共安全罪"中规定了以传染病病原体来危害公共安全的人，尚未造成严重后果或者造成他人重伤、死亡的，都需要不同程度地负刑事责任。

（四）《国际卫生条例》相关内容

我国参与了国际上大部分国家共同缔结的《国际卫生条例》（International Health Regulations）。这表明我国始终同国际社会开展交流合作，分享疫情信息，开展科研合作，积极为全球抗疫贡献中国智慧和中国力量，彰显了我国与 WHO 和其他国家携手抗击国际传染病的决心。

《国际卫生条例》的目的："以针对公共卫生风险，同时又避免对国际交通和贸易造成不必要干扰的适当方式，预防、抵御和控制疾病的国际传播，并提供公共卫生的应对措施。"《国际卫生条例》的主要内容：第一，国家应通报在其国境内暴发的疾病和国际社会对该信息的共享；第二，国家在疾病出入境的口岸上保持充分的公共卫生能力；第三，建立在科学证据和公共卫生原则基础上的限制国际贸易和旅行的公共卫生措施。

1. 信息共享义务

缔约国家应通报在其国家内暴发的疾病和国际社会对该信息的共享。《国际卫生条例》

第六条要求，各缔约国应该及时评估疾病在本领土内发生的时间。各缔约国应在评估公共卫生信息后 24 小时内，以现有最有效的通讯方式，通过国家归口单位向 WHO 通报在本国领土内发生的有可能构成国际关注的突发公共卫生事件的所有事件，以及为应对这些事件所采取的任何卫生措施。通报后，缔约国应该继续向 WHO 报告已得到的关于所通报事件的确切和充分详细的公共卫生信息。必要时，应该报告在应对可能发生的国际关注的突发公共卫生事件时面临的困难和需要的支持。

2020 年初，武汉市监测发现不明原因肺炎病例后，中国第一时间报告疫情，迅速采取行动，开展病因学和流行病学调查，阻断疫情蔓延。中国及时、主动向 WHO 以及美国等国家通报疫情信息，主动分享了新冠病毒全基因组序列信息和新冠病毒核酸检测引物探针序列信息，定期向 WHO 和有关国家通报疫情信息。中国的上述作为已经依法履行了信息共享义务。

2. 国家在出入境口岸保持充分的公共卫生能力

国家边境是疾病进出的重要关口，《国际卫生条例》对出入境口岸做了详细规定。它要求各缔约国应该确保指定出入境口岸的能力在规定的期限内得到加强，并确定负责本国领土各指定出入境口岸的主管当局。当为应对特定的潜在公共卫生风险提出要求时，缔约国尽量切实可行地向 WHO 提供有关出入境口岸有可能导致疾病的国际传播的传染源或污染源，包括媒介和宿主的相关资料。《国际卫生条例》也对出入境口岸主管当局的职责做了规定。

国家卫生健康委员会将新冠肺炎纳入传染病防治法规定的乙类传染病并采取甲类传染病的防控措施，纳入《中华人民共和国国境卫生检疫法》规定的检疫传染病管理。在国内疫情防控取得初步成效之后，2020 年 2 月下旬我国在各出入境口岸全面加强卫生检疫工作，如航空、水运、陆路，对出入境人员实行严格健康核验、体温检测、医学巡查、流行病学调查、医学排查、采样检测，积极防止疫情跨境传播。

3. 建立在科学证据和公共卫生原则基础上的限制国际贸易和旅行的公共卫生措施

为了防范缔约国采取过激的公共卫生措施从而妨碍国际贸易与国际旅行，《国际卫生条例》对缔约国如何采取公共卫生措施做了规定。首先要求各缔约国按 WHO 的建议采取防范措施。WHO 总干事将向受影响的国家和其他国家建议可执行的措施。在一国通报了某种传染病的暴发后，所有成员国都应当遵循 WHO 的建议来采取措施。除了常规卫生措施，允许缔约国应对特定公共卫生风险或国际关注的突发公共卫生事件，根据本国有关法律和国际法义务采取额外的卫生措施。但缔约国在实施额外卫生措施时，应当具备以下几项条件：（1）科学原则；（2）现有的关于人类健康危险的科学证据；（3）WHO 的任何现有特定指导或建议。目的是尽量减少此类措施的使用频率，否则传染病流行期间公众正常的生活秩序可能受到干扰及增加公众应对传染病的经济负担。

（梁臻熠）

第二节　高中低风险地区的划分

根据《中华人民共和国传染病防治法》《突发公共卫生事件应急条例》等法律法规，实施分区分级精准防控。以县（市、区）为单位，依据人口、发病情况综合研判，科学划分疫情风险等级，明确分级分类的防控策略。此做法与世界先进国家接轨，使疫情防控做到高效率、全覆盖。

一、高中低风险地区的认定标准和实施策略

2020 年 2 月 17 日，国务院联防联控机制印发了《关于科学防治精准施策分区分级做好新冠肺炎疫情防控工作的指导意见》；2 月 25 日，国务院联防联控机制就科学防治精准施策分区分级做好疫情防控工作情况举行发布会。国家发展和改革委员会社会司司长欧晓理介绍，各地的疫情发展态势不尽相同，需要分类指导、精准施策。分区分级精准复工复产，就是对湖北省、北京市以外的省份依据疫情严重程度，以县级为单位划分为高风险地区、中风险地区和低风险地区三类（表 2）。

表 2　疫情高中低风险地区的认定标准和实施策略

疫情风险地区级别	认定标准	实施策略
高风险	累计病例超过 50 例，14 天内有聚集性疫情发生	内防扩散、外防输出、严格管控
中风险	14 天内有新增确诊病例，累计确诊病例不超过 50 例，或累计确诊病例超过 50 例，14 天内未发生聚集性疫情	外防输入、内防扩散
低风险	无确诊病例或连续 14 天无新增确诊病例	外防输入

各地根据疫情风险级别动态开展分析研判，及时调整风险等级，在病例数保持稳定下降、疫情扩散风险得到有效管控后，及时分地区降低应急响应级别或终止应急响应。

高风险地区实行内防扩散、外防输出、严格管控策略。欧晓理司长表示，要继续集中精力做好疫情防控工作，在疫情得到有效控制后，再有序扩大复工复产的范围。当然这里

有一个前提，高风险地区也要保障疫情防控、公共事业运行、群众生活必需及其他涉及重要国计民生企业的正常运转。

中风险地区实施外防输入、内防扩散的策略。尽快有序恢复正常的生产生活秩序，组织人员有序返岗，指导用工企业严格执行消毒、通风、测温等要求，降低人员密度、减少人员聚集、加强人员防护、消除风险隐患，做到疫情防控与企业复工复产同步推进。

低风险地区实施外防输入的策略。全面恢复生产生活秩序，取消道路通行限制，帮助企业解决用工、原材料、资金设备等方面的困扰和问题，不得对企业复工复产设置条件，不得以审批、备案等形式为借口，拖延企业复工复产的时间。

二、高中低风险地区的人员流动和分类管理

随着各地纷纷复工复产，有不少人会从疫情防控的重点地区和高风险地区进行流动。国务院印发相关文件，要求以县域为单位分区分级做好疫病防控工作，对人员也要分级分类进行管理。

国家卫生健康委员会要求各地根据相关人员和居民的近期旅行史、居住史，包括目前的健康状况以及密切接触史等因素，综合判断其传播疾病的风险。根据以上相关因素综合判断，将相关人员分为高风险、中风险、低风险三大类，采取相关措施进行分类管理。一旦发现有发热、干咳以及其他呼吸道症状者，要督促其尽快到就近医疗机构就医，同时应该报告当地疾病预防控制部门或者医疗机构。

（崔　凡）

第三节　复工复产复学的思考

在新冠病毒感染疫情暴发最严重的阶段，全国各地的生产生活都受到了严重影响。为了保障广大人民群众的生命健康安全，把人民健康放在第一位，党中央、国务院及时做出了延长春节假期、科学安排复工复产复学的决定，以减少人员大规模流动和聚集造成的人群感染。

一、科学制订全国复工复产时间和具体措施

全国延长 2020 年春节假期至 2 月 2 日，从 2 月 3 日起上班，各地政府部门也根据本地疫情，在防护措施、消杀工作保障到位的情况下制订了复工复产时间表（表 3）。

表3　2020年2月全国各地复工复产时间和具体措施

省、自治区、直辖市 个别用工量大的城市	时间	具体实施
西藏自治区	2月3日	复工
青海省	2月3日	复工
新疆维吾尔自治区 （除石河子）	2月3日	复工
宁夏回族自治区	2月3日	复工
甘肃省	2月3日	复工
陕西省（除西安市）	2月3日	复工
北京市	2月10日前	灵活用工
上海市	2月10日	复工
重庆市	2月10日	复工
浙江省	2月10日	复工
浙江省温州市	2月17日	复工
广东省	2月10日	复工
江苏省	2月10日	复工
云南省	2月10日	复工
山东省	2月10日	复工
福建省	2月10日	复工
安徽省	2月10日	复工
江西省	2月10日	复工
贵州省	2月10日	复工
黑龙江省	2月10日	复工
河北省	2月10日	复工
河南省	2月10日	复工
辽宁省	2月10日	复工
内蒙古自治区	2月10日	复工
广西壮族自治区	2月10日	复工
陕西省西安市	2月10日	复工
山西省	2月10日	复工
吉林省	2月10日	复工
湖南省	2月10日	复工
湖北省	2月14日	复工
新疆维吾尔自治区石河子地区	2月15日	复工
天津市		延迟开工，时间另行通知

续表

省、自治区、直辖市 个别用工量大的城市	时间	具体实施
四川省		各企业自行灵活安排
海南省		建议企业灵活用工

我国受到疫病的严重影响，2020年第一季度经济出现较大下滑，为使人民的基本生活得到保障，老百姓的吃穿用等生活必需品得到有序供应，必须要及时组织企业运转恢复生产，保障各项医疗、防疫及生活物资的流通，才能持续不断地抗击疫情，按计划有步骤地实施各项防疫措施。俗话说："兵马未动，粮草先行。"没有充足的后勤保障是不可能打赢这场战役的。因此，党中央、国务院从抗疫全局出发，根据疫情及时调整了各地企业复工生产计划，有效保证了社会稳定大局。

2020年是"十三五"规划的收官之年，是我国实施脱贫攻坚战略取得决定性胜利的关键性一年，能否实现贫困地区全面脱贫，是全面建成小康社会，实现中华民族伟大复兴伟大中国梦的关键。因此，一手抓防疫，一手抓恢复生产，是党和政府英明的战略抉择。及时复工保生产保人民基本生活物资供应，既体现了我国作为大国的担当，也体现了我国各级党组织和政府部门强有力的社会治理能力和综合应急水平。2020年1月22日，国务院国有资产监督管理委员会就及时部署推动中央企业做好疫病防控印发了紧急通知，要求中央企业积极行动、全力以赴做好疫情防控工作。涉及医药研制及生产的中央企业要加快研发排产，做好卫生医疗保障。要积极做好病毒检测试剂和有关医疗物资生产储备工作，在保证质量安全的前提下，做好生产任务安排，加快批签发速度和生产进度，确保储备充足。同时在有关部门的领导下，积极开展抗毒血清和疫苗研制工作。医用防护服、口罩、医用护目镜、负压救护车、相关药品等生产企业克服了各种困难，在抗疫初期就投入了复工复产，第一时间保证了防疫物资的充足供应。

涉及交通运输和旅游行业的中央企业按照国务院有关部署要求，结合春运期间人员大范围流动和本企业生产经营实际，及时调整生产经营计划和服务项目，为出行出游旅客调整行程提供便捷服务，做好防疫有关宣传教育、物资物品配备和客户沟通疏导工作，有力防范疫情蔓延风险。

2020年4月7日发布的《中央应对新型冠状病毒感染肺炎疫情工作领导小组关于在有效防控疫情的同时积极有序推进复工复产的指导意见》，提出了做好复工复产相关疫情防控、积极有序推进复工复产、确保人员流动有序畅通的三项意见，旨在组织全社会按照党中央、国务院决策部署，贯彻"外防输入，内防反弹"的总体防控策略，统筹疫情防控和经济社会发展，在防控常态化条件下加快恢复生产生活秩序，积极有序推进复工复产。

中央政治局于 2018 年 8 月提出了"六稳"政策，即稳就业、稳金融、稳外贸、稳外资、稳投资、稳预期；2020 年 4 月 17 日又提出，除了加大"六稳"工作力度，还增加了"六保"，分别是保居民就业、保基本民生、保市场主体、保粮食能源安全、保产业链供应链稳定、保基层运转。事实证明，"六保"政策适应疫情下中国的现行经济情况。

保持社会稳定、有序运转。着力加强社会安全稳定工作，加强社会治安管理，强化防疫物资质量和价格监管，维护市场秩序和社会稳定。及时出台受疫情影响困难群众兜底保障政策，有效保障基本生活。将心理危机干预纳入疫情防控，妥善处理疫情防控中的思想和心理问题，加强思想引导和心理疏导，培育理性平和、积极健康的心态，及时预防化解涉疫矛盾纠纷。在疫情大考下，在交通管制、全民居家隔离等严格管控措施的情况下，不论是城市还是农村，水、电、燃气、通信不停，生活物资供应不断，社会秩序不乱，食品、药品、能源、基础工业品、基本公共服务等关系国计民生的重点行业有序运转，14 亿人民的基本民生得到了有效保障，经济社会大局保持了稳定有序。

国务院新闻办公室在 2020 年 6 月 7 日发布的《白皮书》中指出，中国政府在抗疫过程中有序推动复工复产。密集制定出台多项政策，为企业特别是中小企业和个体工商户减负纾困，实施减费降税，增加财政补贴，加大金融支持，减负稳岗扩就业，优化政府服务。各地及时制定实施细则，将疫情防控、公共事业运行、群众生活必需等领域的 1 万多家企业列为重点，通过租用专车、专列、包机等方式"点对点""一站式"帮助农民工返岗，并从个人防护物资、人流、物流等方面为企业复工提供全方位服务。针对公共交通运输、餐饮、住宿、旅游、体育、娱乐等受疫情影响较大的行业，采取免征增值税等税收优惠政策。阶段性减免企业社保费，缓缴住房公积金，免收公路通行费，降低企业用电用气价格，减轻小微企业和个体工商户房租负担。对中小微企业贷款实施临时性延期还本付息、新增优惠利率贷款。支持大学生、农民工等重点群体创业就业，扩大中小微企业稳岗返还政策受益面，发力稳就业，促进中小企业发展。国有企业发挥了主力军作用，带动上下游产业和中小企业全面复工复产。截至 2020 年 4 月底，全国规模以上工业企业复工率超过 99%，中小微企业复工率达到 88.4%，重大项目复工率超过 95%；湖北全省规模以上工业企业复工率、员工到岗率分别达到 98.2%、92.1%，整体接近全国平均水平。一批国家重点科技专项、超级民生工程、重大标志性外资项目重现往日繁忙景象。中国经济运行加快回归常态，经济活力正在快速释放。

二、科学制定学校开学和学生复学的具体措施

儿童、青少年的生命安全和身体健康得到了党和政府的高度关注。幼儿园、中小学、

大专院校何时开学复课也是党和政府领导非常关心的问题。学校是学生和老师高度聚集的公共场所，一旦发生个别感染就会很快造成大规模的蔓延。儿童、青少年与成年人相比一般体质较弱，此外还缺乏自控能力和有效的自我保护能力，极易在公共场所感染病毒。如果疫病继续蔓延没有得到及时有效控制，全国开学必然会造成学生的大面积感染。2020年4月17～19日，教育部召开了4次教育系统疫情防控和开学复课工作视频调度会议，各地教育部门认真贯彻落实，严格落实防控主体责任，抓实抓细校园疫情防控，全面准确摸排紧盯到人；严格按照错峰、错区域、错层次开学，科学安排线上线下教学，严防境外疫情输入风险；加强督导督查，提高应急处置能力，疫情防控工作取得重要阶段性进展，开学复课总体平稳有序。

在疫病防控中，全国教育系统打响了民生战役、医疗战役、科技战役、教育战役、心理战役"五大战役"。各地按照教育系统疫情防控"严防扩散、严防暴发，确保一方净土，确保师生生命安全"的目标要求，统筹好"外防输入，内防反弹"，具体要做到"一严二清三防四控"。"一严"即严格落实开学条件，"二清"即政策清、家底清，"三防"即防突发事件、防次生灾害、防懈怠情绪，"四控"即控聚集、控流动、控质量、控安全。事实证明，这些措施都取得了良好的效果，有效保障了学生的生命安全和身体健康。

通过科学制订复工复产复学时间和具体措施，人民生活逐步恢复正常。随着疫情防控形势积极向好，公共交通全面恢复运行，餐饮门店有序开放堂食。2020年"五一"假期重新绽放活力，全国铁路、道路、水路、民航累计发送旅客1.21亿人次，全国累计接待国内游客1.15亿人次，实现国内旅游收入475.6亿元，经受住了疫情和假期的双重考验。在落实防控措施的前提下，全面开放商场、超市、宾馆、餐馆等生活场所。全国分批分次复学复课，截至2020年5月31日，各省、自治区、直辖市和新疆生产建设兵团中小学部分学段均已开学，共有1.63亿名学生（含幼儿园）返校。按照"有序放开、有限流动、有效管控、分类管理"原则，严格落实各项疫情防控措施，实行动态"清零"政策，中国社会恢复往常热闹景象，人气日益回暖，消费逐步复苏。

（崔　凡）

第四节　相关法律责任的追究

在疫病疫情防控法律责任追究方面，我国出台了《传染病防治法》《治安管理处罚法》《突发公共卫生事件应急条例》《关于办理妨害预防、控制突发传染病疫情等灾害的刑事案件具体应用法律若干问题的解释》等法律法规。新冠病毒感染疫情暴发以来，最高人民法院陆续出台了相关法律法规，坚决打击危害疫情防控的相关违法犯罪，为疫情防控提供了有力的法律保障。 在传染病流行期间，遵守传染病防治等方面的法律法规，是政府、公民的责任和义务。有法必依，违法必究。

一、人民政府及有关部门的法律责任

地方各级人民政府未依照规定履行报告职责，或者隐瞒、谎报、缓报传染病疫情，或者在传染病暴发、流行时，未及时组织救治、采取控制措施的，由上级人民政府责令改正，通报批评；造成传染病传播、流行或者其他严重后果的，对负有责任的主管人员，依法给予行政处分；构成犯罪的，依法追究刑事责任。

县级以上人民政府卫生行政部门违反规定，未依法履行传染病疫情通报、报告或者公布职责，或者隐瞒、谎报、缓报传染病疫情的；发生或者可能发生传染病传播时未及时采取预防、控制措施的；未依法履行监督检查职责，或者发现违法行为不及时查处的；未及时调查、处理单位和个人对下级卫生行政部门不履行传染病防治职责举报的；其他失职、渎职行为，由本级人民政府、上级人民政府卫生行政部门责令改正，通报批评：造成传染病传播、流行或者其他严重后果的，对负有责任的主管人员和其他直接责任人员，依法给予行政处分；构成犯罪的，依法追究刑事责任。

县级以上人民政府有关部门未依照规定履行传染病防治和保障职责的，由本级人民政府或上级人民政府有关部门责令改正，通报批评；造成传染病传播、流行或者其他严重后果的，对负有责任的主管人员和其他直接责任人员，依法给予行政处分；构成犯罪的，依法追究刑事责任。

国境卫生检疫机关、动物防疫机构未依法履行传染病疫情通报职责的，由有关部门在各自职责范围内责令改正，通报批评；造成传染病传播、流行或者其他严重后果的，对负有责任的主管人员和其他直接责任人员，依法给予降级、撤职、开除的处分：构成犯罪的，依法追究刑事责任。

国务院有关部门、县级以上地方人民政府及其有关部门未依照规定完成突发事件应急处理所需要的设施、设备、药品和医疗器械等物资的生产、供应、运输和储备的，对政府主要领导人和政府部门主要负责人依法给予降级或者撤职的行政处分；造成传染病传播、流行或者对社会公众健康造成其他严重危害后果的，依法给予开除的行政处分；构成犯罪的，依法追究刑事责任。

突发事件发生后，县级以上地方人民政府及其有关部门对上级人民政府及有关部门的调查不予配合，或者采取其他方式阻碍、干涉调查的，对政府主要领导人和政府部门主要负责人依法给予降级或者撤职的行政处分；构成犯罪的，依法追究刑事责任。

二、医疗机构的法律责任

医疗机构违反规定，有下列情形之一的，由县级以上人民政府卫生行政部门责令改正，通报批评，给予警告；造成传染病传播、流行或者其他严重后果的，对负有责任的主管人员和其他直接责任人员，依法给予降级、撤职、开除的处分，并可以依法吊销有关责任人员的执业证书；构成犯罪的，依法追究刑事责任：（1）未按照规定承担本单位的传染病预防、控制工作、医院感染控制任务和责任区域内的传染病预防工作的；（2）未按照规定报告传染病疫情，或者隐瞒、谎报、缓报传染病疫情的；（3）发现传染病疫情时，未按照规定对传染病病人、疑似传染病病人提供医疗救护、现场救援、接诊、转诊的，或者拒绝接受转诊的；（4）未按照规定对本单位内被传染病病原体污染的场所、物品以及医疗废物实施消毒或者无害化处置的；（5）未按照规定对医疗器械进行消毒，或者对按照规定一次性使用的医疗器具未予销毁，再次使用的；（6）在医疗救治过程中未按照规定保管医学记录资料的；（7）故意泄露传染病患者、病原携带者、疑似传染病患者、密切接触者涉及个人隐私的有关信息、资料的。

疾病预防控制机构违反规定，有下列情形之一的，由县级以上人民政府卫生行政部门责令限期改正，通报批评，给予警告；对负有责任的主管人员和其他直接责任人员，依法给予降级、撤职、开除的处分，并可以依法吊销有关责任人员的执业证书；构成犯罪的，依法追究刑事责任：（1）未依法履行传染病监测职责的；（2）未依法履行传染病疫情报告、通报职责，或者隐瞒、谎报、缓报传染病疫情的；（3）未主动收集传染病疫情信息，或者对传染病疫情信息和疫情报告未及时进行分析、调查、核实的；（4）发现传染病疫情时，未依据职责及时采取《传染病防治法》规定的措施的；（5）故意泄露传染病患者、病原携带者、疑似传染病患者、密切接触者涉及个人隐私的有关信息、资料的。

三、其他单位和个人的法律责任

有下列情形之一，导致或者可能导致传染病传播、流行的，由县级以上人民政府卫生行政部门责令限期改正，没收违法所得，可以并处5万元以下的罚款；已取得许可证的，原发证部门可以依法暂扣或者吊销许可证；构成犯罪的，依法追究刑事责任：（1）饮用水供水单位供应的饮用水不符合国家卫生标准和卫生规范的；（2）涉及饮用水卫生安全的产品不符合国家卫生标准和卫生规范的；（3）用于传染病防治的消毒产品不符合国家卫生标准和卫生规范的；（4）出售、运输疫区中被传染病病原体污染或者可能被传染病病原体污染的物品，未进行消毒处理的；（5）生物制品生产单位生产的血液制品不符合国家质量标准的。

有下列情形之一的，由县级以上地方人民政府卫生行政部门责令改正，通报批评，给予警告；已取得许可证的，可以依法暂扣或者吊销许可证；造成传染病传播、流行以及其他严重后果的，对负有责任的主管人员和其他直接责任人员，依法给予降级、撤职、开除的处分，并可以依法吊销有关责任人员的执业证书；构成犯罪的，依法追究刑事责任：（1）疾病预防控制机构、医疗机构和从事病原微生物实验的单位，不符合国家规定的条件和技术标准，对传染病病原体样本未按照规定进行严格管理，造成实验室感染和病原微生物扩散的；（2）违反国家有关规定，采集、保藏、携带、运输和使用传染病菌种、毒种和传染病检测样本的；（3）疾病预防控制机构、医疗机构未执行国家有关规定，导致因输入血液、使用血液制品引起经血液传播疾病发生的。

未经检疫出售、运输与人畜共患传染病有关的野生动物、家畜家禽的，由县级以上地方人民政府畜牧兽医行政部门责令停止违法行为，并依法给予行政处罚。

在国家确认的自然疫源地兴建水利、交通、旅游、能源等大型建设项目，未经卫生调查进行施工的，或者未按照疾病预防控制机构的意见采取必要的传染病预防、控制措施的，由县级以上人民政府卫生行政部门责令限期改正，给予警告，处 5 000 元以上 3 万元以下的罚款；逾期不改正的，处 3 万元以上 10 万元以下的罚款，并可以提请有关人民政府依据职责权限，责令停建、关闭。

单位和个人违反《传染病防治法》规定，导致传染病传播、流行，给他人人身、财产造成损害的，应当依法承担民事责任。

铁路、交通、民用航空经营单位未依照规定优先运送处理传染病疫情的人员以及防治传染病的药品和医疗器械的，由有关部门责令限期改正，给予警告；造成严重后果的，对负有责任的主管人员和其他直接责任人员，依法给予降级、撤职、开除的处分。

在突发事件应急处理工作中，有关单位和个人阻碍突发事件应急处理工作人员执行职务，拒绝国务院卫生行政部门或者其他有关部门指定的专业技术机构进入突发事件现场，或者不配合调查、采样、技术分析和检验的，对有关责任人员依法给予行政处分或者纪律处分；触犯治安管理法律法规，构成违反治安管理行为的，由公安机关依法予以处罚；构成犯罪的，依法追究刑事责任。

公共场所经营者有下列情形之一的，由县级以上地方人民政府卫生行政部门责令限期改正，给予警告，并可处以 2 000 元以下罚款；逾期不改正，造成公共场所卫生质量不符合卫生标准和要求的，处以 2 000 元以上 2 万元以下罚款；情节严重的，可以依法责令停业整顿，直至吊销卫生许可证：（1）未按照规定对公共场所的空气、微小气候、水质、采光、照明、噪声、顾客用品用具等进行卫生检测的；（2）未按照规定对顾客用品用具进行清洗、消毒、保洁，或者重复使用一次性用品用具的。

公共场所经营者有下列情形之一的，由县级以上地方人民政府卫生行政部门责令限期改正；逾期不改的，给予警告，并处以 1 000 元以上 1 万元以下罚款；对拒绝监督的，处以 1 万元以上 3 万元以下罚款；情节严重的，可以依法责令停业整顿，直至吊销卫生许可证：（1）未按照规定建立卫生管理制度、设立卫生管理部门或者配备专（兼）职卫生管理人员，或者未建立卫生管理档案的；（2）未按照规定组织从业人员进行相关卫生法律知识和公共场所卫生知识培训，或者安排未经相关卫生法律知识和公共场所卫生知识培训考核的从业人员上岗的；（3）未按照规定设置与其经营规模、项目相适应的清洗、消毒、保洁、盥洗等设施设备和公共卫生间，或者擅自停止使用、拆除上述设施设备，或者挪作他用的；（4）未按照规定配备预防控制鼠、蚊、蝇、蟑螂和其他病媒生物的设施设备以及废弃物存放专用设施设备，或者擅自停止使用、拆除预防控制鼠、蚊、蝇、蟑螂和其他病媒生物的设施设备以及废弃物存放专用设施设备的；（5）未按照规定索取公共卫生用品检验合格证明和其他相关资料的；（6）未按照规定对公共场所新建、改建、扩建项目办理预防性卫生审查手续的；（7）公共场所集中空调通风系统未经卫生检测或者评价不合格而投入使用的；（8）未按照规定公示公共场所卫生许可证、卫生检测结果和卫生信誉度等级的。

公共场所经营者安排未获得有效健康合格证明的从业人员从事直接为顾客服务工作的，由县级以上地方人民政府卫生行政部门责令限期改正，给予警告，并处以 500 元以上 5 000 元以下罚款；逾期不改正的，处以 5 000 元以上 1.5 万元以下罚款。

公共场所经营者对发生的危害健康事故未立即采取处置措施，导致危害扩大，或者隐瞒、缓报、谎报的，由县级以上地方人民政府卫生行政部门处以 5 000 元以上 3 万元以下罚款；情节严重的，可以依法责令停业整顿，直至吊销卫生许可证。构成犯罪的，依法追究刑事责任。

（杨宗藩）

第五节　医护人员执业注册和执业范围的法律法规

为加强医师队伍建设，保障医师的合法权益，保护人民健康，中华人民共和国第九届全国人民代表大会常务委员会第三次会议于 1998 年 6 月 26 日修订通过《中华人民共和国执业医师法》（简称《执业医师法》），自 1999 年 5 月 1 日起施行。随后国家卫生行政部门出台了相关规定和管理办法，不断规范医师执业活动。近年来，对《执业医师法》又进行了修订，第十三届全国人民代表大会常务委员会第三十次会议于 2021 年 8 月 20 日通过《中华人民共和国医师法》（简称《医师法》），自 2022 年 3 月 1 日起施行，原《中华人民共和国执业医师法》同时废止。

护理系列的执业注册、管理也有《中华人民共和国护士管理办法》等相关的法律法规予以明确。

一、我国卫生健康事业发展概况

近年来，我国卫生健康事业进入了快速、科学、可持续发展的轨道。在国家卫生健康委员会2021年7月13日发布的《2020年我国卫生健康事业发展统计公报》中明确指出，全国卫生健康系统认真落实党中央、国务院的决策部署，全力以赴抗击疫情，统筹推进卫生健康各方面工作取得积极进展，健康中国建设全面推进，健康中国行动稳步实施，深化医改持续发力，疾病防治成效巩固拓展，医疗服务质量和水平继续提升，重点人群健康保障有效落实，居民健康水平得到进一步提高。现将部分数据摘要如下。

（一）医疗卫生机构与床位资源

2020年末，全国医疗卫生机构总数达1 022 922个，比2019年增加15 377个。其中医院35 394个，基层医疗卫生机构970 036个，专业公共卫生机构14 492个。与2019年相比，医院增加1 040所，基层医疗卫生机构增加15 646个。医院中，公立医院11 870所，民营医院23 524所。医院按等级分：三级医院2 996所（其中：三级甲等医院1 580所），二级医院10 404所，一级医院12 252所，未定级医院9 742所。医院按床位数分：100张以下床位医院21 246所，100～199张床位医院5 297所，200～499张床位医院4 761所，500～799张床位医院2 005所，800张及以上床位医院2 085所。基层医疗卫生机构中，社区卫生服务中心（站）35 365个，乡镇卫生院35 762所，诊所和医务室259 833个，村卫生室608 828个。专业公共卫生机构中，疾病预防控制中心3 384个，其中省级31个、市（地）级403个、县（区、县级市）级2 762个。卫生监督机构2 934个，其中省级25个、市（地）级387个、县（区、县级市）级2 459个。妇幼保健机构3 052个，其中省级29个、市（地）级376个、县（区、县级市）级2 563个。

2020年末，全国医疗卫生机构床位910.1万张，其中医院713.1万张（占78.4%），基层医疗卫生机构164.9万张（占18.1%），专业公共卫生机构29.6万张（占3.3%）。医院中，公立医院床位占71.4%，民营医院床位占28.6%。与2019年比较，床位增加29.4万张，其中医院床位增加26.5万张（公立医院增加11.5万张，民营医院增加15.0万张），基层医疗卫生机构床位增加1.8万张，专业公共卫生机构床位增加1.1万张。每千人口医疗卫生机构床位数由2019年的6.30张增至2020年的6.46张。

中医药事业步入科学发展的快车道。2020年末，全国中医类医疗卫生机构总数达72 355个，比2019年增加6 546个。其中中医类医院5 482个，中医类门诊部、诊所66 830个，中医类研究机构43个。与2019年比较，中医类医院增加250所，中医类门诊部及诊所增加 6 295 所。2020 年末，全国中医类医疗卫生机构床位 132.4 万张，其中中医类医院 114.8 万张（占 86.7%）。与 2019 年比较，中医类床位减少 5 038 张，其中中医类医院床位增加 5.7 万张。2020 年末，提供中医服务的社区卫生服务中心占同类机构的 99.0%，社区卫生服务站占 90.6%，乡镇卫生院占 98.0%，村卫生室占 74.5%。

（二）卫生人员分布与职称构成

2020 年末，全国卫生人员总数达 1 347.5 万人，同比增加 54.7 万人（增长 4.2%）。其中卫技人员 1 067.8 万人，乡村医生和卫生员 79.2 万人，其他技术人员 53.0 万人，管理人员 56.1 万人，工勤技能人员 91.1 万人。在卫技人员中，执业（助理）医师 408.6 万人，注册护士 470.9 万人。与 2019 年比较，卫技人员增加 52.4 万人（增长 5.2%）。2020 年末，卫生人员机构分布：医院 811.2 万人（占 60.2%），基层医疗卫生机构 434.0 万人（占 32.2%），专业公共卫生机构 92.5 万人（占 6.9%）。2020 年末，卫技人员学历结构：本科及以上占 42.0%，大专占 38.2%，中专及技校占 18.8%，高中及以下占 1.0%；技术职务（聘）结构：高级（主任及副主任级）占 8.8%，中级（主治及主管）占 19.8%，初级（师、士级）占 61.7%，待聘占 9.7%。2020 年末，每千人口执业（助理）医师 2.90 人，每千人口注册护士 3.34 人；每万人口全科医生 2.90 人，每万人口专业公共卫生机构人员 6.56 人。

中医药事业卫生人员得到了较快的增长。2020 年末，全国中医药卫生人员总数达 82.9 万人，同比增加 6.2 万人（增长 8.0%）。其中，中医类别执业（助理）医师 68.3 万人、中药师（士）13.1 万人。两类人员较上年均有所增加。

（三）传染病报告发病与防控情况

国家卫生健康委员会 2020 年 1 月 20 日发布公告，将新冠肺炎纳入乙类传染病并按照甲类传染病管理，我国传染病病种增至 40 种。2020 年，全国甲、乙类传染病报告发病 267 万例，报告死亡 2.6 万人。报告发病数居前五位的是病毒性肝炎、肺结核、梅毒、淋病和新冠肺炎，占甲、乙类传染病报告发病总数的 92.2%。报告死亡数居前五位的是艾滋病、新冠肺炎、肺结核、病毒性肝炎、狂犬病，占甲、乙类传染病报告死亡总数的 99.5%。2020 年，全国甲、乙类传染病报告发病率为 190.4/10 万，死亡率为 1.9/10 万。

二、医师执业注册的法律法规

《医师法》第一章总则明确规定，医师应当坚持人民至上、生命至上，发扬人道主义精神，弘扬敬佑生命、救死扶伤、甘于奉献、大爱无疆的崇高职业精神，恪守职业道德，遵守执业规范，提高执业水平，履行防病治病、保护人民健康的神圣职责。医师依法执业，受法律保护。医师的人格尊严、人身安全不受侵犯。《医师法》第二章考试和注册明确规定，国家实行医师执业注册制度。

（一）执业地点

执业地点是指医师执业的医疗、预防、保健机构及其登记注册的地址。

（二）执业类别

执业类别是指临床、中医（包括中医、民族医和中西医结合）、口腔、公共卫生。医师进行执业注册的类别必须以取得医师资格的类别为依据。

（三）执业规则特别规定

《执业医师法》第三章明确规定的相关内容，《医师法》也在第三章执业规则中有明确规定，新增了一些条款，部分摘录如下：（1）医师实施医疗、预防、保健措施，签署有关医学证明文件，必须亲自诊查、调查，并按照规定及时填写病历等医学文书，不得隐匿、伪造、篡改或者擅自销毁病历等医学文书及有关资料。医师不得出具虚假医学证明文件以及与自己执业范围无关或者与执业类别不相符的医学证明文件。（2）对需要紧急救治的患者，医师应当采取紧急措施进行诊治，不得拒绝急救处置。（3）医师应当坚持安全有效、经济合理的用药原则，遵循药品临床应用指导原则、临床诊疗指南和药品说明书等合理用药。在尚无有效或者更好治疗手段等特殊情况下，医师取得患者明确知情同意后，可以采用药品说明书中未明确但具有循证医学证据的药品用法实施治疗。医疗机构应当建立管理制度，对医师处方、用药医嘱的适宜性进行审核，严格规范医师用药行为（新增的条款超说明书用药）。（4）执业医师按照国家有关规定，经所在医疗卫生机构同意，可以通过互联网等信息技术提供部分常见病、慢性病复诊等适宜的医疗卫生服务。国家支持医疗卫生机构之间利用互联网等信息技术开展远程医疗合作（新增的条款）。（5）遇有自然灾害、事故灾难、公共卫生事件和社会安全事件等严重威胁人民生命健康的突发事件时，县级以上人民政府卫生健康主管部门根据需要组织医师参与卫生应急处置和医疗救治，医师应当服从调遣。（6）在执业活动中有下列情形之一的（如发现传染病、突发不明原因疾病或者异常健康事件），医师应当按照有关规定及时向所在医疗卫生机构或者有关部门、机构报告。

（四）多点执业问题

多点执业是指符合条件的执业医师经卫生行政部门注册后，受聘在两个以上医疗机构执业的行为。这是根据《中共中央国务院关于深化医药卫生体制改革的意见》（中发〔2009〕6号）和《国务院关于促进健康服务业发展的若干意见》（国发〔2013〕40号）的要求而制定的政策，目的是稳步推动医务人员的合理流动，促进不同医疗机构之间的人才交流，研究探索注册医师多点执业。国家卫生计划生育委员会、国家发展和改革委员会、人力资源社会保障部、国家中医药管理局和中国保险监督管理委员会于 2014 年 11 月 5 日下发《关于印发推进和规范医师多点执业的若干意见的通知》（国卫医发〔2014〕86 号），一是明确了推进医师合理流动、规范医师多点执业和确保医疗质量安全三个总要求。二是规定了医师多点执业的资格条件，特别明确"医师参加慈善或公益性巡回医疗、义诊、突发事件或灾害事故医疗救援工作，参与实施基本和重大公共卫生服务项目，不属于本意见规定的医师多点执业"。三是规定了医师多点执业的注册管理，特别明确"医师在参加城乡医院对口支援、支援基层，或在签订医疗机构帮扶或托管协议、建立医疗集团或医疗联合体的医疗机构间多点执业时，不需办理多点执业相关手续"。

《医师法》继续沿用了《执业医师法》的有关内容，在第二章考试和注册中明确规定，医师在两个以上医疗卫生机构定期执业的，应当以一个医疗卫生机构为主，并按照国家有关规定办理相关手续。国家鼓励医师定期定点到县级以下医疗卫生机构，包括乡镇卫生院、村卫生室、社区卫生服务中心等，提供医疗卫生服务，主要执业机构应当支持并提供便利。卫生健康主管部门、医疗卫生机构应当加强对有关医师的监督管理，规范其执业行为，保证医疗卫生服务质量。

近年来，各省、自治区、直辖市的卫生健康行政管理部门也陆续制定了医师多点执业的相关管理规定或实施方案。

（五）规范医师执业活动

国家卫生计划生育委员会根据《执业医师法》，于 2017 年 2 月 28 日发布《医师执业注册管理办法》（国家卫生和计划生育委员会令第 13 号），自 2017 年 4 月 1 日起施行。执业医师的注册地点为省级行政区划，执业助理医师的注册地点为县级行政区划，实现"一次注册、区域有效"。医师在医疗、预防、保健机构执业以合同（协议）为依据，确定一家主要执业机构进行注册，其他执业机构进行备案，执业机构数量不受限制。在第四章第二十条规定："医师承担经主要执业机构批准的卫生支援、会诊、进修、学术交流、政府交办事项等任务和参加卫生计生行政部门批准的义诊，以及在签订帮扶或者托管协议医疗机构内执业等，不需办理执业地点变更和执业机构备案手续。"

《医师法》在第二章考试和注册中明确规定，医师变更执业地点、执业类别、执业范围等注册事项的，应当依照本法规定到准予注册的卫生健康主管部门办理变更注册手续。医师从事下列活动的，可以不办理相关变更注册手续：参加规范化培训、进修、对口支援、会诊、突发事件医疗救援、慈善或者其他公益性医疗、义诊；承担国家任务或者参加政府组织的重要活动等；在医疗联合体内的医疗机构中执业。

三、医师执业范围的法律规定

按照《执业医师法》要求，卫生部、国家中医药管理局于 2001 年 6 月 20 日下发的《关于下发〈关于医师执业注册中执业范围的暂行规定〉的通知》（卫医发〔2001〕169 号）的附件 1 中，对医师执业注册中执业范围有明确规定。

（一）执业范围

临床类别医师执业范围：（1）内科专业；（2）外科专业；（3）妇产科专业；（4）儿科专业；（5）眼耳鼻咽喉科专业；（6）皮肤病与性病专业；（7）精神卫生专业；（8）职业病专业；（9）医学影像和放射治疗专业；（10）医学检验、病理专业；（11）全科医学专业；（12）急救医学专业；（13）康复医学专业；（14）预防保健专业；（15）特种医学与军事医学专业；（16）计划生育技术服务专业；（17）省级以上卫生行政部门规定的其他专业。

口腔类别医师执业范围：（1）口腔专业；（2）省级以上卫生行政部门规定的其他专业。

公共卫生医师执业范围：（1）公共卫生类别专业；（2）省级以上卫生行政部门规定的其他专业。

中医类别（包括中医、民族医、中西医结合）医师执业范围：（1）中医专业；（2）中西医结合专业；（3）蒙医专业；（4）藏医专业；（5）维医专业；（6）傣医专业；（8）省级以上卫生行政部门规定的其他专业。

医师进行执业注册的类别必须以取得医师资格的类别为依据。医师依法取得两个或两个类别以上医师资格的，除以下两款情况之外，只能选择一个类别及其中一个相应的专业作为执业范围进行注册，从事执业活动。医师不得从事执业注册范围以外其他专业的执业活动。一是在县级及县级以下医疗机构（主要是乡镇卫生院和社区卫生服务机构）执业的临床医师，从事基层医疗卫生服务工作，确因工作需要，经县级卫生行政部门考核批准，报设区的市级卫生行政部门备案，可申请同一类别至多三个专业作为执业范围进行注册。二是在乡镇卫生院和社区卫生服务机构中执业的临床医师因工作需要，经过国家医师资格考试取得公共卫生类医师资格，可申请公共卫生类别专业作为执业范围进行注册；在乡镇卫生院和社区卫生服务机构中执业的公共卫生医师因工作需要，经过国家医师资格考试取得临床类医师资格，可申请临床类别相关专业作为执业范围进行注册。

在计划生育技术服务机构中执业的临床医师，其执业范围为计划生育技术服务专业。在医疗机构中执业的临床医师以妇产科专业作为执业范围进行注册的，其范围含计划生育技术服务专业。

根据国家有关规定，取得全科医学专业技术职务任职资格者，方可申请注册全科医学专业作为执业范围。

《医师法》第二章考试和注册中明确规定，取得医师资格的，可以向所在地县级以上地方人民政府卫生健康主管部门申请注册。医疗卫生机构可以为本机构中的申请人集体办理注册手续。医师经注册后，可以在医疗卫生机构中按照注册的执业地点、执业类别、执业范围执业，从事相应的医疗卫生服务。医师经相关专业培训和考核合格，可以增加执业范围。法律、行政法规对医师从事特定范围执业活动的资质条件有规定的，从其规定。经考试取得医师资格的中医医师按照国家有关规定，经培训和考核合格，在执业活动中可以采用与其专业相关的西医药技术方法。西医医师按照国家有关规定，经培训和考核合格，在执业活动中可以采用与其专业相关的中医药技术方法。

（二）临床类别相关专业划归"先粗后细"的处理原则

《关于下发〈关于医师执业注册中执业范围的暂行规定〉的通知》（卫医发〔2001〕169号）的附件2解释了需要遵循的几个处理原则，执业医师和执业助理医师资格准入后的基本执业范围，设定执业范围的专业相对较粗，有些更细的专业分类可以随着专科医师制度的完善后再予以解决。为此，对《关于医师执业注册中执业范围的暂行规定》的临床类别相关专业划归进行了具体说明：（1）内科专业含老年医学专业、传染病专业；（2）外科专业含运动医学专业、麻醉专业；（3）妇产科专业含妇女保健专业；（4）儿科专业含儿童保健专业；（5）精神卫生专业含精神病专业、心理卫生专业；（6）医学影像专业含核医学专业；（7）肿瘤专业可按所从事具体业务工作注册相关专业，如内科专业、外科专业作为执业范围；（8）职业病专业含放射病专业。

（三）不属于超范围执业的情况

不属于超范围执业的界定。按照卫医发〔2001〕169号文件附件1的第五条规定，医师注册后有下列情况之一的，不属于超范围执业：（1）对患者实施紧急医疗救护的；（2）临床医师依据《住院医师规范化培训规定》和《全科医师规范化培训试行办法》等，进行临床转科的；（3）依据新版《医师法》规定，参加规范化培训、进修、对口支援、会诊、突发事件医疗救援、慈善或者其他公益性医疗、义诊；承担国家任务或者参加政府组织的重要活动等；在医疗联合体内的医疗机构中执业；（4）省级以上卫生行政部门（卫生计生部门）规定的其他情形。

疫病防控与医师执业的相关法律实施。疫病暴发后，习近平总书记亲自部署、亲自指挥疫情防控工作，坚持全国一盘棋，坚决打赢疫情防控阻击战。一是全国各地加强当地的疫情防控、临床救治等工作，通过成立会诊专家组确诊、定点医院集中治疗、危重病患者转院治疗、院内调配相关科室医务人员支持抗疫一线、指导基层医院或者医疗联合体的医疗机构救治等工作；二是通过"一省包一市"的疫情防控重大战略，全国派出了 4.26 万多名医护人员驰援湖北抗疫一线，在当地医疗卫生单位与同行们并肩作战；三是专家组成员奔赴疫病严重地区指导防控或者直接在地点医院参与危重症救治工作；四是公共卫生医师奔赴抗疫一线进行流行病学调查、指导制定疫病防控策略、环境消杀等。为此，医务人员的上述执业行为都是按照国家有关规定，并经过国家和各级党委、政府批准的，完全符合上述法律法规的规定，不属于超范围执业，不属于多点执业。令人欣慰的是，他们的医者仁心、勇敢逆行、责任担当的职业精神以及具备的医学素养、专业水准，深受人民群众的广泛好评。

（四）非法行医与非法行医罪的法律界定

世界各个国家或地区的法律对行医都有严格要求，不按相关法律法规要求或者未取得相关医师资格、不进行医师执业注册就行医，均属于非法行医行为，严重的甚至犯非法行医罪。

非法行医行为是指非法主体擅自实施医疗业务，运用医学专业知识和专业技能为就诊人消除或缓解疾病、减轻身体痛苦、消除或者减轻其对药物或者毒品等的病态依赖、延长生命、改善身体功能与外观、矫正畸形或者帮助或避免生育等与就诊人的身体健康和生命安全密切相关的行为。非法行医的种类包括未取得《执业医疗机构许可证》，超范围行医或采取出租、承包经营，使用非卫生技术人员从事卫生技术服务工作，从事特定专业医疗活动未取得相应资质，未经执业注册或在非执业注册地点从事医疗卫生技术服务，其他情况等。

依据《最高人民法院关于审理非法行医刑事案件具体应用法律若干问题的解释》，未取得医生执业资格的人擅自从事医疗活动的行为主要有以下四种情形：一是未取得或者以非法手段取得医师资格从事医疗活动的；二是被依法吊销医师执业证书期间从事医疗活动的；三是未取得乡村医生执业证书，从事乡村医疗活动的；四是家庭接生员实施家庭接生以外的医疗行为的。情节严重：一是造成就诊人轻度残疾、器官组织损伤导致一般功能障碍的；二是造成甲类传染病传播、流行或者有传播、流行危险的；三是使用假药、劣药或不符合国家规定标准的卫生材料、医疗器械，足以严重危害人体健康的；四是非法行医被卫生行政部门行政处罚两次以后，再次非法行医的；五是其他情节严重的情形。

根据《中华人民共和国刑法》第三百三十六条规定，非法行医罪是指未取得医生执业资格的人非法行医。情节严重的，处三年以下有期徒刑、拘役或者管制，并处或单处罚金；严重损害就诊人身体健康的，处三年以上十年以下有期徒刑，并处罚金；造成就诊人死亡的，处十年以上有期徒刑，并处罚金。

非法行医行为与非法行医罪的区别主要在于行为情节上严重程度不同。情节较轻、造成的影响较小的大多都是非法行医行为，会有一定的行政处罚，如取消行医资格，或承担一定的民事责任等；而非法行医罪则是后果比较严重，需要进行刑法处罚。

四、护士执业注册的相关法律法规

近 10 年来，尤其是党的十八大以来，在社会各界的共同努力下，关心、支持和爱护护士队伍的社会氛围逐步形成，护士队伍得到稳定发展，护理事业量质同升，2020 年末注册护士已达 470.9 万人。国家卫生健康委员会 2022 年 5 月 11 日就党的十八大以来护理事业发展成效举行的新闻发布会介绍，护理工作是卫生健康事业的重要组成部分，护士队伍是卫生健康战线的重要力量，对实施健康中国战略和积极应对人口老龄化国家战略，发挥着非常重要的作用，至 2021 年底我国护士队伍人数 10 年来增长超 1 倍，达 501.8 万人；医护比例由 1∶0.95 发展至 1∶1.17，成功扭转倒置比例。目前，每千人口注册护士人数已达 3.56 人，男性护士比例不断提升（已超过 3%）；全国护士队伍中具有大专以上学历的占比已从 2012 年的 56% 提高至 2021 年的近 80%。按照《全国护理事业发展规划（2021—2025 年）》，到 2025 年，全国护士总数达到 550 万人，每千人口注册护士数达到 3.8 人，医护比达到 1∶1.2，进一步补短板、强弱项，老年、中医、社区和居家护理服务供给将显著增加。护士为患者提供全面、全程的优质护理服务，在重大突发公共卫生事件的医疗救治中发挥重要作用，赢得了社会各界的尊重与赞誉。

（一）《护士管理办法》的主要内容

中华人民共和国成立以来，国家先后发布了《医士、药剂士、助产士、护士、牙科技士暂行条例》（政务院 1952 年发布，因各种原因而停止施行）、《关于加强护理工作的意见》（卫生部 1979 年发布）等法规、规章和文件，但由于没有建立起严格的考试、注册和执业管理制度，护理队伍整体素质难以提高，医疗质量难以保证。为加强护士管理，保护护士的合法权益，卫生部 1993 年 3 月 26 日颁布了《中华人民共和国护士管理办法》（中华人民共和国卫生部令第 31 号）（以下简称《护士管理办法》），1994 年 1 月 1 日正式实施，主要内容：（1）凡申请护士执业者必须通过卫生部统一执业考试，取得《中华人民共和国护士执业证书》（以下简称护士执业证书）。获得高等医学院校护理专业专科以上毕业文凭者，以及获得经省级以上卫生行政部门确认免考资格的普通中等卫生（护士）学校护理专业毕业文凭者，可以免于护士执业考试。（2）获得护士执业证书者，方可申请护士执业注册。护士注册的有效期为二年。未经护士执业注册者不得从事护士工作。（3）遇有自然灾害、传染病流行、突发重大伤亡事故及其他严重威胁人群生命健康的紧急情况，护士必须服从卫生行政部门的调遣，参加医疗救护和预防保健工作。

《护士管理办法》所称"护士"是法律意义上的护士，即"按本办法规定取得《中华人民共和国护士执业证书》并经过注册的护理专业技术人员"（第二条），这不同于护理职称序列中的"护士"，而是作为一个职业（护士职业）的从业人员的统称。但《护士管理办法》中的"护士"不包括助产士。

（二）《护士条例》的相关规定

为维护护士的合法权益，规范护理行为，保障医疗安全和人体健康，国务院于2008年1月31日发布了《中华人民共和国护士条例》（中华人民共和国国务院令第517号）（以下简称《护士条例》），自2008年5月12日起施行。《护士条例》是我国第一部护士行政法规，填补了我国护士立法空白，对保障护士合法权益、强化医疗卫生机构管理职责、规范护士行为，促进护理事业发展具有重要意义。

《护士条例》明确规定：（1）护士执业应当经执业注册取得护士执业证书；（2）申请护士执业注册，应当取得相应学历证书，通过国务院卫生主管部门组织的护士执业资格考试；（3）护士执业资格考试办法由国务院卫生主管部门会同国务院人事部门制定；（4）申请护士执业注册的，应当向拟执业地省、自治区、直辖市人民政府卫生主管部门提出申请，对具备本条例规定条件的，准予注册，并发给护士执业证书；（5）护士执业注册有效期为5年，护士在其执业注册有效期内变更执业地点的，应当向拟执业地省、自治区、直辖市人民政府卫生主管部门报告；（6）护士有义务参与公共卫生和疾病预防控制工作，发生自然灾害、公共卫生事件等严重威胁公众生命健康的突发事件，护士应当服从县级以上人民政府卫生主管部门或者所在医疗卫生机构的安排，参加医疗救护；（7）护士在执业活动中有"发生自然灾害、公共卫生事件等严重威胁公众生命健康的突发事件，不服从安排参加医疗救护的"等四种情形之一的，由县级以上地方人民政府卫生主管部门依据职责分工责令改正，给予警告；情节严重的，暂停其6个月以上1年以下执业活动，直至由原发证部门吊销其护士执业证书；护士被吊销执业证书的，自执业证书被吊销之日起2年内不得申请执业注册。

（三）《护士执业注册管理办法》的相关规定

为了规范护士执业注册管理，卫生部根据《护士条例》，于2008年5月6日发布了《护士执业注册管理办法》（中华人民共和国卫生部令第59号），自2008年5月12日起实施，主要内容：（1）护士经执业注册取得《护士执业证书》后，方可按照注册的执业地点从事护理工作。未经执业注册取得《护士执业证书》者，不得从事诊疗技术规范规定的护理活动。（2）护士在其执业注册有效期内变更执业地点等注册项目，应当办理变更注册。但承担卫生行政部门交办或者批准的任务以及履行医疗卫生机构职责的护理活动，包括经医疗卫生机构批准的进修、学术交流等除外。

（四）疫病防控与护士执业的相关法律实施

新冠病毒感染疫情暴发后，全国驰援湖北抗疫一线的 4.26 万多名医务人员中有 2.86 万名护士（占比近 70%）在当地医疗卫生单位与同行们并肩作战。护士的上述执业行为都是按照国家有关规定，并经过国家和各级党委、政府批准的，属于"遇有自然灾害、传染病流行、突发重大伤亡事故及其他严重威胁人群生命健康的紧急情况，护士必须服从卫生行政部门的调遣，参加医疗救护和预防保健工作""护士有义务参与公共卫生和疾病预防控制工作，发生自然灾害、公共卫生事件等严重威胁公众生命健康的突发事件，护士应当服从县级以上人民政府卫生主管部门或者所在医疗卫生机构的安排，参加医疗救护"以及"护士在其执业注册有效期内变更执业地点等注册项目，应当办理变更注册。但承担卫生行政部门交办或者批准的任务以及履行医疗卫生机构职责的护理活动，包括经医疗卫生机构批准的进修、学术交流等除外"，完全符合《护士管理办法》《护士条例》《护士执业注册管理办法》的相关规定。在新冠病毒感染患者救治工作中，广大护士始终坚持把人民群众生命安全和身体健康放在第一位，无论在重症监护病区、发热门诊还是方舱医院，在救治危重症患者、增进救治效果、提高治愈率和降低病死率等方面均做出了突出贡献，用实际行动彰显了敬佑生命、救死扶伤、甘于奉献、大爱无疆的崇高精神。

（何并文　尤剑鹏）

第五章　疫病催生新时代医学教育大发展

在疫病防控中，广大医务工作者义无反顾、白衣执甲，以医者仁心谱写了可歌可泣的抗疫壮歌；医学研究和高效率科研攻关为疫情防控提供了强力支撑，医学科技的战略地位更加凸显；医学实践中医疗体系和预防体系的高度融合，为促进公众更加健康的生活方式和卫生习惯提供了重要契机，在为新时代医学教育带来新机遇的同时也提出了新要求。

第一节　加快新医科的建设与发展步伐

医学发展经历了受农业革命深刻影响的经验医学（或传统医学）时代，以及受工业革命深刻影响的科学医学（或生物医学）时代。党的十九大做出了"实施健康中国战略"的重大决策，将维护人民健康提升到国家战略的高度。在健康中国背景下，特别是随着以人工智能（AI）为代表的新科技革命的到来，医学进入受信息革命深刻影响的新医学时代。

进入新时代以来，我国医学教育的功能布局、人才结构和质量建设取得了举世瞩目的巨大成就，为"健康中国"战略的实施提供了坚实的医学人力资源保障。在疫病防控过程中，医务工作者前赴后继、齐心协力，在疫情防控大考中交出了一份份出色的答卷，使公众更加深刻地切身感受到医疗卫生事业的战略性、重要性和紧迫性，充分体现了作为推动医疗卫生事业发展动力源头的医学教育的建设发展成就，医学教育与国家安全、社会稳定和民心所向更加紧密。但疫病防控暴露出我国医学教育供给水平和支撑能力的不足，让我们重新审视医学教育的现状，倒逼医学教育必须加快建设和发展步伐，尤其是进一步加快新医科的建设与发展步伐，紧跟时代、立足一流，超前谋划、立行立改，加大学科交叉融合，以满足经济社会发展尤其是科技革命带来的医学发展新需求。

一、审视传统医学教育在疫情防控中暴露的不足

在抗疫过程中，特别是抗疫初期，医务人员在应对突发公共卫生危机中存在着明显的短板，主要有三个方面：一是临床医学人才缺乏对公共卫生专业的认识和理解，因为我国的医学教育以传统生物医学模式为基础，分基础理论、专业知识与临床实习"三段式"培养，

忽略了应急能力与公共卫生专业知识的培养。在疫病发生的早期，由于医务人员对传染病的认识程度不够、防护意识不足，在防护措施不充分的情况下，在防疫前线出现交叉感染的风险大大增加，暴露出我国现有的医学教育缺乏应对公共卫生事件的能力培养。二是公共卫生与预防医学人才的专业培养存在明显"医防脱节"现象，尤其在防疫抗病方面的实践能力较为薄弱。公共卫生与预防医学和临床医学、基础医学、护理学等学科之间的知识交叉融合不深、范围不广，与其他二级学科之间仍无高效、科学的协同育人机制，在人才培养过程中依然缺乏足够的专业化疾病防控实践能力训练。三是医学史、医学心理、医学伦理、职业精神、医事法学等相关的医学人文教育亟待增加，我们不能仅为医护人员"逆行"而感动，更需要立德树人，培养为医学事业献身的医学生。医务人员的心理健康也不容忽视，长期以来医学教育对心理健康建设重视不够，疫病的突然暴发更凸显了心理健康建设的短板。医务人员除了要梳理自身面临的压力，在抗疫前线更要担负起患者心理健康教育的任务。

二、加快新医科建设的时代背景与服务"健康中国"战略

长期以来，高层次医学人才在保护人民健康、维护社会稳定、促进经济发展等方面发挥着重要的支撑作用。新时代迫切需要建立与"健康中国"建设要求相匹配的新医科人才培养体系，体现服务国家重大战略的整体观、强化学科交叉融合的整合观和构建大医学格局的医学观，积极探索在全球工业革命 4.0 和生命科学革命 3.0 背景下的医学教育模式，实现医学从"生物医学科学为主要支撑的医学模式"向以"医文、医工、医理、医 X 交叉学科为支撑的医学模式"的转变，培养能够适应以 AI 为代表的新一代技术革命、能够运用交叉学科知识解决医学领域前沿问题的高层次医学创新人才。因此，多学科背景的复合型医学人才培养势在必行。

（一）树立服务"健康中国"战略的新发展理念

中国特色社会主义已进入新时代，习近平总书记等党和国家领导人提出一系列新理念、新思想、新观点，为我国卫生健康事业指明了前进方向。《"健康中国 2030"规划纲要》给我国医学事业发展和人才培养带来了前所未有的机遇和挑战，升级完善为更符合"健康中国"战略需求，建构具有中国特色的医学教育新形式。2018 年 4 月，教育部启动"六卓越一拔尖"2.0 版，最大的亮点是提出"新工科、新农科、新医科、新文科"的"四新"建设，提高高校服务经济社会发展能力。新医科建设要聚焦大国计、大民生，不断推进理念创新、制度创新和实践创新，实现从治疗为主到生命全周期、健康全过程的全覆盖，提升全民健康力。2018 年 10 月，教育部、国家卫生健康委员会、国家中医药管理局发布的《关于加强

医教协同实施卓越医生教育培养计划 2.0 的意见》提出，新医科作为构建"健康中国"的重要基础，要主动适应新要求，以创新促改革，以改革促发展，着力培养大批卓越医学人才。创新是新时代医学教育改革发展的生命线，发展新医科是新时代党和国家对医学教育发展的最新要求，也是直接服务于"健康中国"对医学人才队伍建设提出的新要求。从某种程度上说，新医科是顺应科技进步、产业需求、产业变革，以及中国高等教育战略改革的产物。发展新医科，要主动对接国家战略，始终坚持以人民健康为中心的核心理念，要将大健康融入医学教育各个环节和各个阶段，将人才培养的重点从治疗扩展到预防、康养，服务于生命健康的全周期与全过程。

（二）构建适应健康全过程的"大医学"发展格局

全面提升医学多样化供给能力，打破基础医学、临床医学和公共卫生与预防医学之间的壁垒，建立适应健康全过程的"大医学"格局。一方面，优化各学科知识体系，在培养临床医学、公共卫生与预防医学人才时要充分加强临床知识与公共卫生与预防医学知识体系的融会贯通，有效弥补临床医生防疫知识的缺陷和公共卫生与预防医学专业人员临床知识的漏洞。另一方面，强调基础医学、公共卫生与预防医学和临床医学的信息与研究的双向循环，推动医学与护理学、药学的有机融合，将实验室成果应用于临床，转化为防疫医药产品和诊疗技术；通过临床观察分析为基础医学和预防医学提供思路，指导实验与开发的过程，相辅相成，迅速建立科研发现和患者之间的有效联系，促使研究成果快速转化为临床治疗的有效方法。强化传统医学和现代医学的专业交叉，构建优势互补的中西医结合防控体系，为大众健康服务。

（三）推进新医科建设的多学科交叉融合创新

与传统医科不同，新医科是指新兴智能医学，即传统医学与机器人、AI、大数据等进行融合。新医科建设应紧密结合物联网、AI、大数据、5G 为代表的科技革命成果，紧密对接精准医学、转化医学、智能医学等新理念，形成医学新专业。新医科建设既要注重对现有医学培养体系的升级，又要大力促进医学与多学科的交叉融通，前瞻性探索和实践"医学 +"复合型人才培养改革，加强医学人才培养过程中医学生理学、工学、理学基础，加强前沿科技学科知识的学习，将大数据分析、医用机器人技术等医工、医理交叉知识融入医学人才培养体系，建立多层次、多领域、多学科背景的培养体系和项目平台，培养精医学、懂科技、引领时代的卓越医学人才。

世界高等教育也正处于深刻的根本性变革之中。面对着人类对健康医疗的新需求和对疾病谱的新认识，面对人类生命信息的解读、生命奥妙及人脑奥秘的揭示等，越来越需要医、数、理、工、文等多学科知识的综合应用，疾病预防、诊疗过程中对信息科学、AI、计算机技术、移动通信技术、医疗大数据等相关科学技术的依赖日益凸显。因此，在生物 - 心理 - 社会医学模式中融入技术（工程）元素已引起了有关学者的重视与关注。

三、加快新医科建设在疫病防控中的初步实践

在新冠病毒感染疫情暴发后，国内外的相关机构对疫情发展予以动态监测并及时公布，新医科建设理念和初步实践发挥了重要作用。我国利用大数据技术梳理感染者的生活轨迹，追踪人群接触史，成功锁定感染源及密切接触人群，生成健康码，为疫情防控提供宝贵信息。北京大学、西安交通大学、南京医科大学以及香港大学等研究团队运用大数据技术搭建疫情传播模型，基于已感染病例、感染患者增速、感染区域、区域交通网格等因素，利用人工智能技术对病毒的传染源、传播速度、传播路径、传播风险等进行评估、预测。湖北医疗物资需求信息平台将医疗资源需求按照城市、医院、类别等维度分类呈现，通过数据抓取等技术手段，展示需求物资名称、需求数量、联系方式及物资运输方式等信息，并支持信息查询，同时在后台统计整体需求数据，实时更新，提升资源调配机构及捐赠者的信息获取速度，提高资源配置效率，也可帮助有关部门预测未来资源需求情况，科学筹划下一阶段资源供应及调配。美国约翰斯·霍普金斯大学采用半自动化的实时数据流，建立起交互式基于网络的信息数据库，包括疫情世界地图、死亡和治愈的人数，成为抗疫的重要数据依据。

中国工程院院士钟南山的团队与中国科学院沈阳自动化研究所联合发起的新型智能化咽拭子采样机器人系统研究，采用蛇形机械臂、双目内窥镜、无线传输设备和人机交互终端，以远程人机协作的方式，可以轻柔、快速地完成咽部组织采样任务，降低了医护人员感染病毒的风险。医工结合、医理结合等交叉学科知识的综合应用在新冠病毒感染疫情防控中起到了重要作用。

在新冠病毒感染疫情防控中，中医药治疗对轻症、重症均效果明显。这让我们看到深入推进中西医结合防治，充分发挥中医辨证论治优势和西医抗病毒、呼吸支持等治疗优势，发挥两种医学的叠加效应，减少并发症，降低病死率的重要意义。充分利用中华民族的历史瑰宝，持续发扬中医药"传承精华，守正创新"的优势，将中医药教育充分融入现代医学的教育体系。

（高　翔　何并文）

第二节　强化灾难医学的理念与实践

灾难伴随人类历史，救灾能力反映政府的国际形象，灾难医学发展程度折射出医疗卫生部门主动面对灾难的意识。近年来，国际上灾难医学相关人员已经由最初的急救医师和麻醉医师扩大到包括公共卫生组织与管理、医护、军事医学、警察、消防人员等社会各种减灾力量。灾难医学的发展也从单纯的学术研究演变成一些国家的政府行为。据了解，我国目前共有4类11支国家级卫生应急队伍，但专业灾难医学救援人员依旧短缺。灾难医学对我国来说还是一个新兴学科，在全国范围内尚未真正普及。因此，建立灾难医学救援人员培训、教育体系迫在眉睫，在高等医学教育中强化灾难医学的理念与实践，作为新时代医学教育改革的方向之一。

一、灾难医学的概念、目标和内容

WHO对灾难的定义是突发事件造成伤患的数目与治疗所需的医疗资源失衡的情形。灾难分为自然灾难、人为灾难、复合型灾难三大类。自然灾害多为地质或气象的灾难，人为灾难包括交通事故、安全生产事故、核及辐射事故、恐怖事件、生物事件、化学事件、群体性事件、煤气／电力事故、复杂人道事件、火灾等。灾难具有突发性、群体性、快速传播、破坏性和复杂性的特点。根据《中华人民共和国突发事件应对法》，对需要采取应急处置措施予以应对的突发事件分为自然灾害、事故灾难、公共卫生事件和社会安全事件四大类。按照社会危害程度、影响范围等因素，自然灾害、事故灾难、公共卫生事件分为特别重大、重大、较大和一般四级。

灾难医学的概念最早于1955年提出，经历半个多世纪的发展，已成为一个全球性的社会医学问题。灾难医学是研究在各种自然灾害和人为事故所造成的灾害性损伤条件下实施紧急医学救治、疾病防治和卫生保障的科学。简单来说，灾难医学是研究如何减少灾难所引起的负面健康效应的科学。灾难医学的目标包括三个方面：一是预防或减少灾难引起的人员死亡和残疾；二是为灾难受害者提供即时、有效的医疗卫生帮助；三是帮助灾区卫生系统和卫生能力快速、稳定地恢复重建。

作为医学的一个重要分支，灾难医学的内容不仅是建立医疗团队和现场救治，也包括建立快速医疗实验室、向公众普及防灾、预防重大传染病疫情、自救、预防疾病的知识等。灾难医学拓展了灾难现场紧急救援的范围，由救援的前、中、后三部分链环共同构成的一个整体灾难救援系统，是一个环环相扣的医学救援链环，是医学救援战略观的重要组成部分。灾难医学走向灾前、灾中、灾后长期的医学、社会、人文系统的防控与干预，与急诊医学密切相关，涉及较大或重大灾难时，又与人道救援医学发生很大关联。国际医学界认为，急诊医学、灾难医学、人道救援医学在灾害的应对准备和救援工作等方面三位一体，各有侧重，相辅相成；灾难医学具有学科交叉、社会协作和国际合作等三大特性。

二、我国灾难医学教育培训薄弱

欧美等发达国家已相继成立了全国性灾难医学学术组织和灾难医学救援中心，进行广泛的理论与实践探索，开展不同程度的灾难医学外科救援教育和训练活动。1976 年，由 7 个国家的急救与重症监护医生在日内瓦成立了"美因茨俱乐部"，成为世界上首个专门研究和探讨急诊医学与灾难医学的学术机构，后改名为"国际急救与灾难医学联合会"。 美国 85% 以上的综合性医院已建成与国家紧急事件指挥系统相对应的医院紧急事件指挥系统，并制定配合定期进行一定规模演练、有针对性的紧急事件应急预案。为加快建设具有中国特色的灾难医学体系，中华医学会灾难医学分会于 2011 年 12 月在上海正式成立，标志着我国灾难医学学科的建立与灾难医学事业的起步。除了业内救援专家，卫生应急部门、城市减灾防灾委员会、地震局急救中心、灾难医学救援设备企业以及一些媒体人员也参与其中，以便及时向公众传达正确信息，对灾难医学救援预案、救援体系和转运体系的构建与实施，以及灾难医学内涵发展和队伍建设均有很大的促进作用。中华医学会灾难医学分会于 2018 年 5 月在成都成立中国灾难预防应急联盟，由中华医学会、中国研究型医院学会、中国医师协会、中国医学促进会、中国生命关怀协会、中国健康管理协会、中国老年保健协会、全国卫生企业产业管理协会、中国中西医结合学会、中关村精准医学会等全国卫生系统 10 家一级学会组成。

近年来我国许多突发公共卫生事件，特别是重大传染病疫情，包括 SARS、人感染高致病性禽流感、甲型 H1N1 流感、MERS 等，暴露了我国公共卫生机制在应急能力上的短板和不足、大众对重大灾难防范意识的淡漠以及医疗机构自身应对灾害的能力不足，更暴露了我国在灾难医学教育培训方面的诸多薄弱环节。目前，我国医院的大部分医务人员都没有接受过正规的灾难医学教育，对灾难医学的基本知识知之甚少，甚至缺乏了解。由于对灾难医学知识重视不够，学生也较少涉及课外有关的知识。至今我国灾难医学教育尚未形成系统教育机制，学生从小学到大学，未真正接受过灾难医学救援知识的教育。在学校教育上，我国针对临床医学、护理学、检验医学等医学本科生的灾难医学外科救援教育体系尚处于探索期，只在部分医学院校内开设了灾难医学的相关讲座，尚无完善的课程体系，无法培养大批的高素质灾难医学专业人才，远远不能满足我国的重大灾难救援工作，也无法满足我国灾难医学外科救援体系建设的需要。而一些发达国家早在 10 年前就在大学选修课程中增加有关灾难医学的知识，并设置专项课程。

三、加强灾难医学的系统教育培训

应充分利用现有的医学教育资源，加强学校灾害救援知识的教育培训。中小学校要设立常识性应急救援知识课，培养其应急救援意识。高等学校要设立灾难医学专业相关的课程和实训，加强学生对灾害救援知识的了解，为将来进行相关工作打下基础。医学生要进行灾难医学救援知识的规范性学习，针对各种常见的灾难如地震、火灾、重大传染病疫情的紧急医学救援和应急处置等进行系统培训，使其掌握处理各种卫生应急的基本技能，提高其医疗救援水平、卫生防疫应急处理和反应能力，为社会培养灾难医学专业救援和应急处置的专业队伍。值得可喜的是，同济大学于 2008 年成立了我国第一个急诊与灾难医学系，至今已逐步完善人才培养体系和课程架构。与传统临床医学教育不同的是，医学生除接受传统临床培训外，还要懂得现代灾难医学救援的科学知识和基本技能，并亲赴灾难地进行救援演练。随后，国内也陆续编辑出版了《急诊与灾难医学》专著或教科书，丰富了课程内涵。

由于灾难医学教育是一门实践性较强的课程，在专业理论知识培训的基础上，需要进行实地模拟灾难医学救援训练。应选取典型性、代表性的案例作为情景模拟的主体，利用案例的新鲜感和趣味性，学生在场景中运用相关知识，在场景教学的不同阶段，在教师有意识的引导下掌握灾难医学相关的理论知识，锻炼实践操作能力。情景模拟训练还可以帮助学生建立遇事冷静沉着，理智分析和从容应对的良好心理素质，为将来走向灾难救援现场做好准备。

（李　海　何并文）

第三节　加快医学教育培养模式的革新

中华人民共和国成立 70 多年来，医学教育功能布局逐步优化，医学人才供给规模持续扩大，质量建设取得了长足进步，为"健康中国"战略提供了坚实的医学人力资源保障。但同时我们也要看到，在疫病防控过程中暴露了我国现行医疗卫生资源和医学教育培养的不足，加快现行医学教育模式的革新发展是必然趋势。

一、疫病情况凸显我国医疗卫生资源存在的短板与不足

（一）我国医护资源不协调、不均衡

在疫病防控中凸显了我国医护资源的不协调，各省（自治区、直辖市）之间、城乡之间的发展水平差异明显，以及拔尖创新医学人才供给匮乏等诸多问题。在全国支援湖北的

4.26 万多名医疗队员中，各地派出的医护人员与医护资源有紧密联系，派出医护人数超过 2 000 人的省份有江苏、广东、辽宁和浙江 4 个，超过 1 000 人的有山东、上海、重庆等 10 多个省（直辖市），而中西部地区家底相对单薄，派出的医护人数相对较少。

医师群体"两级分化"现象明显，即中心城市和三级医院相对集中，广大城乡基层地区的医师数量"捉襟见肘"。各地基本依靠三甲传染病医院对感染者进行收治，在一些城乡基层地区缺乏有效的医疗资源，当疫病暴发时，医疗资源轻易被击穿，无法提供其他基本医疗服务。截至 2018 年底，在我国幅员辽阔的基层地区，乡村医生和卫生员为 90.7 万人，所占比重少于医生总数的 1/5，且呈持续下降态势。其中，农村每千人口医师数为 1.8 人，仅为城市每千人口医师数的 45%。受传统的计划招生制度影响，拔尖创新医学人才的培养主要依靠"双一流"建设高校医学院和 3 所军医大学，一些偏远地区的高校因师资力量薄弱、经费投入不足等，无法培养或者只能培养很少的医学博士人才，在一定程度上影响了这些地区的医师资源的积累。

（二）我国财政投入仍然不足

各种疫病折射出政府财政投入不足的问题，影响我国医疗卫生事业的发展。据统计，2018 年我国医疗卫生支出占政府总支出的 7.07%，而美国、日本和新加坡的医疗卫生支出占政府总支出的比重分别为 24.44%、19.80% 和 13.47%。同时，我国卫生总费用占 GDP 的比重仅为 6.2%，且处于相对落后状况；而澳大利亚、加拿大的医疗卫生总费用占 GDP 的比重为 8% ～ 10%，美国则达到 17.8%。政府对医学院校人才培养的经费投入不足，部属高校和地方高校之间经费差距较大，据《中国教育经费统计年鉴 2018》报告，2017 年部属高校生均教育经费支出的公用部分约 2.9 万元，而地方高校只有 1.4 万元，并且医学院校办学经费往往是将教学、科研与学科等诸多专项经费一起拨付，没有体现医学类专业办学成本高和医学类生源特殊的差别。

（三）我国现有医学教育课程系统性安排不够

对公共卫生体系的规划建设重视不够。在临床医学专业中安排公共卫生相关课程的比例较低，导致公共卫生学科发展明显弱化，与临床脱节。在新冠病毒感染疫情暴发早期，由于临床医务工作者对传染病的认识程度不够及应急防护意识不到位，应对突发公共卫生事件能力的培养不够，医护人员出现感染和伤亡令人痛心疾首。公共卫生与预防医学人才的专业培养也存在明显的"医防脱节"现象，与其他医学学科专业之间的知识交叉融合不深，仍无高效、科学的协同育人机制，临床数据无法及时用于抗疫研究。学科发展缺乏平衡，当面临专业细化时，急诊科、麻醉科、重症医学科、感染科和儿科等成为许多医学生不愿意选择的学科，当疫情来临时需要大量的急诊、重症和感染科的医护人员，而这些科室的医护人员较为紧缺，为疫情防控增加了一定难度。现行医疗制度存在的短板与不足，促使我们对服务于医学的源头——高等医学教育进行反思与革新。

二、疫病加快我国高等医学教育的反思与革新

（一）我国高等医学教育的规模与培养体系

构建全世界最大规模的医学教育体系。2016年，全国举办医学教育的高等医学院校922所、中等学校1 564所，博士授予单位92个，硕士授予单位238个；在校学生总数达到395万人，其中临床类专业114万人、护理类专业180万人。全国共有14所教育机构开设了少数民族医药专业和中医专业少数民族医药方向，在校生约17万人。云南、广西、贵州等地的中医药院校先后设立中医学本科傣医、壮医、苗药等专业方向。我国医学类研究生数量稳步扩大，设有基础医学、临床医学、公共卫生与预防医学、口腔医学、药学、中医学、中药学、护理学等11个一级学科以及所属55个二级学科。2018年，我国医学专业研究生招生数达到9.5万人。2020年9月9日，李克强总理主持召开国务院常务会议，明确指出要扩大麻醉、感染、重症、儿科研究生招生规模。

持续推进医学教育模式创新。将7年制医学专业（本硕连读）调整为"5+3"一体化专业，硕士专业学位研究生教育与住院医师规范化培训有机衔接，以"5+3"（5年临床医学本科教育+3年住院医师规范化培训或3年临床医学硕士专业学位研究生教育）为主体、"3+2"（3年临床医学专科教育+2年助理全科医生培训）为补充的临床医学人才培养路径已基本形成，中国特色标准化、规范化医学教育体系已基本建立。中医药教育得到传承与发展，积极推进中医药师承教育制度建设和具有中医药特点的毕业后教育、继续教育体系建设，为构建我国独具特色的医学人才培养体系发挥了重要作用。医学人才培养结构更加优化，多类型人才培养模式改革取得积极进展。

实施卓越医生教育培养计划。支持近200所高校开展不同类型人才培养改革试点，改革取得阶段性成果。重点加强了紧缺人才培养，将儿科学专业人才培养前移，扩大精神医学专业布点，加快培养妇产、助产、老年医学、康复治疗、养老护理、健康管理等方面专门人才。医学教育区域协调发展取得新进展，加强了对西部少数民族地区医学教育的支持力度，教育部、国家卫生健康委员会分别与省级人民政府共建新疆医科大学、西藏大学医学院、广西医科大学等，国家中医药管理局与广西壮族自治区人民政府共建广西中医药大学，在人才培养、科学研究等方面给予政策倾斜。

吹响新医科建设冲锋号。天津大学与天津医科大学依托地缘优势开展联合培养模式，

开设全国首个智能方向的医学类本科专业；北京大学、上海交通大学、中山大学、厦门大学、郑州大学等"双一流"建设高校依托精准医学研究机构，重点培养具有临床转化应用能力的复合型医学人才。

（二）加快我国医学教育培养模式的革新发展

扩大医学教育范围与质量，倾力培育拔尖创新型医生。改革大学医学专业的招生、培养与就业机制，适度扩大医学专业招生规模。探索创新型新医科人才培养模式，推进医学人才的分层次培养模式改革，建立区域内大学面向各级医疗单位与各类公共卫生岗位的医生人才定向招生与就业相互贯通的培养制度。增加医学生在发热门诊及传染病院实习的机会。

提升医学人才的多样化供给能力，建立适应健康全过程的跨专业与跨行业的"大医学"教育模式。逐渐将相互独立的分学科专业课程融为一体，调整与优化临床医学、公共卫生与预防医学等专业的主干课程体系，在临床医学专业的必修课程中增加公共卫生与预防医学内容的辅修课程模块及其学时学分比重，丰富公共卫生与预防医学专业的临床医学领域通识课程，提倡临床医生报考公共卫生与预防医学第二学士学位，可有效弥补临床医学教育防疫知识的盲区和公共卫生与预防医学教育的临床知识"漏洞"。加强传染病防护教育，进一步增加临床技能训练，面对紧急情况可迅速做出正确应对。要保护医学学科的完整性、独立性，建立医学教育科学、理性、完善的顶层设计，健全全学科医学人才培养体系，加强对一些紧缺学科（如感染、病理、麻醉等）的人才培养力度。

加快医学教育培养模式革新，重视培养学生的科研能力。在抗击疫情过程中，除奋战在一线的医务人员外，还有一群在实验室埋头工作的医学科研工作者，他们为分离毒株、检测核酸及早日研制出疫苗而日夜奋战。注重基础医学、临床医学、公共卫生与预防医学在科研领域的相互转化和课程整合，培养学生的探索能力和创新精神。同时，要加强医学人文教育和中西医共同进取精神的教育。

（高　翔　何并文）

第四节　强化公共卫生人才培养模式的改革

疫病暴发流行不仅暴露出临床与护理人才短缺，而且公共卫生与预防医学专业人才缺口更加严重。全国两会期间有委员呼吁，要重视建立完善的公共卫生体系，加强公共卫生学科专业人才培养。

一、我国公共卫生人才队伍的现状与不足

（一）公共卫生专业人员不断外流，处于逐步萎缩状态

据统计，2017 年我国每千常住人口公共卫生人员数仅有 0.61 人，缺口较大；2018 年我国执业（助理）医师队伍中，公共卫生医师只有 11.4 万人，仅占 3%，远少于口腔医师（21.7 万人）、中医医师（57.6 万人）和临床医师（270 万人）。近几年参加国家医师资格考试的临床、口腔、中医医师的人数均在增加，唯独公共卫生医师的考生持续减少。在学历结构方面，我国各级疾病预防控制中心人员中，专科学历占 54%，本科学历占 37%，具有研究生学历者仅占 7%。由于预防医学等公共卫生专业毕业生的待遇普遍不高、公共卫生人员职称晋升相对困难、成就感和社会地位较低，公共卫生专业的生源质量存在较大的问题，毕业后转行比例很高，人才流失严重。

（二）公共卫生应急管理体系队伍在数量、质量方面都存在不足

截至 2018 年底，中国各级疾病预防控制中心从业人员约 18.78 万人，即每万人口中疾病预防控制中心从业人员仅 1.35 名，约为美国的 1/5；在疾病预防控制中心卫生技术人员中，本科以上学历仅占 44.2%，高级专业技术职称仅占 12.5%。由于传染病的突发性特点，疾病防控体系在无疫情时会长时间处于"待命"状态，疾病预防控制人员得不到充分锻炼，意识容易淡薄、技能容易滑坡。而医院经常高负荷工作，医护人员临床技能反复锤炼，但公共卫生知识和技能相对薄弱。国家对公共卫生执业医师处方权的限制，使其无法接触临床工作。在新冠病毒感染疫情发生早期，临床医生从个案诊治中已经隐约感觉到问题的严重性及人传人的可能性，但没有一支专业高效的公共卫生队伍能够第一时间深入现场，进行细致、缜密的流行病学调查和及时确诊。

新冠病毒感染疫情暴露出的公共卫生队伍整体规模不足、专业能力欠缺、专业训练不够，特别是实训方面投入较少等，究其原因，主要是全民"重医轻防"的意识还没有根本转变，居民整体的健康素养特别是传染病相关健康素养还不高，在疫情期间关注更多的是临床医护人员的救治工作。同时，也暴露出部分管理干部公共卫生素质不高，导致对疫情判断错误；基层队伍实践过少，在突发疫情中不能及时、有效进行应急处理。

二、我国公共卫生人才培养存在的主要问题

（一）高等医学教育中"重临床、轻公卫"的现象始终存在

"健康中国"战略强调，疾病预防和健康促进是最经济最有效的健康策略。但临床医学专业招生规模大、报考人数多、分数也较高；而预防医学招生规模小、报考人数少、专业

设置也相对少。从人才培养来看，我国尚未完成从以治病为中心向以健康为中心的转变。

（二）临床医学人才培养暴露出"医防分离"问题

究其根本是预防医学理念与核心能力的教育不足，公共卫生与预防医学学科发展和人才培养日趋弱化，人才培养实现路径不够清晰，医、教、研、防的一体化培养模式尚未建立，疾病预防与公共卫生领域人才培养和储备严重不足。医疗系统和公共卫生系统人才培养相互独立，不利于重大疫情中防控、治疗和科研紧密结合。临床医学和预防医学的教学交叉较少，临床医学背景学生参与公共卫生实践的机会很少。

三、后疫情时代我国公共卫生人才培养模式的思考

公共卫生和公共健康的英文均为"Public Health"，但公共卫生往往被理解为一个行业（主要指卫生健康）的概念，而不是一个社会系统的概念。"健康中国"建设需要大量高素质公共卫生人才，但现有的教育和人才供给不能适应新挑战、新要求。《全国医疗卫生服务体系规划纲要（2015—2020年）》提出，到2020年我国每千常住人口公共卫生人员数达到0.83人。如何补齐疫病暴露出来的短板与不足，增强公共卫生领域的弱项？公共卫生人才培养尤其重要。

（一）公共卫生人才培养模式的改革与创新

2020年5月全国"两会"期间，有委员提出建议，应该加大对公共卫生专业人才培养力度，并在育人质量方面狠下功夫，培养公共卫生领域卓越人才；加强复合型公共卫生人才培养，深化公共卫生专业学位研究生培养模式改革；鼓励试点本硕博连读培养公共卫生拔尖创新人才；加强面向非预防医学专业学生的预防医学教育；逐步允许并鼓励临床医学背景的专业人员获取公共卫生医师执业资格；加快形成公共卫生领域多学科背景拔尖人才汇聚的集群优势，解决生命全过程、疾病发展全过程防治结合的问题等。同时建立健全预防医学的继续教育制度，重视并发挥预防医学在继续教育中的作用，培养高素质有能力的公共卫生危机应急型医学人才；在三级医院疾病防控相关的重点临床专业，如急诊医学、重症医学、感染病学、呼吸病学、消化病学等，实行公共卫生人才预备役制度。

因此，我国可借鉴国际经验并考虑国情，以提高公共卫生与预防医学的人才培养质量为核心任务。在大力发展本科教育的同时，也要大力发展公共卫生硕士（MPH）和其他相关学科的双学位联合教育，培养交叉型和复合型人才。与公共卫生硕士交叉的学位领域包括临床医学 MD/MPH、口腔医学 DDS/MPH、文学 BA/MPH、护理学 Nursing/MPH、MPH/JD 法律、MPH/MSW 社会工作、MPH/MBA 工商管理、MPH/DVM 兽医等。

（二）行业模式向社会模式转变

当前公共卫生需从行业模式回归到社会模式。人的健康影响因素中，单纯医疗的贡献占 20%，经济社会因素、健康行为、物理环境等影响健康的社会决定因素占 80%，但很多国家往往把大部分资金投在占比 20% 的医疗上，医疗与健康脱节。"公共健康 3.0"就是赋予公共卫生机构权力，使他们有能力通过社会动员并充分利用数据和资源解决影响健康的社会、环境和经济因素，包括经济发展、教育、运输、餐饮、环境、住房、安全的社区等。公共卫生领导人不仅是政府职能部门负责人，同时还应该是所管辖地区的首席健康战略官。"公共健康 3.0"理念比较适合对重大疫情的应对，特别是地方政府卫生部门领导如何承担首席健康战略官的角色，如何与跨医疗机构以外的其他部门合作等。因此，随着公共卫生从行业模式向社会模式转变，对于培养复合型公共健康人才和首席健康战略官提出了迫切需求。

（三）需从单纯关注人的健康向关注人 – 动物 – 环境整体健康转变

"One Health"理念注重人类、动物和环境健康三方面的关联性，强调跨学科、跨部门、跨区域的合作与交流，重视环境在疫病传播过程中的作用，旨在实现人类、动物和环境的整体健康。因此，要求公共卫生专业人员、临床医生和兽医等人员之间有更多的交流与合作，要有全链条和系统性思维，以实现整体健康的目标。由于近 80% 的急性传染病来自动物，人和动物之间的关系越来越密切。未来也对如何培养符合"One Health"理念、从单纯关注人的健康向同时关注人类 – 动物 – 环境整体健康转变的公共健康人才提出了明确需求。

（四）新型生物技术和数字技术将在公共健康保障中发挥更大作用

当前，生物安全的概念已从生物防御拓展到健康安全，其中应对重大传染病（新发和突发传染病）是核心任务。疫病背后反映的生物安全问题可能重塑医疗卫生格局，例如更加重视病原检测与溯源、生物疫苗、抗病毒创新药等生物医药技术，也对健康医疗信息化的需求更加迫切。国家科技战略也提出，把生物技术作为基本技术摆在国家科技发展全局的核心位置，形成我国科技创新体系的战略布局，支撑健康中国、美丽中国、平安中国的建设发展。习近平总书记指出，要鼓励运用大数据、AI、云计算等数字技术，在疫情监测分析、病毒溯源、防控救治、资源调配等方面更好地发挥支撑作用。因此，对培养人群健康相关的疾病预防控制专家、公共卫生医生、公共卫生科学家、公共健康信息学和大数据方面的人才也提出了明确需求。

（五）重视公共卫生教育和提高人才培养质量是关键与根本

重大传染病及突发事件防控类同于军事国防，需要顶尖优秀的人才。有学者提出，可考虑把公共卫生与预防医学、临床医学、人畜共患病、环境与健康等与人群健康相关的人才统称为公共健康人才，从国家安全和全民健康的战略高度重视公共卫生与公共健康人才的培养，从全民大健康和国家安全的高度系统规划我国公共卫生及公共健康人才的教育与培养。

一是构建以公共卫生为主体，大健康为中心，覆盖院校教育—毕业后教育—继续教育全链条的公共卫生及公共健康人才培养体系。在基本原则方面，院校教育的本科生强调"核心能力"，学术学位研究生强调"创新能力"，专业学位研究生和继续教育强调"岗位胜任力"。加大投入在国家医学人才管理层面，将公共卫生医师与临床医师置于同等重要的位置，彻底改变"重治轻防"的倾向。

二是推动公共卫生与预防医学专业认证制度，建立国家标准，提高人才培养质量。由于不同大学或医学院校下设的公共卫生学院的教学培养内容不一，且不像临床医学人才培养质量与临床医师专业能力较容易受社会认同，近年来国际上一直积极推动公共卫生学院的评估和公共卫生医师的专业认证，我国可以考虑逐步推进。在毕业生资格认定方面，目前我国公共卫生学院毕业生不需要参加认证考试，就可以从事公共卫生相关工作。

三是为应对多元化健康影响因素，注重核心知识能力课程和跨领域学位课程并重。2016年《"健康中国2030"规划纲要》中对应的表述是"健康危险因素"，2019年《国务院关于实施健康中国行动的意见》将"居民主要健康影响因素得到有效控制"纳入总体目标之一。从"危险因素"到"影响因素"一词的改变，反映了我国公共卫生理念也发生了变化。国际上公共卫生教育强调MPH学位，其课程同时重视流行病学、生物统计、环境卫生、卫生政策与管理、社会行为科学五项核心知识能力，以及信息传播与大数据、领导能力、公共健康生物学、系统性思维等跨领域专业素养。以此课程培养的公共卫生人才，能了解多层面的健康影响因素，并且在面对健康问题时，可提出不同的解决方案。目前，我国公共卫生学院课程设置重预防、轻应急，重公卫专业本身、轻综合学科培养，公卫和文、理、医、工、经的融合不足。因此，现有公共卫生学院的课程设置应做调整，特别是综合大学的公共卫生学院，借助政治、社会、经济、公共管理、大数据等多学科交叉的优势，重视应急防疫方面的人才培养和双学位教育，快速培养一批既懂得公共卫生，又懂得系统防疫、应急响应的人才队伍。

四是在院校教育、毕业后教育和实际工作中加强医疗体系和疾病预防控制体系的建制性交流。医学院校应加强与疾病预防控制部门的密切合作，包括本科生、研究生培养和科学研究等方面，使临床医生具备早期发现传染病个案的能力，及早上报疾病预防控制部门并积极参与控制疫情，可避免之后多米诺骨牌式的经济社会巨大损失和后期连锁反应式的个体损失。鉴于医疗和疾病预防控制系统相互独立和缺乏建制性交流的现状，可探索设立相关的学者计划和科研项目，建立人才从医院向疾病预防控制中心流动的激励机制，促进疾病预防控制中心高素质人才储备，以在关键时刻指导医院的疫情防控工作。

五是加强对地方卫生健康管理部门负责人的疾病防控和应急防疫方面的教育培训。"公共健康 3.0"理念要求地方公共卫生领导人要成为"首席健康战略官"，疫情暴发后，作为政府管理体系中最专业的各级卫生健康管理部门干部是关键队伍，是公共卫生事件中的早期指挥主体，需要对所在地的卫生疫情有整体了解并做好防控布局，这对负责人的专业背景提出了明确要求。在推进国家治理能力现代化的背景下，让政府领导干部特别是一把手切实理解疾病预防控制，包括防控突发传染病、慢性病和环境危害，对人民健康、社会稳定和经济发展有着极其重大的意义。考虑到地方卫生健康管理部门是一种专业性极强的技术行政部门，为避免"延误战机、误判错判"，应要求公共卫生行政负责人需具有医学和公共卫生教育与实践背景。同时，建议国家层面出台具体举措，加强对地方卫生健康行政管理部门负责人在疾病防控和应急防疫方面的定期教育培训，逐步成为一种建制化的学习和培训机制，以不断强化疾病控制意识。

（马金凤）

第五节　强化全科医学人才培养的重要地位

健康是人类追求的永恒主题，保证全体公民获得质量较高、公平、可及的卫生服务是一个国家经济社会发展和文明程度提升的重要标志，更是实现经济与社会协调发展，构建社会主义和谐社会的重要内容之一。WHO 在《迎接 21 世纪的挑战》中指出，21 世纪医学发展的趋势已由"以治病为目的对高科技的无限追求"转向"预防疾病与损伤、维持和提高健康水平"。

一、全科医学是现代医学发展的必然趋势

当前医学发展有三个显著特点：一是由治疗医学转向预防保健；二是由关注人的疾病转为关注人的健康；三是在重视科技作用的同时，更加重视医学人文关怀。针对现代医学面临的诸多挑战，全科医学及与其对应的基层医疗服务体系应运而生。作为一门新兴的综合性临床医学学科，全科医学立足于社区，面向个人和家庭，提供集预防、医疗、保健、康复、健康教育、计划生育技术服务于一体的、连续性的、综合的、方便的、经济的、以人为中心的基本卫生服务，全科医学与其他临床专科医疗服务密切配合、功能互补，逐步发展成为一种世界公认的、理想的基层健康服务模式。一项关于 24 个国家的卫生保健体系效率的研究表明，已建立全科医生"守门人"制度的国家，其卫生系统整体绩效明显高于未建立

的国家，同时卫生总费用也较未建立的国家低。西方国家的医学实践已经警示我们，过于细化的专业分科并不能保证患者得到最好的医疗照顾，全科医学才是"最经济、最适宜"的医疗服务模式，成为现代医学发展的必然趋势。北京大学柯杨教授提出，全科医生队伍建设可以使我国医疗卫生重点向基层回归，医疗费用向低成本回归，医患关系向和谐回归，培养高质量的全科医生是当前医学教育改革和医药卫生体制改革的一项重点工作。

二、我国全科医学人才数量不足和质量不高并存

全科医学教育在欧美等西方发达国家开展较早，因此全科医生在医学人才队伍中占有重要地位。美国全科医生占医生总数的 34%，而英国、加拿大则高达 40%～50%。相较之下，我国基层全科医学人才数量严重不足，素质水平较低。据第四届全科医生培训峰会论坛报告，截至 2018 年底，全国经培训合格的全科医生达 30.9 万人，每万人口拥有全科医生上升至 2.2 人，但距离国家在《关于改革完善全科医生培养与使用激励机制的意见》中设定的约 40 万名全科医生的目标，尚有较大缺口，其中又以偏远地区基层卫生人力短缺为普遍存在的问题。截至 2020 年底，每万人口拥有全科医生上升至 2.9 人。但是，一支数量不足、结构不合理、素质能力偏低的基层卫生队伍，仍然无法胜任"健康守门人"的角色，无法落实医改的各项任务与目标。因此，我国全科医学教育与培训工作任重而道远。

三、我国全科医学人才培养的主要途径及不足

建立全科医生制度，为基层培养大量合格的全科医生是党中央国务院推进和谐社会建设、切实保障和改善民生的一项重大举措。现阶段我国全科医学教育以毕业后教育为主，根据医生层次的不同，主要开展了"5+3"模式即住院医师规范化培训、"3+2"模式、转岗培训、岗位培训以及成人学历教育等途径，以使全科医生在临床相关学科知识和技能，社区卫生相关知识和技能、全科医学基本理论以及综合素质方面得到全面提升。虽然各地政府、医学院校和相关医疗机构在全科医生培养模式、方法和内容上进行了广泛的探索，并取得了一定成效，但目前我国全科医生培养现状仍不尽如人意。

（一）农村订单定向医学免费本科生人才培养模式

通过相关资料的分析比较，长学制和职业准入制度是西方发达国家的全科医生培养教育体系的共性，规范的医学学历教育和严格的资格准入制度是医学教育国际大趋势。反观我国的全科医学现状，中专、职高、大专、成人教育等不同学历层次依然是全科医学教育的主流，本科学历层次以下的全科医学培养模式起点较低，与经济发展水平并不相适应，不利于保证全科医生的整体素质，容易让人认为进不了大医院的医生才做全科医生，也不

利于毕业后与国际接轨。同时，也有学者提出，为农村社区居民培养医学人才不能放低门槛、降低要求，农村居民同样有权力享受高质量的医疗卫生保健服务。尽管在全科医学概念引入我国之初的试点结果认为，5 年本科教育难以培养出真正的全科医生，但是考虑到我国紧缺全科医生，尤其是西部边远地区，也考虑到全科医生未来的发展与提高，将"教育前移"到本科阶段应该是目前既适合我国国情，又便于与国际接轨的全科医生最优培养模式。

近年来，我国本科生极少愿意留在社区卫生服务中心和乡、村两级医疗卫生机构工作。有资料表明，我国五年制临床医学专业毕业后进入社区从事全科医学工作的不足 10%，而国外医学生大部分选择全科医学专业。据《2012 中国卫生年鉴》报告，全国乡镇卫生院医疗卫生人员中具有本科学历者仅占 5.9%、专科学历者占 34.8%、中专学历者占 51.8%、高中及以下学历者占 7.5%。医学毕业生基层就业率低，对广西医科大学、桂林医学院、右江民族医学院等广西区属三所医学院临床医学本科生的抽样调查结果显示，在参与调查的 1 546 名学生中只有 7.05% 愿意到乡镇卫生院工作，8.15% 愿意到社区卫生服务中心工作，学生不愿意去基层就业的主要原因是他们认为基层医院薪酬待遇低、生活条件差、发展晋升空间小等。鉴于我国医学本科生到基层社区服务的愿望不强烈，而全科医生又存在巨大缺口的现状，许多医学院校已开展了定向式培养全科医学专业本科生（含中医学专业）。

乡镇卫生院是农村三级医疗卫生服务体系的枢纽，其卫生人力资源建设关系到我国农村卫生事业的可持续发展，卫生人才缺乏是制约我国农村卫生服务发展的主要瓶颈。2010 年 3 月，国家发展改革委等六部委联合印发了《以全科医生为重点的基层医疗卫生队伍建设规划》，提出国家实施农村订单定向医学生免费培养重点项目，为中西部地区乡镇卫生院培养全科医生。2012 年 5 月，卫生部、教育部决定共同实施"卓越医生教育培养计划"，提出进行"农村订单定向免费本科医学教育人才培养模式改革试点"，深化人才培养模式改革，着力增强基层全科医学人才队伍稳定性。2015 年，教育部等六部门下发《关于进一步做好农村订单定向医学生免费培养工作的意见》，重点是为乡镇卫生院及以下的医疗卫生机构培养从事全科医疗的卫生人才。农村订单定向医学免费本科生的就业方向明确，就业思想稳定，有利于缓解农村基层全科医学人才匮乏的状况；医学院校教学力量雄厚，教学经验丰富，开展全科医学教育具有得天独厚的优势；政府有效实施相关激励和规范政策，使有限的资源得到最大化利用，农村订单定向免费本科医学教育必将成为新医改背景下我国高等医学教育解决基层医疗卫生人才匮乏的破题之举。

（二）"5+3"模式暨全科医生规范化培训模式

培训起点为 5 年本科毕业的医学生，通过 3 年的全科医学规范化培训（含 26 个月的临床各科轮转，3 个月的理论学习，7 个月的社区全科医疗诊所实习），考核合格后获得合格证书，成为社区卫生服务的骨干，这是与国内住院医师规范化培训同步、与国际全科医生培养接轨的培养途径，可保证全科医生培养的科学性和规范性。但该模式也存在不足：目前仅有部分省、自治区、直辖市开展了规范化培训试点工作，培养规模有限；准入门槛高，培养全科医生周期较长，招生情况面临窘境，政府和社区卫生机构难以承担培养费用，培养出来的医学生有部分缺乏服务基层农村社区的意愿与行动，"下不去"的问题仍较为严重。

（三）"3+2"培养模式

培养合格的助理全科医生。鉴于农村基层非常缺乏全科医生的实际情况，以及"5+3"模式培养出来的全科医生还不能大批进入农村基层医疗卫生机构的现实，"3+2"模式在当前和今后一定时期内将是农村基层全科医生培养的重要渠道之一。但该模式也存在不足：专科学历的资格准入过低，将全科医生培养定位成了一种高等职业教育，虽然解决部分"下得去"的问题，却解决不好在基层"受欢迎"的境遇，全科医生仍然处于低学历、低水平、难持续的老路上。

（四）岗位培训和转岗培训模式

对从事或即将从事社区卫生服务工作的执业医师，采取脱产或半脱产的方式进行培训，以提高基本医疗和公共卫生服务能力为主的全科医学教育。在社区卫生服务开展的初期，这种"快速充电"式的培训方式培养周期短、见效快、可操作性强，有力地推动了社区卫生服务的发展。但该模式也存在不足：由于社区医师数量有限，且绝大多数都是在职培训，工学矛盾突出；参训人员起点低，水平参差不齐，以此为基础培训的全科医生在一定程度上不能改变基层医疗人员学历层次低的状况；受传统培训观念和模式的制约，培训课程的针对性不够强，授课仍采用传统的灌输式教学方式，教学内容缺乏针对性、实用性。以北京市 2010 年参加全科医生转岗培训学员为例，40% 的受训人员认为单位工作紧张，人员离不开，39% 的人认为参加转岗培训影响工资收入，68% 的人认为培训时间太短，学不到多少东西；此外，还有人认为培训中缺乏实践（占 35%），安排相关培训的项目少（占 31%），培训重点不突出（占 30%）等。

（五）成人学历教育培养模式

主要是对现有基层医疗卫生服务岗位的临床医生进行全科医学本科或大专学历的教育培养。但该模式也存在不足：现行成人教育管理体制、师资队伍、生源质量、教材以及实践环节严重影响成人教育质量；基层全科医生队伍学历层次结构未能从根本上得到改变；未接受系统化、规范化的培训，注重的是学历提升而实际全科医生业务能力的提高有限，出现能力"难胜任"的问题。

由此可见，现行的全科医生培养模式还不能完全改善农村社区卫生人才短缺、总体素质不高，特别是全科医学人才严重匮乏的现实状况。2020年9月9日，李克强总理在国务院常务会议上指出，首先应优化医护人才培养结构，加快培养防治结合的全科医学人才，医学院校要普遍开展面向全体医学生的全科医学教育，逐步扩大服务基层的定向免费全科医学生培养规模，中央财政继续支持为中西部乡镇卫生院培养本科定向医学生。目标已定，我们要因地制宜、勇于创新，积极探索出一条符合国情的、具有中国特色的农村社区全科医学人才培养途径是当前一项迫切任务。

（马金凤）

第六节　强化中医药抗疫史学的教育

习近平总书记多次强调，打赢疫情防控人民战争要强化中西医结合，促进中医药深度介入诊疗全过程，及时推广有效方药和中成药。在新冠病毒感染疫情防控中，中医药参与面之广、介入度之深、关注度之高，是中华人民共和国成立以来前所未有的，所取得的显著效果也是举世瞩目的。

一、从实践经验中形成中医药防治疫病系统理论

人类和瘟疫的斗争从未停止。翻看中医药发展史，我国几千年来与瘟疫的对抗中，诞生了一批批名医，他们的经验世代传承而形成了系统的防治理论。现代医学的传染病，在中国古代称疫疠、天行、时行、瘟疫等，具有传播迅速、传染性强、病情严重、病死率高的特点。疫病在我国自古有之，且危害不小。据《中国疫病史鉴》记载，自西汉以来的2 000多年中，中国先后发生过321次流行疫病，由于中医的有效预防和治疗，在有限的地域和时间内控制住了疫情蔓延，中国历史上从未出现过类似西班牙大流感、欧洲黑死病、全球鼠疫造成数千万人死亡的惨剧。新冠病毒感染根据其发病特点，属于中医学疫病、瘟疫范畴，是具有流行性与传染性的一类疾病。中医药防治疫病、瘟疫已有2 000多年历史，积累了丰富的经验，经历代医家的实践与发展，已基本形成了一套有效而独特的疫病防治理论和方法。

两汉时期是古代记录中瘟疫最多的时期，东汉张仲景的《伤寒杂病论》、唐代孙思邈的《千金方》、清代江苏名医吴鞠通的《温病条辨》及叶天士的《温热论》等经典名著，系统

总结了中医药防治传染病的基础理论、临床实践、方剂药物和技术方法，凝结了古人对疫病防治规律不断探索、思考、总结的智慧。如新冠病毒感染疫情发生后，国家中医药管理局推荐的"清肺排毒汤"，就是由"医圣"张仲景的《伤寒杂病论》中多个经典方剂优化组合而成。

晋代葛洪的《肘后备急方》为后世疟疾治疗提供了许多有效方药，如青蒿治疟，"青蒿一握，以水二升渍，绞取汁，尽服之"。诺贝尔生理学或医学奖获得者、中国中医科学院屠呦呦教授正是受葛洪的启发，最终从青蒿中提取出治疗疟疾的特效药——青蒿素。诺贝尔生理学或医学奖评选委员会主席齐拉特评价说："中国女科学家屠呦呦从中药中分离出青蒿素应用于疟疾治疗，这表明中国传统的中草药也能给科学家带来新的启发。"

明清时期温病流行，于是中医又产生了温病学派，以吴又可、叶天士、薛雪、吴鞠通、王孟英等为代表的温病学家用中医防治瘟疫，取得了不起的成就。中医研究瘟疫的首本专著是明代吴又可的《温疫论》。明代末年瘟疫暴发，吴又可首次提出"疠气"致病学说，不仅开辟了中国传染病学研究先河，还是世界医治传染病学上的创举。今天看来，吴又可所说的"疠气"，无疑就是"致病微生物"。在与瘟疫的角力中，中医的贡献造福全人类，尤以天花防治最突出。宋代天花在我国流行，从那时起，中医就开始采用人痘接种法预防天花。清代康熙年间，朝廷设立"种痘局"，专门给百姓普及种痘，可以说是全世界最早的官方免疫机构，这种方法后来被其他国家仿效。

中华人民共和国成立后，在几次重大的疫情救治工作中，譬如 1956 年的流行性乙型脑炎、2003 年的 SARS、2009 年的禽流感，中医药都发挥了很好的作用，并且展示了中医辨证论治和三因制宜的优势，中医在传染病防治中屡建奇功。

1956 ～ 1957 年，石家庄和北京地区暴发流行乙型脑炎，在疫情紧迫的情况下，政府派去了中医名家蒲辅周。蒲老结合中医理论及两地实际情况，根据当年北京气候暑湿重的特点，及时调整方药，采用三仁汤、三石汤、五加减正气散、千金苇茎汤等化湿清热治法，白虎汤、清瘟败毒饮等清热解毒之法，使用不同治疗方案，使疫情很快得到控制，且治疗效果远超世界水平，拯救了上万人的生命。1958 年广州暴发流脑疫情，国医大师邓铁涛教授用中药对证施治，疗效达 90%，大大降低死亡率，且患者完全无后遗症。2003 年 SARS暴发，当时 87 岁的邓铁涛教授被任命为中医专家组组长，他所在的广州中医药大学一附院共收治 73 例 SARS 患者，取得"零转院""零死亡""零感染"的成绩。

正是通过几千年与疫病的斗争，中医药积累了丰富的经验。美国人威廉·麦克尼尔在其撰写的《瘟疫与人》一书中，谈到了一个令他十分迷惑的现象——中国清代瘟疫高频率流行，人口却出现激增，清中期突破 1 亿人，末期达到 3 亿人，而同时期的欧洲总人口才 1.5亿人，而且是低度增长。这其中的原因可能是多方面的，但中医的贡献功不可没。

二、中医药防治疫病效果显现

（一）中医辨治，预防为主

中医对疫病认识的早期阶段，主要认识到流行性和传染性，隔离而分治。《说文解字》记载："疫，民皆疾也。"指出了"疫病"的流行性，即传染性特点。现存最早的中医古籍《黄帝内经》的《素问·刺法论》指出："五疫之至，皆向染易，无问大小，病状相似……，正气存内，邪不可干，避其毒气。"指出疫病具有传染性、流行性，并认为只要"正气存内"，就能"避其毒气"。针对新冠病毒感染，我国同样迅速在疫区建立专门医院。对于健康人群，远离疫区是防止疫气扩散的有效办法。戴口罩阻隔病气也是防护的主要措施，在一定程度上可以防止病毒通过口鼻侵袭人体。

对于驱散空气传播性疫毒主要采用佩戴香囊及熏艾之法。《肘后备急方》记载："断瘟疫病令不相染，密以艾灸病人床四角，各一壮，佳也。"现代研究表明，艾灸可提高机体免疫功能。因此，使用熏艾、佩戴香囊等方法更能发挥中医防疫的主动性。

制订中医辨治方案。新冠病毒感染疫情发生后，广西也和全国各地一样积极整合中西医专家资源组建医疗救治专家组，其中专门设立中医专家组，参与所有确诊病例的专家会诊、远程会诊，因人施治，精准施治。定点医院组织传染病防治中医专家，着眼于通过调整阴阳启动人体自愈机制来获得康复。新冠病毒感染患者早期的主要临床症状为不同程度的发热、干咳、乏力、食欲差等，大多数患者的舌苔表现为厚腻，因此此病属于中医学湿邪性质的疫疠范畴，寒湿伏热是病机核心，治疗的关键在于把在外包围的寒湿去掉，使内郁的热毒向外有出路，严防热毒向内发展损害人体肺脏等器官。前者多用热药，后者多用寒药。治疗过程要精准地抓住主要矛盾，分清标本缓急，才可能提高治愈率。《广西新型冠状病毒感染的肺炎中医药治疗方案（试行）》就是基于新冠病毒感染这个病机核心，以主动调整人体阴阳的偏盛偏衰来恢复人体的正气，实现中医"正气存内，邪不可干"局面，因而有助于早期患者症状的尽快缓解，并截断体内的病情演变，使人体完成自愈。

（二）治法方剂，重中之重

中医药诊疗方案认为，新冠病毒感染病机特点为"湿、热、毒、瘀"，各地应根据病情、当地气候特点及患者体质等，参照方案进行辨证诊治。根据患者病情演变过程，中医将其分为初期（寒湿郁肺）、中期（疫毒闭肺）、重症期（内闭外脱）、恢复期（脾肺气虚），并推荐了相应的处方和中成药。现代药理研究表明，清热解毒类中药具有抗呼吸道病毒，抗炎和调节免疫作用，为中药抗疫方提供了科学依据。

中药抗病毒可分为直接和间接作用，即祛邪和扶正两面。祛邪是指中药对病毒的直接抑制或损伤作用；扶正是从整体角度出发，调节和增强机体免疫功能而起到抗病毒作用。中药抗病毒途径可分为三个方面：一是中药具有直接抗病毒作用，即一些中药通过对病毒增殖分化过程中的吸附、穿入、复制、成熟的某个环节进行阻断，达到抗病毒的目的。二是中药促进免疫抗病毒作用，即中药可促进细胞免疫和体液免疫，诱导产生干扰素，进而抑制病毒复制。三是中药抗炎、抗氧化减轻炎症损伤。炎症会加重病毒感染机体靶器官的免疫炎性损伤。中药抗炎、抗氧化，可消除自由基，抑制炎性细胞因子的释放，减轻病毒感染的炎性反应，保持内环境稳定，增强机体免疫力，达到抗病毒作用。

中医治疗往往不是着眼于病，而是调动机体抗病能力，在改善临床症状、减少并发症、提高生活质量等方面有独到优势。

（三）重症辅助，力挽狂澜

对于新冠病毒感染重症、危重症患者，呼吸支持、循环支持、生命支持至关重要，积极发挥中西医协同增效的作用。如有的患者氧合水平比较低，血氧饱和度波动，这种情况下尽早使用生脉注射液、参麦注射液，服用独参汤，往往一两天后血氧饱和度就趋于稳定，再过一两天氧合水平就上去了。有的患者使用呼吸机治疗，但人机对抗，腹部胀满，大便秘结，影响氧疗效果，此时采用通腹泻热的承气汤类方药，服用一两剂后大便泄通，胀满消除，氧疗效果也明显提高。炎性因子风暴，加重炎症反应，使用清热凉血的血必净注射液对控制炎性反应综合征有明显作用。有些患者肺部感染控制不佳或吸收缓慢，加注热毒宁、痰热清注射液，与抗生素起协同效应。

（四）病后康复，健康管理

在武汉包括金银潭医院、武汉市肺科医院、武汉协和医院的新冠病毒感染重症患者，较多使用了中西医结合治疗。对于恢复期患者，可促进康复进程，一些患者的核酸检测虽已转阴，但乏力、咳嗽、精神状态差等症状仍然存在，特别是患者肺部影像学的变化和临床症状并不对称、不同步。患者出院了，但肺部还存在未吸收的炎症。这种情况虽然没有传染性，但不代表病情完全好转，服用中药可清除余邪，扶助正气，提高免疫功能，改善康复期症状，促进肺部炎症吸收，减少粘连，促进损伤脏器组织的彻底修复。还建立两家康复门诊，采用中药和理疗方法，如艾灸、太极拳、八段锦等，有助于增强抵抗力，促进患者彻底康复，减少后遗症。

三、中医药在应对突发传染性疾病中具有独特优势

现代医学防治病毒性感染疾病需先查明病毒，继而筛选药物，研发疫苗，才可准确施治，否则只能对症支持治疗。中医药治疗病毒性感染疾病具有独特的优势，特别是在病毒

不明、有效疫苗尚未研制的情况下，中医通过从病因作用于机体后所出现的整体状态，以"审证求因，辨证论治"为指导，通过"扶正祛邪"即可快速提出治疗方案，在较短时间内予以有效治疗，早期快速控制病情，阻断疾病的进一步发展和蔓延。现代科学研究表明，中药具有抗病毒、抗炎、免疫调节等标本兼治的综合功效。相比西药抗病毒药物，中药组方有多靶点性、整体调节性治疗的特点，比较单一抗病毒药物治疗呼吸道感染，中药组方退热消炎、减轻下呼吸道症状更具优势。因此，中医药在应对突发传染性疾病中日渐占据重要的地位，发挥着不可替代的重要作用。

习近平总书记强调，新冠肺炎疫情防控阻击战充分体现出"中医药在治未病中的主导作用、在重大疾病治疗中的协同作用、在疾病康复中的核心作用"。中医药、中西医结合疗法在提高正常人群抗病能力，改善患者临床症状、减少并发症，阻止轻型中型向重症、危重症转变，加速出院患者后期康复等方面彰显了独特优势，不仅提高了广大人民群众对中医药的接受度和信任度，也极大鼓舞了中医人的士气和信心。

（姜　露）

第七节　强化医学生的中医药自信教育

习近平总书记指出，中医药学是"祖先留给我们的宝贵财富"，是"中华民族的瑰宝"，是"打开中华文明宝库的钥匙""凝聚着深邃的哲学智慧和中华民族几千年的健康养生理念及其实践经验"，要遵循中医药发展规律，传承精华，守正创新，坚持中西医并重，推动中医药和西医药相互补充、协调发展，为建设"健康中国"、实现中华民族伟大复兴的中国梦贡献力量。培养医学生中医药文化自信是医学院校新时代立德树人根本任务的重要抓手，是人才培养的首要任务和党的政治建设的具体体现，要进一步培养医学生的中医药文化自觉，形成大学生的中医药文化认同，树立乃至坚定大学生的中医药文化自信。

一、疫病防控背景下中医药自信教育的有利条件

（一）坚定明晰的价值引导

新冠病毒感染疫情发生以后，党和政府多次强调要坚持中西医结合方式进行防控和治疗工作。2020 年 3 月 2 日，习近平总书记在北京考察新冠肺炎防控科研攻关工作时指出，要加快药物研发进程，坚持中西医结合、中西药并用，加快推广应用已经研发和筛选的有效药物。2020 年 2 月 13 日，中共中央政治局常委、国务院总理、中央应对疫病工作领导小组组长李克强强调，要强化中西医结合，促进中医药深度介入诊疗全过程，及时推广有

效方药和中成药。国家卫生健康委员会发布的《新型冠状病毒肺炎诊疗方案》从第三版开始就将中医诊疗方案纳入其中。国家卫生健康委员会和国家中医药管理局还联合发文要求，建立健全中西医协作机制，强化中西医联合会诊制度，更好地发挥中医药在新冠病毒感染等传染病防治中的作用。各级党组织和政府也迅速行动起来，统筹中医和西医两种资源，团结一致协同攻关，打出中西医结合防控、治疗的组合拳。在抗疫战场上，古老的中医药焕发着新的活力，成为抗击疫病的有力武器。可以预见，积极推动中医药参与传染病防控和治疗，是今后相当长一段时期内党和政府部署的重要工作。随着党和政府对中医药重视度的提升，对中医药人才的需求量将不断扩大，因此，中医药教育必将迎来快速发展的春天。

（二）抗疫过程彰显中医药独特魅力

1840 年发生的第一次鸦片战争，开启了中华民族近代史以来长期积贫积弱、落后挨打的屈辱史。与这种落后屈辱史相联系的文化自卑之风，也波及中医药行业，多多少少影响了部分青年的学业选择。然而，在防治新冠病毒感染过程中，中医药文化的魅力被激活了，甚至颠覆了部分人原来对中医药的看法。

国家及各省（自治区、直辖市）中医药管理部门、医疗机构积极组织中医专家投入到疫病患者的救治中，并不断加大中医药治疗的力度。2020 年 2 月 6 日，国家卫生健康委员会、国家中医药管理局联合发文向全国推荐使用"清肺排毒汤"。四川省中医药管理局迅速成立了"四川省承担国家中医药临床研究项目组"，根据"清肺排毒汤"于 2 月 7 日启动"新冠肺炎 1 号"研发工作，经批准允许配置汤剂并在全省 208 家新冠肺炎定点救治医院直接调剂使用，并于 2 月 14 日纳入省医保报销范围。截至 2020 年 2 月 27 日，"新冠肺炎 1 号"已在省内 9 个市州 16 家定点救治医院使用，共治疗新冠病毒感染患者 225 例，总有效率达 90.7%。此外，据 2020 年 3 月 23 日国务院联防联控机制新闻发布会公布的数据，全国新冠病毒感染确诊病例中，有 74 187 人使用了中医药，占 91.5%；其中湖北省有 61 449 人使用了中医药，占 90.6%。王薇等人收集到 23 个省、自治区、直辖市促进中医治疫的相关政策文件及 22 个省、自治区、直辖市中医治疗参与率和治疗效果等信息，发现新冠病毒感染患者治愈率与中医治疗参与率可能呈正相关关系。截至 2020 年 3 月 4 日，湖北省 16 个方舱医院中医药使用率达 99.9%，湖北全省确诊病例中医药使用率达 88.9%。由此可见中医药发挥了重要作用，进一步彰显其宝贵价值。

（三）抗疫进程具有持续的民心支撑

在以现代科学为主导的潮流氛围中，西医因见效快、对病症的诊断有直观的仪器数据作为支撑、符合现代人快节奏的生活要求而被更多的人所接受。而中医在百姓心中的地位有所下降，对中医药的信心和认识都受到不同程度的影响。新冠病毒感染暴发以来，媒体对疫病实时播报和群众关注度都前所未有，大众在大量的媒体报道以及政府公开的治疗细节信息中，点点滴滴、润物细无声地感受中医、理解中医。人们看到，包含着中华民族几千年的健康养生理念及实践经验的中医药，不仅没有缺席抗疫一线，而且具有良好的疗效。湖南中医药大学附属医院北院从 2020 年 1 月 31 日至 2 月 24 日，对该院患者 260 余例、湖北黄冈患者 1 例、外地患者 20 余例进行中医治疗，其中共有 50 多例患者复诊，从复诊情况看，中医疗效是很好的，其中危重患者经中医治疗后转危为安。中医药诊疗尊重患者意愿，有些先前不愿服中药的患者，在看到疗效后主动要求服中药，这是中医药可持续发展最宝贵的民间基础。这使大众在新冠病毒感染疫情防控的具体实践中更加切身地体验到中医药的疗效、持续地享受中医药带来的利益成果。由此，人民群众能够在心理上秉持对中医药价值的公正评判，进而构建对中医药的高度信任，从而成为中医药的坚定支持者。这种信任意识和支持姿态的持续强化，构成了中医药文化自信的民心支撑，形成中医药文化自信的强大底气。

二、强化医学生中医药自信教育的基本内涵

（一）文化认同

认同中医药文化是增强医学生中医药文化自信的思想前提。中医药文化自信即"对中医药文化生命力的坚定信念，对中医药文化价值的高度认同，对中医药文化发展前途的坚定信心"。当代医学生面临着来自西方的多元社会思潮的侵袭，价值取向受到来自多方面的挑战和冲击，尤其是如何以正确的价值观念引领。在全球化浪潮的冲击下，有不少人武断地认为西医优于中医，这是一种非常严重的中医药学文化认同危机，将会对中医药事业的发展带来威胁。医学生是中医药文化传承与发展的希望，培养中医药文化认同感是非常重要的。他们了解中医药的发展历史、利用中医药进行治疗活动的过程就是传承中医药文化的过程，当他们对中医药文化的认知由感性上升至理性、由认知升华至认可与认同并践行的时候，对中医药文化自豪、温情和敬意便已然形成，对中医药文化的自信便成为他们从骨子里散发出的气质。因此，培养医学生对中医药文化的认同感，让当代医学生对传统医学文化怀有敬意与温情，成为当下中医药自信教育的重中之重。

（二）专业信心

对中医药专业的发展充满信心是增强医学生中医药文化自信的现实基础。在当代社会，医学生中医药专业信心的培育主要包括两个方面：一是对中医药专业的历史及趋势的认知，

二是对中医药专业特色和价值的认知。首先，要解决医学生存在于内心的"中医药专业从哪里来""中医药专业要如何发展""中医药专业是不是科学"等疑虑。这就需要向医学生讲清楚中医药文化的历史渊源、内在逻辑和发展方向，特别是要讲清楚中医药文化与中华民族传统文化、中医药文化与现代科学文化、中医药文化与西方医学文化之间的区别与联系，使当代医学生了解中医药专业的内在逻辑，能够科学评估中医药专业未来的发展方向。医学生只有对中医药专业的由来和发展趋势有清晰的认识，才能坚定对中医药事业蓬勃发展的信心，并自觉投身到推动中医药发展的美好事业中。其次，要引导广大学生认识、感受中医药文化的独特魅力。要向医学生讲清楚中医药文化的鲜明特色、独特魅力，尤其是中医药文化的时代价值。在培育医学生中医药专业信心的过程中，需要克服自卑和自大两种心态。"近几年来，中医学先被一些人高高地捧上天堂，又被另一些人重重地抛向地狱！"无论是自卑还是自大，都是影响医学生树立中医药专业自信的障碍。自卑必然导致文化虚无主义——如果在对待中医文化价值上持轻视、怀疑乃至否定的态度，最后将导致中医文化的消亡。自负即对中医文化态度上的过度自信，其结果是产生文化保守主义——自我封闭和对外界的茫然无知导致的排斥运用现代医学知识、拒绝借鉴其他学科的先进理论与先进成果，最终也会导致中医文化与时代脱节而被时代大潮淘汰。最后，在培育医学生中医药专业自信的过程中要把握好度，既要克服自卑，又要防止自大，在理性审视和包容借鉴中帮助医学生实现中医药专业自信的升华。

（三）中医思维

中医思维是中医药学的"根"。中医药文化在中国流传数千年，中医学具有鲜明的中国特色，其思维模式独具一格，其独特的理论储备和思维模式正是中医学的精髓和灵魂，是继承和发展中医学的主要内容。中医药文化能够在当今世界各种医学文化中独树一帜，就在于它具有独特的思维方式。中医思维方式已经成为中医药文化区别于其他医学文化的辨识基因，植根在中医药发展的全过程中。然而，作为从小接受"科学思维方式"训练的当代医学生，已经形成强调物质结构的实验观察、物量变化的对比分析和形式逻辑的因果推理的思维模式，很难理解饱含浓郁的自然哲学意蕴和古典文化理念的中医药专业的基本概念。这导致当代医学生在学习中医药知识的过程中难以适应，从而产生畏难情绪，对学习缺乏自信甚至放弃学习中医药专业。因此，是否形成中医药思维方式，关系到医学生能不能形成对中医药文化价值的充分肯定和积极践行、能不能拥有对中医药文化生命力的坚定信心，这是事关中医药事业兴衰的一个根本性问题。因此，加强中医思维教育、让医学生牢固地掌握并形成独特的中医思维模式，才能坚定中医药文化自信，才能及时转换原有的思维模式，才能学会中医药特色的取象思维、整体思维、辩证思维、中和思维、实证思维，为其之后深入学习中医药理论和临床实践技能扫清障碍，以坚定其学习中医药的信心与信念。

（四）中医药文化核心价值观

中医药文化核心价值观是中医药学的"魂"，对中医药文化核心价值观的自信是中医药自信的最根本体现，是中医药自信的凝练与升华。中医药文化核心价值观中主要体现为以人为本、医乃仁术、天人合一、调和致中、大医精诚等理念，可以用"仁、和、精、诚"四个字来概括，这既是中医药文化独特的精神标识的代表，又是中医药文化最深层的精神追求。中医药文化核心价值观将涉及医学思维、实践行为、医者的价值要求融为一体，既体现了中医药学的本质要求，又凝聚了中华文化中关于价值取向、是非准则、善恶美丑尺度的思想精华，对中医药学和医者个人的发展具有导航定向作用。中医药文化核心价值观在中医药文化体系中的这种独特地位与功用，决定了中医药文化价值观的自信必然成为中医药自信教育的内核。中医药自信教育如果抛弃中医药文化核心价值观教育，就会失去中医药的精华和魂魄，最终就会失去对中医药的自信。因此，中医药文化核心价值观是中医药文化自信的思想引领和精神滋养。中医药自信蕴含着中医药文化核心价值观的自信，这是实现中医药教育自信内在的、久远的价值力量。中医药自信的提升要牢牢抓住中医药文化价值观自信这个支点，在医学教育中积极培育和大力弘扬中医药文化核心价值观，将其融入医学教育的各个方面，使其成为医学生日常生活的基本遵循，进而成为坚定中医药自信确立的强劲价值主轴和最深层的精神内核。

三、强化中医药自信教育的具体路径

（一）显性教育——在系统学习中完整地掌握中医药理论

显性教育指医学院校情景中以直接的、明显的方式呈现的中医药自信教育。课堂教学的灌输是强化中医药自信教育的显性教育主渠道。虽然当代医学教育的途径与形式已发生了翻天覆地的变化，但课堂教学仍然是医学教育主要的教学形式。一般来说，医学生除最后一年临床实习外，一年约有 40 周的在校时间、需要完成 1 120 ～ 1 200 学时的课堂学习，故医学生在校学习获得知识及各项能力的养成主要依赖于课堂教学。因此，必须以课堂教学为基础，将中医药文化元素融入医学教育所有科目的教学活动和教育教学全过程之中。学生通过多层次、全方位的学习，获得完整的中医药理论知识和实践体验，从而形成中医药文化自信深厚的理论底蕴和坚实的实践基础。

（二）隐性教育——在潜移默化中体验中医药文化的魅力

隐性教育指学校情景中以间接的、内隐的方式呈现的教育，它通过物质文化环境、社会文化气氛、前辈的人格和行为等来对医学生施加潜移默化的影响。隐性教育虽然不像显性课程那样具有明确的目的指向性和正确的导向性，但因其教育痕迹不明显而使医学生在学习时不带任何逆反性、不会产生任何被迫感，会不知不觉地接受教育者设定的教育内容，故隐性教育其实具有某种潜在优势。因此，应借助中医药文化底蕴来营造中医药文化自信的舆论氛围和教育场景。在中医药文化发展的几千年中历代著名医家如群星璀璨、与中医药有关的历史古迹遍布各地、中医药在疫病救治中的突出成就，这一切都是潜移默化地对医学生进行中医药自信教育的优质资源。可以依托这些资源，通过开展各种生动活泼的演讲、微视频、知识竞赛、寒暑假专业游学等活动，构建中医药自信教育的隐性场景，以启蒙学生对中医药的喜爱和学习热情，潜移默化地培养中医药自信的情怀。

（三）职业教育——在发展前景中积聚中医药自信的动力

良好的职业发展前景是中医文化自信教育的外部支撑。在社会竞争日趋激烈的背景下，医学生必须具有应对职业变化以及社会变化的能力才能适应社会，并在今后的职业生涯中获得成功。而在职业生涯中成功与否，不仅关系到已经做出职业选择的医学生对中医药专业的自信程度，而且会影响社会对中医药行业发展的自信程度，进而影响潜在的后备力量选择中医药作为职业的意向。因此，中医药自信教育涵盖了职业生涯教育的内容。从进校开始，就要使学生了解中医药专业发展方向和个人未来就业形势，督促学生认识自我、规划目标，鼓励学生在校期间参与科研课题，参加各种技能竞赛，为将来的就业、升学做好知识储备和学术积累。同时，注重医学生的职业素养、心理素质和终身学习能力的培养，以提高医学生适应社会的能力，促进医学生更好地全面发展。职业生涯教育将为医学生应对未来职业生涯中有可能出现的各种问题提供有效的帮助，为他们扫清职业发展道路上的障碍。随着中医药专业学生在职业发展方面的顺利与成功，他们乃至整个社会的中医药自信必将全面提升。

对于中医药教育者来说，构建中医药文化自信的教育模式还有很多问题需要探索，还有很长的求索道路需要前行。只要我们不忘初心、不懈奋斗，在教育思想、专业建设、教学模式方面不断创新，就一定能够达到中医药自信教育的目标。

（李玫姬）

第八节　催生特色鲜明的思想政治教育实践

在严峻的新冠疫情防控斗争中，全国各级党组织和广大党员、干部冲锋在前、英勇奋战，医务工作者白衣执甲、逆行出征，人民解放军指战员闻令即动、勇挑重担，广大社区工作者、公安干警、基层干部和志愿者不惧风雨、坚守一线，广大群众众志成城、踊跃参与，涌现出一大批可歌可泣的先进典型和感人事迹，铸就了"生命至上、举国同心、舍生忘死、尊重科学、命运与共"的伟大抗疫精神，为高校思想政治教育提供特色鲜明的案例。我们要大力弘扬抗疫精神，充分发挥榜样引领作用，大力宣传我国抗疫斗争的重大战略成果，讲好抗疫英雄的故事。

一、现阶段思想政治教育的现状与不足

（一）思想政治教育的概念

思想政治教育属于马克思主义理论类学科，是一门向大学生传递正确的辩证唯物主义观点，树立积极、正确的世界观、人生观和价值观，提高大学生道德品质素养、思想政治素质，以更好地适应社会需求的学科。

大学生是我国青年优秀群体的代表，是建设中国特色社会主义现代化强国的核心力量，是决定国家发展的关键因素。大学生的思想动态及政治素养状况决定了他们的人生追求和价值取向，影响其人际关系和社会定位。拥有积极正面的思想政治素养的大学生能将马克思主义思想贯彻于生活实践中，具有明辨善恶、是非、荣辱的能力，能接受社会公认的道德标准并以此支配自己的行为，不会为了自己的利益损害他人或是社会的利益。若大学生整体的思想政治素养较差，难以树立独立思考的能力，便容易受外界诱惑和反动思想干扰，对个人发展及社会稳定造成难以弥补的损失。

（二）思想政治教育的目标

思想政治教育是帮助大学生寻找自我定位，明确未来发展方向，更好融入社会的实践课程，因此思想政治教育的理论课程切勿空洞陈乏，需要落实到生活中指导具体的实践活动。

通过对中国近现代史的整体回顾与把握，结合具体案例，培养学生的爱国主义情感并引导学生形成重视群众、热爱人民、敢于实践、自我否定等思维方式，深刻认识中国人民的幸福生活来之不易，能体会近现代历史人物的英雄气概和爱国情怀，将民族精神中的精华部分发扬传承，融入创新思维，彰显时代风采。思想政治教育需要学生明确自己的人生

目的、人生态度和人生追求，引导学生树立积极高尚的思想观念和道德素养，自觉践行社会道德的要求，崇德向善，见贤思齐，以社会认可的道德准则严格要求自己。同时尊法、学法、守法、用法，将法律视为不可触犯的社会底线，自我约束的同时传播法律知识，弘扬法治精神。践行思想政治教育实践，避免空洞抽象，要将思想政治理论落实到学生的实践生活中，深入贯彻马克思主义思想，帮助学生树立正确的世界观、人生观、价值观，懂得宏观、辩证地分析实际问题，学会换位思考，虚心接纳他人的意见，避免主观主义和激进主义，拥有独立思考，辨别真伪、善恶、荣辱的能力。

（三）思想政治教育的现状及发展方向

现阶段思想政治教育还存在不同程度的概念空洞、理论抽象、实践性较差等问题。主要表现：（1）教师的专业水平直接影响思想政治教学质量，一位合格的思想政治教师需要在深入钻研马克思主义基本原理的基础上，掌握社会学、政治学、法学、教育学等基础知识。教研团队对思想政治理论的表述不够清晰到位，对时政把握较差，教学模式的落后等因素会导致大学生对思想政治基础理论理解存在偏差，难以与相关理论知识产生共鸣，从而影响教学实践。（2）思想政治教育理论性强，内容抽象难懂，具有较强的阶级性和专业性等特点，需要结合生活实际对专业理论进行剖析和把握。而实际的思想政治教学实践中，教师教学方式陈旧单一，过于注重形式教育，局限于书本理论而忽略了思想政治教育的本质目的，使思想政治理论与实践严重脱节。（3）现阶段思想政治教育主要局限于课堂教学，难以满足不同学生的多样化思想政治教学需要。思想是学生个性心理的外化表现，想要引导学生的思想政治素养，必须从学生的个性心理入手。个性心理的形成取决于学生的家庭环境、教育背景、生活经历等，因此教师需要在熟练掌握心理学专业知识的同时摆脱自己权威角色的定位，与学生深入沟通，倾听学生的内心想法和合理诉求，并借鉴心理学行为训练方法，潜移默化地影响学生的思想。

在抗击新冠病毒感染疫情中，党和政府果断关闭离汉离鄂通道，实施史无前例的严格管控，积极做出停工停学等应急措施，再次印证了中国共产党全心全意为人民服务的宗旨，巩固了中国共产党作为执政党的核心地位和重要作用。中国共产党用实际行动鲜明地描绘了"生命至上，人民至上"的抗疫宗旨，抽象的中国特色社会主义理论框架在抗击新冠病毒感染疫情中被完美诠释，弘扬了中华儿女的爱国主义情怀和民族自豪感。思想政治教育的核心在于个人服务社会，社会维护个人。我们提倡在必要时牺牲个人利益来维护群体利益，群体利益是一个具体而非抽象的概念，群体利益必须要落足于多数个体，例如对疑似病例的人身自由加以约束以维护社会群体的安全利益。因此思想政治教育在未来发展中需要落实到具体的"人"，要让学生知道思想政治课程中抽象的理论来源于历史的实践和教训，是近百年来无数人民用生命与残酷的剥削斗争凝练而成的无产阶级智慧，是个人乃至人类社会对自我存在的价值和意义的深刻思考。"生命至上，人民至上"才能引发学生的共鸣，以人为本，从"人"的角度能更好地诠释思想政治理论，中国的抗疫行动是催生思想政治教育实践的鲜明材料。

二、培养医学生的思想政治使命感和责任感

（一）医学人文精神的传承和实践

1. 生命至上、人民至上的医学人文精神

从 15 世纪开始，西方医学的生物医学模式对健康的定义停留于生理方面，他们认为健康是人体、环境、病因三者之间的动态平衡，因此没有生理上的疾病和伤害即是健康。生物医学模式为西方医学发展做出了重大贡献，但其局限性造就了诸多西医历史上的极端主义学者：大脑额叶切除术、塔斯基吉梅毒实验等历史惨剧，无不诉说着医学人文精神的重要性。随着现代生物—心理—社会医学模式的发展，现代医学更注重个人积极全面地发展，健康不仅指没有疾病和伤残，而是个体生理、心理、社会、道德的完满状态。现代医学更关注人群的心理健康、精神健康、社会适应能力及思想道德健康，提倡延长人群寿命的同时更注重剩余生命质量。现代医学模式在一定程度上完善了生物医学模式的局限性，但我国的医学实践仍未能完全适应现代医学模式的发展，个别医务人员败坏医德医风的行为依然存在。如何定义并守住医学伦理的底线，提高国内医者的整体思想道德素养的同时源源不断地培养品德高尚的医学人才，将现代化医学模式的思想观念深入渗透医院的管理体制和运行机制中，是卫生行政管理者需要思考的重要问题。

人不仅具有自然属性，也具有社会属性。"生命至上，人民至上"的宗旨在新冠病毒感染疫情防控过程中被完美诠释，国家和政府不计成本、不惜代价挽救生命，用实际行动表现了其对人生命的重视。因此，医学的本质是"人学"，医道的本质是"人道"。我国医学整体上仍然局限于对自然人的治疗，却忽略了对社会人的关注。影响健康的危险因素在人群中普遍存在，慢性病、亚健康人群数量逐年上升，医疗纠纷频繁，社会伤医事件频发，无不表明我国部分患者健康素养低下、社会道德状况较差。医学不仅需要从人的自然属性入手治疗疾病与伤残，同时要关注人的社会属性，包括心理过程、社会适应能力、道德素养、精神状态等要素。医学追求的是个人全方位、多元化的健康，没有疾病和伤残的同时拥有良好的个性心理、精神状态、社会关系，从而提高个体多维度的生命质量。医学的对象是鲜活的生命，医生细微的决策就可能会影响患者余下生命的长度和质量。医生是否能全心全意为患者服务，是否能牢牢把握自己的道德底线，以患者的健康利益为最大目标提

供优质合适的医疗服务，取决于医生自身的思想政治素养。因此，思想政治素养是以人为本的医学人文精神的基本要求，是医生践行人道主义精神的思想前提。从思想政治素养入手，培养医学生"生命至上，人民至上"的医学人文精神，是适应现代医学模式，树立良好的行医风气，促进医德医风积极发展的有效途径。

2. 医学人文精神在疫病中的体现及其传承价值

新冠病毒感染疫情来势凶猛，多位高龄医学大家不顾自己的身体，毅然奔赴前线指导救治。医者仁心，全国各地 4.26 万多名医护人员响应国家号召，不顾个人利益，支援武汉，奔赴前线。在救治过程中，来自各地的医护人员关心、关爱、尊重患者，给予患者精神上的支持和鼓励，与患者谈笑风生，树立抗疫必胜的信心和信念。疫病下的武汉，处处展现了医者白衣天使的形象和救死扶伤的医学人文精神。习近平总书记在 2020 年 3 月 26 日指出"我们要关爱一线医护人员的身心健康"，更是展现了党和政府对医务人员的人文关怀，带头弘扬以人为本的人文精神。全国各行政部门相互协调，相互合作，为了人民的利益尽全力做贡献。医学人文精神来自社会的长期发展和实践，是中华民族赖以生存和发展的精神支柱。仁者爱人，医学人文精神不仅是我国的传统美德，也是我国民族精神的组成部分。发扬和传承医学人文精神，是提高卫生服务质量的关键，是促进医学发展和进步的重要动力，是医疗卫生行业的立身之本。

（二）医学人文精神对当代医学生思想政治教育的启示

近年来，国内多数医学院校较为功利主义，致力引进顶尖的实验设备、器材和临床教授，以提高医学生的专业技术水平和实践技能，培养能与国际医学技术接轨的高水平、高质量医学人才，以打响学校的知名度和影响力，却忽视了对医学生人文社会科学方面的引导。功利主义思想培养的医生更重视医疗技术水平，而忽视思想政治素养，一旦受到社会不良风气和利益的影响可能会降低自己的道德底线，做出有害患者利益的行为。随着患者健康素养和法律意识的提高，患者不仅需要更高品质的卫生服务，对医生的医德医风、工作态度也有较高要求。因此患者对卫生服务的期望越来越高，与医疗技术水平局限和医生思想政治素养不够的矛盾客观存在，造成近些年来医患矛盾频发。在新冠病毒感染防治实践中，医生的社会地位和社会影响力显著提高，以人为本、救死扶伤的光辉形象再次树立，更多的患者能够体谅、理解医生的工作。抗击新冠病毒感染疫情有效地缓和了医患关系，同时也是高校提高医学生人文精神和思想政治素养的契机。

医学院校应当重视医学人文精神的传承，合理利用中国抗疫实践的宝贵资源，将"为人民服务"的宗旨深入贯彻到医学生的思想政治教学课程中，教导医学生切勿功利急躁，踏踏实实地做好自己的工作，用心回馈患者乃至人民对自己职业的认同和信任，将人民的利益放在首位，不可因一己私利而损害患者的身体健康。同时可考虑增设医学伦理学、社会医学等科目，树立医学生积极的健康观和大健康观，引导医学生形成良好的医德医风，以此摆脱思想政治教育的形式主义现状，让思想政治教育真正发挥改造自我、改造世界的作用。

（三）医学生要树立以人为本的使命感和责任感

近年来，医学院校逐渐成为高考填报的热门院校，志愿学医的应届高中毕业生数量和质量均逐年提升。虽然医患矛盾频发，但医生"白衣天使"的形象和"救死扶伤"的社会定位，使医生这一职业有着与生俱来的责任感和使命感。随着"最美逆行者"种种感人事迹的传播与弘扬，社会舆论单方面倾向医务人员，从多个维度保护医护人员。我们在某医学院校进行简单的访谈和调查后发现，几乎所有医学生都对未来的从医工作有着很高的期待和向往，他们认为医生是崇高的职业，有着较高的社会地位，受人尊重和爱戴。但深入医院调查发现，医生的工龄越长，使命感和责任感越强。李俊丹在研究医患关系影响因素时指出，医生工龄越长，发生医患纠纷的概率越小，结合调查内容可以发现，医学生进入医院工作后，容易因高强度的工作压力及难以处理的医患矛盾受挫，导致其使命感和责任感降低。随着工龄的增加，家庭逐渐稳定，医生专业技术水平和医患关系处理经验逐年积累，对待医疗工作的热情和态度逐渐升高，医疗工作容易得到患者认可，医生使命感和成就感会再次上升。因此，培养医学生以人为本的使命感和责任感，需要从大学期间加以树立和引导，在住院医师规范化培养阶段结合医院实际工作情况进行强化，才能达到最佳效果。

医学生的使命感和责任感来自其思想政治素养和人文精神。学校要在加强医学生思想政治教育的同时，结合实际案例和抗疫实践，运用人本原理的教学和管理方法，树立榜样的同时引导学生培养医学人文精神，呼吁社会给予医生人文关怀，倡导医学生树立以人为本的使命感和责任感。

（刘小江）

第六章　创新医学相关领域大格局

抗击新冠病毒感染疫情既是对我国治理体系和治理能力的一次大考，也是对我国医学领域科技支撑能力的一次大检验，为医学及相关领域的创新和大格局的形成提供了契机。

第一节　新型举国体制与多元化医学攻关大格局

疫病的暴发流行过程凸显了我国在医学科技创新相关领域面临的严峻挑战，一方面，需要整合科技资源和力量加强对新病毒的特征、传播机制和致病性等方面的认识；另一方面，国际环境对我国科技发展的限制措施日趋明显。近年来，以美国为首的西方国家对我国科技发展开始采取较为系统的限制措施，范围不断扩大，针对性更强。西方国家使用包括出口限制、出口封锁、实体清单、技术转移清单等在内的手段，对我国高科技企业进行制裁、对产业政策进行施压，对科研人才和学术交流进行限制。这些限制措施客观上会加大引进、消化、吸收、再创新这条传统技术发展路径的难度，增大重大传染性疾病的预防和诊疗难度。作为发展中国家，中国如何在疫情面前突破西方国家的封锁和限制，在医学关键核心技术上取得原创性的突破，确实是医学相关领域面临的一个重要挑战。

同时我们也应该意识到，在科技创新领域机遇和挑战并存。新冠病毒感染的暴发流行，也是促进医学和生命科学相关领域研究的一个绝佳机会。例如，人工智能（AI）、5G、云计算、大数据等创新技术正在加速应用于疫情防控的关键领域，并对未来医疗健康行业发展产生深远的影响。针对科技应急攻关任务紧、要求高的特点，应注重发挥新型举国体制的优势，汇聚国家科技创新体系的力量，进行医学科研攻关，实现弯道超车。同时要坚持开放，构建多元开放的科技创新生态以及多元包容的人文环境，加强科技资源整合、科技信息共享、创新平台共建等工作，在人类命运共同体的合作理念下，加强多领域、多部门甚至国际科技合作，携手战胜疫情，造福人类。

一、新型举国体制在医学攻关研究中发挥鲜明优势

党的十九届四中全会指出，要强化国家战略科技力量，构建社会主义市场经济条件下

关键核心技术攻关新型举国体制。新型举国体制是指以国家发展和国家安全为最高目标，以科学统筹、集中力量、优化机制、协同攻关为基本方针，以现代化重大创新工程聚焦国家战略制高点，以创新发展的体制安排为核心实质，着力提升我国综合竞争力、保障实现国家安全的创新发展体制安排。完善关键核心技术攻关的新型举国体制，对推动我国经济高质量发展、保障国家安全具有十分重要的意义。

新型举国体制具有多方面的特征优势：一是依托中国特色社会主义制度，具有政治优势；二是兼顾市场决定资源配置和更好发挥政府作用，具有竞争优势；三是提倡政产学研用相结合，具有协同优势；四是凝神聚力于加强科技创新，具有战略优势。

疫病的防控实践证明，越是面对事关国家安全与发展、事关经济社会大局稳定的重大风险挑战，越要依靠科技力量的强大支撑，越要依靠新型举国体制推动关键核心技术的科研攻关。自出现新冠病毒感染疫情以来，党中央和国务院高度重视，在疫情防控的科研攻关上做到了全国一盘棋。2020年1月30日，中共中央政治局常委、国务院总理、中央应对新型冠状病毒感染肺炎疫情工作领导小组组长李克强赴中国疾病预防控制中心考察疫情防控科研攻关情况，强调要加强全国统筹，联合各地、各方面专家开展研发攻关，强化科研和临床合作，加快临床药物筛选和应用，尽快研制出简易诊断试剂、疫苗和有效药物；要集中精兵强将，对病理诊断和患者治疗等进行深入研究，依靠科学战胜疫情；要求国务院联防联控机制要加强对疫情防控科技研发攻关的组织协调，统筹调配使用全国优势科研力量和仪器设备，加大资金支持，协调做好科研和临床衔接，确保疫情防控科研攻关顺利进行。2月3日，习近平总书记在中共中央政治局常务委员会会议上强调，要加大科研攻关力度，调动高校、科研院所、企业等各方面的积极性，组织动员全国科研工作者参与疫情防控方面的科研攻关；要加强全国统筹，联合各地、各方面专家开展研发攻关，强化科研、临床合作，加强有效药品和疫苗研发。新冠病毒感染疫情出现后，国家层面迅速启动应急科技攻关项目，从病毒溯源、传播途径、检测方法、治疗方案等方面进行部署。3月2日，习近平总书记在北京考察新冠肺炎防控科研攻关工作时强调，要完善关键核心技术攻关的新型举国体制，要把新冠肺炎防控科研攻关作为一项重大而紧迫的任务，综合多学科力量，统一领导、协同推进，在坚持科学性、确保安全性的基础上加快研发进度，尽快攻克疫情防控的重点和难点问题，为打赢疫情防控人民战争、总体战、阻击战提供强大科技支撑。

科学技术部会同国家卫生健康委员会、国家发展和改革委员会、教育部、财政部等多个部门和单位成立科研攻关组，协调全国的优势科研力量，全力应对科技防控攻关战。科学技术部组织成立了以钟南山院士为组长、14位专家组成的疫病联防联控工作机制科研攻关专家组。科学技术部"新型冠状病毒感染的肺炎疫情科技应对"3批16个应急攻关项目已经紧急启动。科学技术部、国家卫生健康委员会联合中华医学会建立了专业性的学术讨论交流平台，供科技人员发布成果、发表观点、参与讨论、开展述评，鼓励各地方、各部门疫情相关研发成果在该平台发布。此外，中国疾病预防控制中心在获得病毒样本后的极短时间内，迅速完成了病毒全基因组测序等工作。

同时，各地科技部门迅速整合区域内优势科研力量，面向疫情防控最急需问题，进行跨学科、跨领域、跨区域协同创新，有效发挥科研部门的统筹协调作用，利用 AI 开展抗病毒疫苗研发，加强新冠病毒感染患者免疫功能等研究。以广西为例，广西科学技术厅整合全区科研力量瞄准重点方向开展疫情应急科研协同攻关，充分利用现有的研发基础，集中力量，快速突破，不断提升科技应对疫情的能力和水平。2020 年 1 月 27 日，广西科学技术厅发布《新型冠状病毒感染的肺炎疫情应急科技攻关专项项目申报指南》，重点支持前期已有相关研究基础、针对疫情防控急需、短期内可投入临床应用的技术和产品，并于 2 月 3 日紧急启动第一批应急科技攻关专项。截至 4 月 3 日，广西科学技术厅先后启动 5 批共14 项应急科技攻关专项，涉及病毒中间宿主、治疗技术、检测技术、中药民族药药方筛选、中药提取技术及新药研发等，努力为疫情防控贡献科技力量。

二、新型举国体制与多元化医学攻关模式为疫情防控提供强大助力

医学发展史上的很多创新理论和技术，例如抗生素和疫苗的发现以及彩超、CT、核磁共振、高通量测序技术、ECOM 等的临床应用，都是基于多学科新技术交叉融合的结果。因此，医学相关领域的发展战略必须进一步加强与多学科的交叉融合创新，强化政府牵头、多方参与、团队合作、联合攻关的重要作用。

依托新型举国体制，在多元化社会力量的积极参与下，经过艰苦卓绝的努力，我国疫情防控阻击战取得重大战略成果，为全球抗击疫情科研攻关做出了重要贡献。国家和地方科技部门快速启动攻关项目、开设成果转化和应用绿色通道、扩大科研资源开放共享。中国科学院、中国人民解放军军事科学院、中国医学科学院、中国疾病预防控制中心等多方机构发挥主体研究力量的作用，全国为数众多的高校、院所和企业相关科技力量积极参与，与一线医疗机构紧密互动，多方合作，齐头并进，通过科技创新为疫情防控助力。在病原学和流行病学上，我国在第一时间分离鉴定出病毒毒株，并及时与 WHO 共享病毒全基因组序列，为诊断技术的快速推进和药物疫苗研发奠定基础；同时，持续加强对病毒传播途径的研究，为防控策略的优化提供科技支撑。在检测试剂研发上，在开发出核酸诊断试剂的基础上，推进多种灵敏度高、快速、便携的检测试剂产品的研发。在患者救治方面，迅速筛选有效药物和治疗方案并应用于临床一线，加快推进中西医结合治疗方案的应用研究，推出并及时更新多个版本的治疗方案。在药物研发上，完成了多种新冠病毒动物模型的构建，为药物筛选、疫苗研发以及病毒传播机制的研究提供支撑；同时，多路线部署并推进

疫苗研发，进度国际领先。此外，在口罩生产、测温系统、限流预警平台、线上教学和会议平台等领域，新型举国体制在防疫科研攻关中也发挥了前所未有的作用。关键核心技术攻关需要多个领域、多个部门、多种资源、多方力量的统筹与协调，需要有效组织和有力引导，甚至需要举全国之力推动。疫病发生后，在极短的时间内我国科研工作取得了重大进展，成为我国探索完善新型举国体制和发展多元化科技创新格局的又一生动实践。

（覃光球）

第二节　医学技术创新成为新时代健康进步的重要支撑

新冠病毒感染疫情在我国已得到有效控制，并实施"动态清零"政策。为更好地解决疫情期间出现的重大问题与合理应对可能发生的局势变化，医药科技的创新发展刻不容缓。

一、企业联合助力抗疫

在新冠病毒感染疫情暴发的危急时刻，许多企业联合助力国家抗疫工程。2020年1月25日，佳都科技成立了应对疫情工作小组，制定相关应急方案，为复工做好充分准备。因有着科技公司对AI技术应用的敏锐感知，佳都科技的员工们自发进行远程办公，着手研发相关防疫产品，为武汉的多家医院提供IT支持服务。3月7日，全国首个"智能方舱医院"——武昌方舱医院项目建成。自疫情暴发以来，为缓解医疗资源分配压力，同时提高应对扩大感染的防御力，武汉市会展中心、体育场馆等被改造为"方舱医院"，对轻症患者进行集中收治，持续加大救治力度和提高效率。

为了满足激增的口罩、防护服、消毒液等各类抗疫医疗物资需求量，众多国有企业纷纷转产，从头开始，投入医疗物资生产，尽可能确保医疗物资供应，为缓解国内医疗物资紧缺做出了巨大贡献。

二、防控关键技术当先

习近平总书记2020年3月2日在北京考察新冠肺炎防控科研攻关工作时指出，有关部门组成科研攻关组，确定临床救治和药物、疫苗研发、检测技术和产品、病毒病原学和流行病学、动物模型构建等五大主攻方向，组织跨学科、跨领域的科研团队，科研、临床、防控一线相互协同，产学研各方紧密配合，短短一个多月时间内就取得了积极进展，为疫情防控提供了有力科技支撑。同时强调，要尽快研制出安全有效的疫苗、药物、检测试剂，全力满足抗击疫情需要。要强化科研攻关支撑和服务前方一线救治的部署，坚持临床研究和临床救治协同，让科研成果更多向临床一线倾斜。要加快药物研发进程，坚持中西医结合、中西药并用，加快推广应用已经研发和筛选的有效药物，同时根据一线救治需要再筛选一批有效治疗药物，探索新的治疗手段，尽最大可能阻止轻症患者向重症转化。要采取恢复期血浆、干细胞、单克隆抗体等先进治疗方式，提升重症、危重症救治水平。此外，习近平总书记在9月8日全国抗击疫病表彰大会上指出，我们注重科研攻关和临床救治、防控实践相协同，第一时间研发出核酸检测试剂盒，加快有效药物筛选和疫苗研发，充分发挥科技对疫情防控的支撑作用。从2020年3月15日至9月6日，我国总计出口口罩1 515亿只、检测试剂盒4.7亿人份、红外测温仪8 014万件，有力支持了全球疫情防控。

（一）"疯狂"的试剂盒

为更好地诊断COVID-19，研究者们提出了采用实时荧光定量PCR（qPCR）检测SARS-CoV-2核酸阳性的"金标准"。但是疫情的传播速度极快，范围极广，为更好地遏制疫情发展，国家允许符合条件的第三方检测机构开展核酸检测。为贯彻落实党中央、国务院关于疫情防控工作安排，尽可能地提高诊断效率，国家市场监督管理总局高度响应，拉开了快速检测试剂盒的研制序幕。

经实验室和临床试验证明，IgM抗体快速检测试剂盒是一种简单高效、灵敏和特异性高的有效诊断方式。它在现有检测技术的基础上，突破了人员、场所的限制，能缩短检测用时，针对疑似患者和密切接触人群进行快速诊断。有案例表明，对部分临床确诊为新冠病毒感染阳性者同时使用RT-PCR核酸检测和IgM抗体试剂盒检测，结果分别为假阴性和阳性，这说明IgM抗体检测可与核酸检测形成互补。

免疫检测可用于大规模的人群筛查，发现无症状感染者，但仍不足以作为新冠病毒感染确诊和排查的唯一依据。2020年3月12日，国家药品监督管理局应急审批通过武汉明德生物科技股份有限公司2019-nCoV核酸检测试剂盒（荧光PCR法）。该产品采用多重PCR-荧光探针检测方法，结合一步法RT-PCR技术，对2019-nCoV感染的肺炎疑似病例、疑似聚集性病例患者、其他需要进行新冠病毒感染诊断或鉴别诊断者的口咽拭子、鼻咽拭子和痰液样本中2019-nCoV ORF1ab基因、N基因进行检测。该产品的获批上市，扩大了核酸检测试剂的供应，进一步满足了服务疫情防控的需要。截至2020年3月13日，国家药品监督管理局共批准新冠病毒核酸检测试剂11个，抗体检测试剂6个。

（二）药物、疫苗、抗体研发

为从根本上解决新冠病毒对人类健康的困扰，研究者们提出了一对主要矛盾和两个首要目标，前者是指病毒与免疫，后者是指抗病毒和抗炎。标本兼治需要狠抓抗病毒和抗炎，抗病毒是"釜底抽薪"，而抗炎则是"扬汤止沸"，两者不能有所偏颇。目前对新冠病毒尚无有效针对性的治疗方法，中医药、中西医结合在轻中症、重症和重症逆转后患者的治疗上发挥了重要作用。临床充分证明，中医药、中西医结合疗法提高了患者治愈率，但具体机制还有待研究。

我国强力支持新冠病毒疫苗研发。习近平总书记指出，疫苗作为用于健康人的特殊产品，对疫情防控至关重要，对安全性的要求也是第一位的。要加快推进已有的多种技术路线疫苗研发，同时密切跟踪国外研发进展，加强合作，争取早日推动疫苗的临床试验和上市使用。要推进疫苗研发和产业化链条有机衔接，加快建立以企业为主体、产学研相结合的疫苗研发和产业化体系，建立国家疫苗储备制度，为有可能出现的常态化防控工作做好周全准备。科学家们争分夺秒、集中力量展开应急科研攻关，从研发 SARS-CoV 疫苗的基本思路上得到了灵感，将其运用于 SARS-CoV-2 疫苗的研制。减毒活病毒疫苗（Live Attenuated Vaccines）、灭活病毒疫苗（Inactivated Vaccines）、S 蛋白疫苗（Sprotein-based Vaccines）、载体疫苗（Vectored Vaccines）、DNA 疫苗（DNA Vaccines）和组合疫苗（Combination vaccines）等是常见的疫苗设计方案。SARS-CoV 灭活疫苗的制备采用的是最简单直接的方案，通过大量动物实验及初步人体试验，其有效性得到了一定的证实。基于新冠病毒与 SARS 病毒的相似性，我们可用同样的方案对 SARS-CoV-2 灭活病毒进行设计，其着重点在于疫苗的有效性，而其主要顾虑在于疫苗的安全性。

2020 年 3 月 16 日，由军事科学院军事医学研究院陈薇院士领衔的科研团队的重组新冠肺炎疫苗获批启动展开临床试验。2020 年 6 月开始，我国对高风险人群开展了新冠病毒疫苗紧急接种，截至 11 月底累计接种超过 150 万剂次，其中约 6 万人前往境外高风险地区工作，没有出现严重感染的病例报告，疫苗的安全性得到了充分证明，有效性也得到了一定的验证。12 月 15 日，我国正式启动重点人群的接种工作。国家卫生健康委员会网站公布，截至 2021 年 3 月 23 日，全国累计报告接种新冠病毒疫苗 8 284.6 万剂次。随着疫苗上市的批准，根据疫苗的供应保障能力提升情况，疫苗接种范围逐步扩大到高危人群，即感染新冠病毒后容易发生重症的人群，主要包括老年人和有基础疾病的人群，后续再扩大到全人群的接种。

（三）"特殊编队"助力防疫

防疫不仅需要从根本上治愈感染的患者，还需尽早发现感染人群，从而抑制疫情的蔓延。新冠病毒感染疫情暴发后，奋斗在一线的不只是医护人员和基层民众，还有在企业、工厂加班加点的工程师们。为了更好地支持前线人员防疫工作的开展，经过医院需求考量、特定场景应用定向研发、调试和生产，一批"精锐部队"被投入到战疫之中，有云端医护助理机器人、云端消毒清洁机器人、AI 运输机器人、测温巡查机器人、云端固定测温机器人系统等，它们的加入极大地减轻了抗疫前线的压力。

值得一提的是，在全球疫情大流行的情况下，AI 巡逻测温机器人为缓解疫情境外输入的严峻形势做出了巨大贡献。设计师为该型号机器人配备了可以生产人脸图像数据和红外测温图谱的高清视频传感器和红外测温传感器，这使它能够及早锁定体温过高者，并提示后台进行处理，让潜在的疫情隐患无所遁形；机器人还能够识别用户是否佩戴口罩，并监测突发情况，有着 AI 算法的先天优势，其准确率高达 99% 以上。

（四）5G+ 互联网抗疫"当仁不让"

在与疫情赛跑的日子里，无数大数据从业者运用大数据分析技术、大数据挖掘算法，支撑服务疫情态势研判、疫情防控部署以及对疫区流动人员精准施策。同时，多种大数据类型的企业积极参与，发挥地图数据、航空数据、铁路运输数据、通信数据、电商数据等各类别数据在疫情防控、精准预测等方面的作用，大数据参与疫情防控广受好评。

通过大数据的集成方式，凭借互联网医疗服务优势形成独特的线上问诊，远程会诊以及指引问诊体系在疫情中渗透进居民的日常生活，网络地图 App 也发挥了应有的功能。"发热门诊地图"的覆盖率与日俱增，从上线时的 14 城快速增加到 363 城，并实时更新收录的医疗救治定点医院和发热门诊大数据。截至 2020 年 1 月 27 日凌晨前，该地图所包含的可查询的医院大数据达到 12 000 多家，其中有 11 594 家发热门诊、1 512 家定点医疗救治医院，并且地图数据库仍在更新。如有居民因发热急需就诊，只需使用地图搜索相关门诊及医院字段，即可查询附近相关机构，并及时就医。网上发热门诊、网上新冠肺炎咨询等线上业务在互联网 + 医疗服务体系的建立下得以展开，患者线上即可完成就诊。截至 2020 年 1 月 31 日前，广东首批 57 家互联网医院已将发热门诊及免费咨询等业务投入使用，开设短短几天，发热门诊及网上咨询的病例就达到 3 000 多例。

不仅是线上问诊体系，智能医院线上看护体系也在快马加鞭地投入使用。由多媒体电视技术延伸开发的智能病房住院服务系统专用于医疗领域各类移动场景，实现现场音视频信号、检查检验设备图像及医疗数据信息的接入、编码及传输，同步实现远端对应信号在移动端的解码及显示应用，从常态上打破时间和地点的限制，医生可以随时随地在线远程指导和查看患者状态。

为了缓解医生的诊断压力，提高疫病诊断效率，AI 快速诊断系统就此问世。该系统有赖于新冠肺炎智能影像分析系统的技术支持，其快、准、全且无惧感染等优势为 AI 快速诊断提供了可能。该系统覆盖了湖北等地的多家医院，每天辅助医生完成 CT 检查多达数千例。

信息通信行业第一时间部署疫情防控工作，在疫情面前"逆流而上"，联盟成员企业的诸多 ICT 技术更是高效支撑了抗击疫情的各项工作，贡献了 5G 企业的力量。"5G+ 远程医疗"是联盟成员单位相继推出的多项能够实时监测体温或远程可视化协助诊疗等功能的系统或平台，被应用于城市交通枢纽、定点医院等疫情防控一线场所，为疫情防控工作提供有力支撑，全面提升了联动防控能力和危急重症患者的医疗救治能力。"5G+工业互联网"可通过 App 和工业应用系统，从聚合需求、供应能力入手，支持企业智能化改造与企业上云，为企业良性运转保驾护航，助力企业复工复产抗击疫情。"5G+智能机器人"可承担远程看护、测量体温和送药等工作，极大提升病区隔离管控水平，助力医院和医护人员打赢疫情防控阻击战。"5G+无人驾驶"可通过语音指令或者无线调度，提供独立清洁消毒及送餐服务，有效减少人员交叉感染，用创新技术开展防疫工作。"5G+新媒体"通过央视开通武汉火神山、雷神山医院建设全天候 24 小时高清直播，被网友称为史上最强的"云监工"项目。"5G+远程教育"可实现远程教学和培训服务，教师和学生"在家上课"，避免了疫情防控期间学生大量聚集，降低了人群交叉感染风险。

（涂斯婧）

第三节　高端医疗装备成为新时代中国医学的重要保障

面对疫病，在进行医疗救治时需要大量的医疗装备，尤其是智能化、数字化的高端医疗装备。随着我国疫情防控应急体系的完善和医疗救治能力的提升，需要汇集相关企业、事业单位、高校、科研院所及医疗机构等各方研究力量联合攻关，以提高医疗装备的科技含量，尤其是高端医疗装备。医疗装备研究可围绕疫情诊断设备设施、治疗药物实验平台装备、快速检测方法的技术开发平台，尤其是以呼吸机和 ECOM 为代表的高端医疗装备的科研攻关，尽快将核心关键技术掌握在自己手中，不再受制于人。

一、高端医疗装备国产化已迫在眉睫

从全球市场来看，国外老牌医疗器械公司占据了大部分份额，国际乃至国内市场一直被国际巨头垄断。目前，我国高端医疗装备长期依赖进口。进出口贸易数据显示，约 60% 的睡眠图仪市场和 80%～90% 的 CT 机、磁共振设备、超声波仪器、检验仪器、心电图机、中高档监护仪、高档生理记录仪等市场均被国外品牌所占据。据《企业观察报》报道，被简称为"GPS"的美国通用（GE）、荷兰飞利浦（Philips）、德国西门子（Siemens）三家国外老牌公司，长期把控着中国 70% 左右的高端医疗设备市场。

随着美国等西方国家对中国科技领域的遏制与打压日益加剧，我国高端医疗装备补短板更需提速，国产化已迫在眉睫。至于如何破解高端医疗装备创新发展科技难题，国家制造强国战略咨询委员会委员、中国工程院院士干勇教授表示，先进医疗设备研发体现了多

学科交叉融合与系统集成，需要的是战略部署，多方资源联动，需要前沿技术和共性关键技术协同研发。因此，许多专家学者普遍认为，医工交叉是医学发展的动力，也是工程科学永恒的主题。高端医疗装备的开发涉及临床医学和生物医学、光学、材料、机械、控制、计算机、系统等众多学科技术、工程技术的精确融合与综合应用，这些跨领域复杂问题的解决必须依靠医工交叉。

二、高端医疗装备研发部署与政策资金支持

医疗器械产业是衡量一个国家科技进步和国民经济现代化发展水平的重要指标之一。我国医疗器械行业起步相对较晚，发展高端医疗器械行业缺乏核心技术，创新能力弱，技术、质量、设计等方面普遍落后，与国际医疗器械巨头相比仍有一定的差距。作为高端精密制造业的重要部分，高端医疗装备是典型的资本技术双密集型产业，技术含量高、前期投入大、市场风险大，以前进入这一领域的我国企业并不多。

2020年4月，国务院联防联控机制新闻发布会介绍，2014年以来工业和信息化部、国家卫生健康委员会建立了推进医疗装备发展的合作机制，共同推动我国医疗装备扩大产业规模，健全产品体系，提升技术水平。2019年，全行业实现营业收入约3170亿元，超声治疗、PET/CT等产品达到国际先进水平，深圳迈瑞、山东新华、北京乐普等企业进入全球医疗器械行业50强。据中国医学装备协会统计，疫情发生以来，我国医疗装备生产企业累计向全国提供医疗装备11.5万余台，其中向湖北提供38种7万余台的装备，其中心电监护仪、血液透析机、血气分析仪等大部分医疗装备满足了疫情防控、患者救治需要，为打赢疫情防控阻击战奠定了物质基础。但在此过程中也凸显了行业发展存在的短板和弱项，如ECMO等高端医疗装备国内企业无法生产，有创呼吸机等供给不足，部分产品性能有待提升，标准体系尚不健全等。

高端医疗装备理所当然成为我国之重器，开展自主创新联合研发需要从国家层面予以政策、资金等多方面的大力支持。疫情发生后，国内出台了系列政策，积极推动医疗器械行业发展，鼓励企业自主创新研发新型医疗装备，围绕提高医疗装备的创新能力和产业化水平，加速创新医疗装备的优先审批工作。

经工信部批复同意，以深圳高性能医疗器械国家研究院有限公司为依托单位，组建了国家高性能医疗器械创新中心（以下简称创新中心），这是目前全国组建的16个国家制造业创新中心之一。组建创新中心将充分发挥广东特别是深圳的医疗器械产业优势，是加快医疗器械产业核心技术突破、提升我国医疗器械产业竞争力的重要战略举措。多年来，粤港澳大湾区在高端医疗装备领域具备了坚实的产业基础，作为中国特色社会主义先行示范区和粤港澳大湾区核心引擎，深圳已成为我国最具影响的医疗器械产业集聚地之一。作为

在医药领域首家布局的国家级创新平台，创新中心将围绕预防、诊断、治疗、康复等领域的高性能医疗器械需求，聚焦高端医学影像、体外诊断和生命体征监测、先进治疗、植介入器械、康复与健康信息等重点方向，着力打通原理和技术、关键材料、关键器件、系统和产品等研发和产业化链条，扎实推进医疗器械领域创新体系建设，提升我国高端医疗设备生产制造和整体产业水平。

三、国内踊跃参与高端医疗装备研发

2020 年 2 月 26 日，中国医学装备协会发布《新冠肺炎疫情防治急需医学装备目录（第三批）》，共涉及呼吸机、除颤仪、监护仪、输液泵等 72 类医疗设备，按照当时国内疫情防控的需求，缺口较大。要加快推进人口健康、生物安全等领域科研力量布局，加大卫生健康领域科技投入，加强生命科学领域的基础研究和医疗健康关键核心技术突破，加快提高疫情防控和公共卫生领域战略科技力量和战略储备能力，为此，工业和信息化部组织医疗卫生、医疗装备等领域的专家，深入梳理医疗装备的短板和弱项，研究采取切实管用的措施，突破核心技术、关键零部件和装备瓶颈，加快补齐我国高端医疗装备的短板，实现高端医疗装备自主可控。

由上海理工大学、上海交通大学医学院、中国科学院上海微系统与信息技术研究所、上海新微科技集团有限公司等四方联合共建的"医疗器械创新与转化平台"于 2020 年 5 月正式启动，汇集校、企、医、监、研多方资源，以医护重大需求为导向，开展多学科交叉研究，重点开发进口依赖度高、临床需求迫切的高端医疗装备，实现医疗装备关键核心技术突破，打造"医院—高校—研究院—企业—医院"的医疗器械产业闭环，尽快实现国产高端医疗装备的自主可控和产业升级。

成都市也成立医疗装备产业创新联盟，促进医疗装备企业降本提效、创新发展，加速医疗装备产品临床试验、成果转化，致力于打造千亿级高端医疗装备产业集群。

有专家建议，我国要加强环氧灭菌顶层设计，将环氧乙烷灭菌技术的开发与系统建设纳入国家疫情防控和生化安全治理体系，列入国家"十四五"疫情防控和生物安全体系发展规划。将高效环氧乙烷灭菌工艺技术与装备开发纳入国家重点研究开发和应用推广计划，规划发展建立集中式环氧乙烷灭菌站体系，推动我国环氧乙烷灭菌行业向大型化、集约化、高端化发展，提高我国环氧灭菌技术水平，大大缩短灭菌周期，降低环氧灭菌成本；创新开发移动式一体化环氧乙烷高效灭菌装置，以全面提高我国疫情防控和生物安全保障能力和水平。

四、国内部分高端医疗装备研发成效显著

我国医疗器械行业内的优秀企业通过多年的技术、人才和制造工艺的积累，一些高端医疗装备正在逐渐国产化，产品功能和品质与外资企业的差距已逐步缩小，在某些细分领域甚至达到了国际领先水平。

医用重症治疗呼吸机、监护仪等高端医疗装备领域竞争是全球化的，技术研发、生产门槛较高。成立于1991年的深圳迈瑞生物医疗电子股份有限公司，从自主研发生产单参数血氧饱和度监护仪到拥有国内同行业中最全的产品线，从代理国外品牌到跻身世界医疗器械研发制造商TOP 50，已发展成为国内医疗器械行业领跑者，同时也是中国民族医疗器械国际化发展的典范。该公司在抗疫中狠抓技术创新并在全世界竞争中脱颖而出，已在监护仪、生化试剂等领域完成国产替代，国产化率超过六成，营业收入逐年增长。该公司在产能提升的同时，创新发展的后劲也在积蓄，在深圳、南京、北京、西安、成都以及美国的硅谷、新泽西、西雅图设立了八大研发中心后，第九大研发中心武汉研究院的建设不断推进，自主研发的核心竞争力在不断提升，继续实现核心技术研发突破，加速创新成果转化，早日实现高端医疗装备自主可控。

中国大型医疗设备行业东软医疗系统股份有限公司于1997年1月自主研发的、具有自主知识产权的中国第一台可以临床应用的国产CT产品成功下线，成为继美国、德国、日本之后第四个能制造高端医疗装备CT的国家，这不仅突破了国外公司对CT核心技术的封锁，还引领了国际CT新的变革和技术潮流，大大降低了生产与运营成本，并于2020年成功研发了首台国产512层CT。随后，东软医疗系统股份有限公司募集资金9.65亿元投入到以下高端医疗装备的研发：研发光子计数CT和探测器，以及在256层CT基础上研发出一款具备160mm探测器覆盖范围（目前业界最宽水平）和0.2秒/圈转速（目前世界最快扫描速度0.25秒/圈）的超高端CT；研发高场磁共振整机与核心部件；研发高端台式超声、便携超声，填补了公司在高端超声产品线领域的缺口，以及突破高端超声探头这一核心部件技术壁垒。

过去心脏支架等高端医疗器械基本都是进口，仅有一小部分纳入医保范围，患者就医支付压力较大。尽管目前国外产品仍处于主导格局，但一些细分领域如冠脉支架产品等已基本完成了进口替代，产品也纳入了医保范围，国产高端医疗装备越来越得到患者的青睐。随着政策倾斜，在科研补贴、产品纳入医保、医院首用国产化等实实在在的利好措施鼓励下，我国医疗设备领先企业加速核心技术的攻关突破，加速实现高端医疗设备的进口替代。

北京唯迈医疗设备有限公司积极响应国家号召，一直践行着"关键核心技术攻关，突破技术装备瓶颈，实现高端医疗装备自主可控"的目标。2020年上半年，极光DSA完成一

次从 0 到 1 的突破，实现高端医疗装备自主可控，率先拿到欧盟 CE 证，进军海外市场。"极光"是全新一代落地式七轴智能血管造影机（DSA），配有国际最高端第三代大口径平板探测器，设备完美支持完成心脏、神经及非血管类导管（介入）治疗，适合于多科室的现代复合手术室的医疗设施。极光 DSA 产品核心优势包含三大智能技术、四项贴心设计以及五大高端技术，凭借灵巧稳定的性能和高清图像，保证医疗安全与手术效率。其中，智能 5A 算法基于人工智能算法领域的开发，可以实现高清图像引擎智能优化，运用多重自动处理技术，呈现极高清图像效果，同时大幅降低辐射剂量。极光平板 DSA 已在国内部分大医院投入试用，并得到不少临床医生的好评。

习近平总书记 2021 年 5 月 28 日在中国科学院第二十次院士大会、中国工程院第十五次院士大会和中国科协第十次全国代表大会上，发表了《加快建设科技强国 实现高水平科技自立自强》的重要讲话，他指出："医用重离子加速器、磁共振、彩超、CT 等高端医疗装备国产化替代取得重大进展。"可见，我国在高端医疗装备领域越来越自信，越来越振奋人心。

（茹建国　何并文）

第四节　智能医疗系统成为新时代医学发展的重要方向

疫情来袭，传统医疗服务模式面临更为严峻的挑战。通过信息技术手段的创新应用，来满足疫情防控常态化下的临床业务和患者服务，成为医院临床科室和信息部门共同关注的时代命题。与此同时，让医疗信息与临床深度融合，已成为中国医疗行业加速数字化转型的重要方向。

一、智能医学的发展历史

当前，以人工智能（AI）为代表的新技术给人们的生产、生活带来了深刻的变革，拉开了第四次工业革命的序幕。AI 在医学领域的应用将把医学带入新的智能医学时代，其中，智能是手段，医学是目的。目前，对于智能医学尚无明确的定义，结合当前 AI 与医学领域的发展趋势，提出智能医学的概念：通过 AI 的方法，辅助或替代人类进行医疗行为的科学。AI 是智能医学的基础，也是实现智能医学的必要手段。

AI 是计算机科学的一个领域，旨在模拟人类的思维过程、学习能力和知识存储。近年来，AI 的医学应用激增，如机器人、医学诊断、疾病预测、图像分析（放射学、组织学）、文本识别与自然语言处理、药物活性设计和基因突变表达预测、健康管理、医学统计学和人类生物学、治疗效果和预后预测以及近年来快速发展的组合技术等。

AI 在医疗领域的最早探索出现于 1972 年，利兹大学研发的 AAPHelp 是有据可考的最早出现的医疗 AI 系统，主要用于急腹症的辅助诊断。1975 年，斯坦福大学开发了可以用于血液感染源诊断的智能诊断系统 MYCIN。在一次测试中，MYCIN 给出的诊断准确率达到了 69%，高于依据当时的标准进行诊断的临床医生。但是，由于当时计算机的运算性能有限以及伦理争议等诸多问题，MYCIN 始终没有投入实际应用。1986 年，哈佛大学医学院开发了第一个商业化 AI 诊断系统 DXPlain。DXPlain 是第一个临床决策支持系统（CDSS）。在 1991 年的一次测试中，DXPlain 对 46 例不同类型的患者进行诊断，其诊断准确率与由 5 名医生组成的评委会相比没有显著差异。AI 在医学中最成熟的应用是 IBM 的 Watson for Oncology 系统。该超级计算机于 2010 年推出，系统将 AI 和软件分析结合起来解决问题，在遇到肿瘤患者时，Watson for Oncology 系统可以根据患者的症状和检查数据，给出初步诊断和有排序的治疗方案供医生选择。据该公司统计，这个系统已经治愈了将近 11.5 万名患者。

二、智能医疗系统的应用

（一）人工智能助力医疗健康

近年来，随着 AI 的迅猛发展，医疗卫生领域迎来创新发展的浪潮，医疗健康已经成为 AI 重要研究和应用领域。各类信息化系统已成为各大医院机构的"标配"。2017 年国务院印发的《新一代人工智能发展规划》明确提出，智能医疗这一新模式应推广应用到更多智能医疗体系中去，从而建立更精准、更快速的医疗新模式。

近年来，各大科技巨头和诸多新兴创业型公司纷纷布局 AI 医疗领域。国外的科技巨头中，IBM 在人工智能＋医疗领域的布局最早也最深入，谷歌和微软也有部分参与。2000 年，美国食品药品监督管理局（FDA）批准美国公司 Intuitive Surgical 生产的达芬奇外科手术系统上市。这种微创手术系统可以用于泌尿外科、心脏瓣膜修复和妇科等复杂手术。这一系统目前在世界各地已投入运行超过 5 000 台。国内的科技巨头中，深圳市腾讯计算机系统有限公司（简称腾讯）和阿里巴巴网络技术有限公司（简称阿里巴巴）都推出了自己的"人工智能＋"医疗解决方案，阿里巴巴致力于利用 AI 和机器学习帮助医院和医生更好地开展工作，其云计算部门已经创建了一系列 AI 医疗解决方案，助力药品研发、医疗成像和疾病诊断，现已成功开发了一套诊断工具，利用成像技术对疾病进行早期诊断；同时，阿里巴巴集中部分精英力量，重点研发能够识别部分早期癌症的人工智能系统；阿里云则利用 AI 技术和视觉计算技术检测宫颈癌，并训练机器通过高分辨率 CT 扫描查出肺癌。而腾讯主要以投资创业公司的形式在人工智能＋医疗领域布局，最近也推出了具体的 AI 医疗产品。根据前瞻产业研究院发布的《2018—2023 年中国医疗人工智能行业市场前景预测与投资战略规划分析报告》，目前，国内医疗 AI 相关企业多达 156 家。

智慧医院的核心是智慧临床，也迎来空前的建设与发展机遇：一方面，在"健康中国"战略引导下，针对高发地区重点癌症开展早诊早治工作，各地卫生健康部门和医疗机构重视加速胸痛中心、卒中中心、创伤救治中心等五大中心的建设，对临床专科建设涵盖的深度、广度提出了更高要求，涉及患者的全流程服务、智能辅助导诊、临床辅助诊断、围手术期管理、术后随访等多方面能力提升；另一方面，大数据、AI、5G 通信等新兴技术在医学领域的蓬勃发展和临床应用，为临床辅助决策、临床科研工作的创新突破提供了广阔的空间。

AI 提高了学习能力，提供了规模化的决策支持系统，正在改变医疗保健的未来。

（二）人工智能的伦理问题

数据科学所带来的伦理挑战也是一个争论的领域。这些挑战可以在概念空间内映射，并由 3 个研究分支来描述：数据和隐私伦理、算法伦理和道德以及实践伦理和价值观。其中，隐私一直是关注的中心。AI 并不是专门为医疗保健开发的工具。虽然 AI 已经准备好解决医学实践中的"痛点"，但技术进步需要收集和共享大量数据，机器学习在精准医学的发展中起着关键的作用，其根据患者的临床或遗传风险因素进行治疗。这些进步需要收集和共享大量数据，从而产生对隐私的担忧和关注，即数据的所有权和信息的保密性可能导致对患者的识别（尤其是通过一个称为三角测量的过程）。在这种情况下，建立隐私保护框架，并应用于研究参与者和机构的隐私保密，属于关注点。

由于 AI 的局限性，它还不能取代病床边的临床医生。第一，AI 不能与患者进行高层次的对话或互动，以获得患者的信任、安抚患者或表达同情，这是医患关系的重要组成部分。第二，AI 传感器可以收集有价值的信息（如体积状态或炎性细胞因子），以帮助诊断，但仍需要医生进行传统的身体检查，特别是在需要高水平互动和批判性思维的神经学领域。第三，尽管 AI 可能达到进行实时 CT 扫描或其他物理扫描以检测疾病的程度，但仍需要医生进行解释，以整合病史、进行物理检查并促进进一步讨论。AI 不同于传统的计算机算法，它能够根据积累的经验进行自我训练，这种独特的功能使 AI 能够在相同情况下根据先前执行的操作，采取不同的行动。这种积累经验并从中吸取教训的能力，以及独立行动和做出决定的能力，为损害提供了先决条件。这意味着 AI 能在其行为中可能因某种原因造成损害。但现行法律都不承认 AI 是一个法律主体，这意味着 AI 对其造成的损害不承担责任。因此，AI 的发展及其不断增长的实际应用，需要法律法规框架的变革。

三、人工智能在新时代面临的机遇和挑战

健康医疗智能化将成为未来社会和人民美好生活的刚需，以政策驱动新技术落地，有

利于加快解决医疗领域的深层矛盾。2020 年全国"两会"传递出的重大信号，必将为未来一个时期的公共卫生信息化建设带来新机遇。随着计算机、AI、虚拟仿真、增强现实、混合现实、3D 打印等技术的进步，未来为适应智能医学的发展，临床上对复合型人才的需求还会增多，这就需要医生具备智能医学的相关知识。医疗行业随着科学的发展而不断开拓创新，科研力量的进步与医学界的需求共同促进医疗 AI 的发展。AI 赋予医疗行业更可靠的技术，不仅能够提升医疗人员的工作效率，也能从源头上节约医疗成本。在未来技术不断发展的过程中，医疗 AI 将会普及到每家每户，让人们能够足不出户做到日常监测预防，对人民群众的身体素质起到很大的保障作用。与医疗健康领域的大数据和物联网一样，AI 在医疗健康领域正迅速成为一个决定性因素。

新技术在医学应用上的突破离不开医学家的深度参与。目前，我国的医学专家对 AI 的应用开发参与不足，许多 AI 医学应用研发团队处于起步阶段，资金、人才都有所不足，种种因素导致中国主流医学界对 AI 的参与比较缓慢。事实上，医学家的参与能够让 AI 团队少走弯路，大幅提高效率，许多医学问题也可能在 AI 的辅助下有所突破。

2020 年是 5G 商用元年，为医疗 AI 技术发展提供可靠的技术与政策支撑。在 AI 与 5G 等技术的不断发展中，医疗机器人也将不断拓展应用领域，谱写智能医疗新篇章。

（甘昕艳　高　翔）

第五节　信息化浪潮成为新时代健康管理的强大动力

近年来，随着世界信息技术的迅速发展与我国医疗卫生事业的深化改革，我国医疗卫生健康管理信息化进程进一步加快，医疗行业的信息化建设取得了较大进展。在新冠病毒感染疫情防控中，信息化在疫情监测分析、病毒溯源、防控救治、资源调配等方面发挥了积极的推动作用，为疫情防控提供了强有力的支撑。

一、医学信息化管理现状分析

国家卫生健康委员会副主任李斌在国务院新闻办公室 2020 年 5 月 9 日举行的例行会上表示，新冠肺炎疫情暴露出我国在重大疫情防控体制机制、公共卫生体系等方面仍然存在着短板。下一步，针对公共卫生应急体系建设工作的六个方面考虑中，很重要的内容就是"运用大数据、AI、云计算等数字技术，在疫情监测分析、病毒溯源、防控救治、资源调配等方面更好地发挥支撑作用"。全面提升公共卫生应急防控能力，卫生信息化在未来一个时期将迎来建设新机遇。

中研普华产业研究院发布的《2020—2025 年中国医疗信息化行业现状分析与发展前景

预测报告》显示，全世界的医院信息化建设开始于 20 世纪 60 ～ 70 年代，其核心是围绕享受医疗服务的人，将整个社会的医疗资源和服务，如医院、专家、社会保险、社区医疗、药品供应厂商等整合起来，同时将医学影像系统和医疗信息系统等全部临床作业过程纳入数字化网络之中。对整个医疗过程的信息进行采集、保存、传输和处理，并加以管理、数据挖掘并形成临床判断与决策支持，包括临床诊疗过程数字化、医院业务管理数字化、医疗设备数字化、医院建筑智能化以及公共数字化服务平台；随之相应的则是医院信息管理系统（HIS）、科室管理信息系统（CIS）、电子病历（EMR）、电子健康档案（HER）、区域医疗卫生服务（GMIS）、远程医疗甚至"云处理"等在医疗信息领域的应用。

国内医疗信息化发展经历了 HIS 阶段、CIS 阶段和数据整合阶段。目前多数医院处于 CIS 建设阶段，少数医院进入数据整合阶段。未来随着大数据、AI 的发展，医疗信息化将进入智能化阶段。人口老龄化、居民健康意识增强、医疗资源分布不均以及国家政策的大力扶持，都将带来医疗信息化的加速。

近年来，随着百姓对医疗质量要求的不断提高，医疗机构需要为患者提供更人性化、更合理的服务。因此，医疗资源的共享和信息传递流程的简化，医疗部门办公网络化、自动化，实现全面信息共享已是大势所趋。只有通过信息化建设，逐步建立信息化医院，才能支持医院的可持续发展，从而大力提高医院综合效益和运行效率。

二、疫病疫情促进医疗服务模式的转型与创新

一直以来，公共卫生信息化的目标之一就是完善传染病监测预警机制，加强突发急性传染病防治，在疫病疫情之下这个建设任务显得更为重要和急迫。中国医院协会信息管理专业委员会（CHIMA）发布的《新冠肺炎疫情期间医院信息工作调查报告》显示，新冠病毒感染疫情期间医院信息化举措占比前五的应用为互联网咨询、预检分诊、远程会诊、健康码通行证、远程协同办公。医院信息化应该全面上云，实现数据平台化、信息化。"信息孤岛"阻碍优质医疗的公平可及，我国医疗信息化、智能化水平有待提升。医疗机构需要重视大数据和 AI 的应用，在医疗资源投入上要"软硬兼施"，利用好数字化、信息化，提升中国医疗整体供给能力，增强医务人员的获得感。

（一）加强新一代互联网医疗健康平台的顶层设计和统筹协调

新冠病毒感染疫情暴发后，大数据、AI、云计算等新一代信息技术，一方面在提升疫情防控效率、构建疫情态势感知能力、支撑防控资源调度和促进防疫工作信息公开等方面发挥了巨大作用，另一方面也为疫病之外疾病的远程问诊、复诊送药、远程治疗提供了极大支持。但新一代信息技术与医疗健康的深度融合还不够，尤其在家庭、社区和医院三个

重要端口，还存在很多问题。应该以疫病疫情为契机，加快建设覆盖"家庭＋社区＋医院＋科研机构"的新一代互联网医疗健康平台，加强顶层设计和统筹协调，列入医疗健康领域"十四五"规划，明确总体思路，重点发展建设。加快建设"数字家庭医生"平台，构建居家医疗物联网（IoMT）解决方案，加快建立社区医疗智慧网格平台，推进分级诊疗和应急医疗管理部署；同时，深入推进"新一代互联网医院"的组织建设，建立"国家医疗大健康超算平台"，助力中国医学大脑成长。

加快互联网诊疗、互联网医院的建设步伐，将一批优质、核心的医疗资源面向互联网开放，可有效缓解患者迫切需要复诊、开药又不敢前往医院的尴尬问题，同时帮助医院控制到院人数、减少院内感染风险。这彰显了互联网医院在突发公共卫生事件中的重要作用。让医疗 IT 回归临床，成为近年来中国医疗行业加速数字化转型的重要方向。

（二）建立统一的"病人大数据分析中心"

临床专科建设在数字化技术应用支撑方面也面临着诸多挑战：如何以患者为中心，通过电子病历系统应用评级统筹推进全院数据治理，通过医院智慧服务评级实现专科专病为主线的智慧服务；如何帮助临床提高效率、预防和减少差错，通过大数据支撑的运营决策，实现临床运营精细化管理，以满足公立医院的绩效考核和质量安全监管要求；如何通过信息化建设助力提升医院对疑难病症的诊治能力；如何通过大数据更有效地开展临床科研。

针对新冠病毒感染疫情防控中暴露出的短板和不足，丁磊在《关于充分发挥数字技术支撑保障作用优化突发重大事件应急体系的提案》中建议，充分利用数字技术提高对重特大流行性疾病的监测分析能力。因此，应在国家层面建立统一的"病患大数据分析中心"，借助大数据、AI、云计算等数字技术，动态研判生化数据、医学影像等关键信息，确立苗头性问题早发现、早预警、早介入的机制。同步推动国家层面的个人健康档案系统建设，为医学 AI 和医疗大数据应用发展构筑数据基础，包括有序推进电子病历数据库的跨地域互联互通，逐步汇集居民公共卫生、检验检测、就医转诊等医疗健康信息，构建全民个人健康档案（PHR）体系；参考国外医疗电子数据交换法案，监管机构可加速针对健康信息管控立法，对健康／医疗的隐私管理设立标准。

（三）完善互联网医院分级建设标准体系

可参照实体医院建设标准，分类分级建设互联网医院，明确不同级别的互联网医院功能定位，如一级互联网医院以家庭医生、慢病管理、分级诊疗、远程会诊为主；二级互联网医院以预约挂号、取报告单、双向转诊、远程教育为主；三级互联网医院以在线复诊、电子处方、远程监测、多学科联合会诊（MDT）等核心医疗服务为主。医共体、医联体的进一步建设，远程医疗、互联网诊疗的进一步发展，医疗数据与健康档案的互联互通等，这些手段都将构建更加完善的分级诊疗体系，打通医疗惠民的"最后一公里"，让优质医疗资源成为基层医疗机构的有力支撑，让老百姓在家门口也能安心看病、放心看病。为此，应构建新型医联体，通过数字技术将优质资源广泛贯通至患者末端，打造"核心医院＋基层卫生服务机构＋数字家庭医生"三级供给模式，提升医疗效率和准确率。借助"互联网＋"全面建设"专科—全科结合"的网上家庭医生签约团队，让专科医生作为后援，提升基层医疗专业能力，以"互联网＋基层"守住第一道防线。

基层医疗机构是卫生健康服务体系的"网底"，更是全社会应对公共卫生事件的第一道防线。目前，"小病在基层、大病到医院、康复回社区"的医疗服务格局尚未形成，这一点在新冠病毒感染疫情初期的武汉表现得非常明显。在恐慌情绪的裹挟下，即使是普通的感冒患者也扎堆涌向大医院，造成武汉各大医院人满为患，加大了院内交叉感染的概率，对疫情防控不利。

（四）推进"互联网＋"医保支付

在新冠病毒感染疫情期间，针对互联网医疗的医保政策已做出实质性突破，要求将符合条件的"互联网＋"医疗服务费用纳入医保支付范围。作为政策"指挥棒"，医保的线上开闸，助推了互联网诊疗、互联网医院等诊疗服务新业态在疫情防控中发挥作用。北京、山东、江苏、湖北等地在医保在线支付方面进行了落地探索，但全国大部分地区尚未实现脱卡结算，对"互联网＋"医疗服务的发展造成了阻力。应在医疗、医药互联互通的情况下，推进医保在线支付。国家医疗保障局自 2018 年 5 月底正式挂牌成立以来，医保电子凭证、医保信息业务编码标准、医保信息化平台等信息化、标准化举措频繁。作为"三医联动"最为关键的一环，医保信息化建设进程的全面提速，必将促进未来医保与互联网医院、互联网诊疗业务的对接，为常态化疫情防控条件下诊疗服务新业态的可持续发展提供最强动力。

当医院信息系统出现故障时，运维技术人员会提供"救火式"服务；或是在固定时间对信息系统进行常规院内体检、故障解决等。人工运维管理存在效率低、流程复杂等诸多弊端，医院对运维工作的统一管理仍然欠缺，无法将医院信息系统的运维工作、人员和业务有效整合，难以实现 IT 运维服务的流程化、规范化和自动化。

三、后疫情时代的医疗服务模式思考

（一）从"线下＋线上"松散结合转向"线下＋线上"深度融合

随着服务空间的不断拓展、场景的不断延伸，诊疗服务也将从开环走向闭环。过去，患者与医院之间的连接往往是单向的、不对称的，由于医患关系的特殊性，医院很容易触

达患者，而患者却难以找到医生。在新的技术环境下，这种不对称正在被逐渐打破。

"互联网＋诊疗"正在迎来春天，同时也面临着更大的挑战。这种挑战存在于技术、安全与管理等多个方面。在技术方面，比如线上诊疗的查体问题，目前尚未解决，未来可能有待于远程触诊技术的突破。在安全方面，需要引入切实可行的技术手段（如高清人脸识别等）与监管机制，确保互联网诊疗过程中各参与方身份的真实性、资质的可靠性以及行为责任的可追溯性，确保患者隐私和医疗数据的信息安全。而在管理方面的挑战也不小，如果医院带着常有的'甲方'心态去做线上服务，与第三方平台相比，是否有竞争力？医生之前都在固定时间、固定场所工作，互联网诊疗的工作模式应该是怎样的？是坐班制，还是利用碎片化时间进行，还是按需选择？绩效分配模式又应如何调整？这些问题值得思考。

（二）线上多学科联合会诊（MDT）成为常态

对于整个医疗卫生系统而言，医疗业务与公共卫生业务将由原来的"弱联系"转为"强联系"，医疗信息也将从原本相对独立的状态转为与交通、通讯、民政、公安等信息相互融合，由此也会对医疗机构的业务管理模式提出新的要求。

对于医护人员而言，新冠病毒感染疫情让他们提前感知了未来可能的工作模式：从只在诊室间与院内提供医疗服务，变为在家里、在出差途中可以随时随地接入互联网，提供在线服务；援鄂期间，医院前后方的联动非常频繁，医护人员能更多地感知"不是一个人在战斗"。

日常医院信息工作中存在的一些不太为人注意的问题在疫情防控期间被暴露或放大，这也为今后的工作指出了一些方向。如何让科技更有温度、更具医学人文关怀，医疗信息化的目的之一是方便患者，信息化在架起桥梁的同时，也可能产生"数字鸿沟"；核心信息系统架构的弹性挑战，疫情等突发状况会在极短时间内产生大量的业务需求，医院的信息系统能否从容应付，是必须开发还是通过配置就能完成，这考验着医院核心信息系统的架构弹性。重视数据标准化建设，在疫情数据上报过程中，由于疫病统计时间点不同、确诊病例定义变化等因素，导致统计数据前后出现差异，相关人员有时需要花费大量时间进行解释。这也充分说明数据的标准化建设工作非常重要。

（三）医疗数据安全与隐私保护策略

智慧医疗系统首先需要从医疗设备采集数据，然后将这些数字化的医疗设备检查数据传输到医疗数据中心，最后医生将从医疗数据中心获取这些检查数据作为诊断的依据。传统的医疗设备是直接让患者拿到检查结果，这种情况造成患者的长时间等待等问题。智慧医疗系统的检查结果出来后主治医生可以马上看到，节省了患者的等待时间。但是，医疗设备将检查数据电子化后，这些数据的安全保护应引起高度重视。一旦这些数据通过互联网传输，则会造成很大的医疗数据泄漏方面的安全隐患。事实上，目前许多这类设备都存在严重的安全风险，包括网络通信接口、USB接口等，这些通信接口都没有安全管理，容易造成数据泄漏，也容易遭受木马病毒的入侵。用户的行踪轨迹显然会涉及隐私问题，但从疫情防控的角度来看，寻找确诊病例密切接触者等需求又是刚需，此类需求可能要借助"场景化授权"与"公民知情同意授权"等方式来解决。因此，网络安全工作不容有失。调查显示，在疫情防控期间，有11.3%的医院信息系统遭受过不同程度的攻击或其他安全事件。守卫医疗信息系统的网络安全防线，一时一刻也不能放松，一丝一毫也不容懈怠。

安全措施必须从智能医疗终端设备入手，包括诊断设备、治疗设备、可穿戴医疗设备等。智慧医疗系统的安全防护，可以借鉴"一个中心、三重发现"的纵深防御模型。一个中心是指医院的医疗系统安全集中监视平台，三重发现是指发现医院网络区域边界、网络通信、计算环境安全问题的能力。

（四）其他问题思考

我国医疗信息化、智能化水平有待提升，具体还存在以下问题：传统医疗资源投入"重硬轻软"，信息化短板严重制约医疗整体供给能力提升；医疗信息化便民惠民基础较差，"信息孤岛"阻碍优质医疗的公平可及；医疗AI的审批创新相比市场发展和国际实践仍显不足，数字医疗工具的监管环境仍待优化等。

四、利用数字化和信息化提升中国医疗整体供给能力

医疗卫生机构需要重视大数据和AI的应用，在医疗资源投入上要"软硬兼施"，利用好数字化、信息化，提升中国医疗整体供给能力；对中国感染科系的应急能力建设需要提高到战略高度，实现防疫能力常态化，实现分布式传染病报告数据共享网络。

在疫病救治与疫情防控中，信息化发挥了巨大的作用，使得卫生管理者深刻体会到信息化对于医疗转型升级的价值，这也将成为医疗IT投入的重要推动力量，推动公共卫生应急管理、健康城市等系统建设。在2020年全国"两会"上，数十位代表提出了有关医疗卫生建设的提案，其中大多需要信息化支持，而且有数件提案直接与医疗信息化相关，如互联网医疗健康平台建设、医疗大数据利用、公共卫生应急管理等，这些提案为医疗IT的发展指出了方向。医疗信息化经过20年的发展，在抗疫中展现出巨大的作用，医疗数字化转型正成为新时代发展的潮流。从2020年起，基于云计算、互联网、大数据等新兴技术架构

的医疗软件信息系统进入快速发展通道，医疗应用软件系统开始向第三平台技术快速迁移，AI、物联网、虚拟现实、机器人等技术开始落地应用并展现出价值潜力，支撑远程医疗、远程手术、医养结合、药品研发和健康管理等各个领域的转型发展和加速发展，让信息化浪潮成为新时代健康管理的动力。

（甘昕艳　高　翔）

第六节　健康码管理成为新时代社会治理的创新实践

在严峻的疫情防控形势下，健康码作为政府与企业合作模式的一种新尝试，是数字技术在社会治理、疫情防控方面的一次创新实践，是数字化社会公共治理的里程碑，为落实健康优先战略、构建健康管理新格局提供了良好的契机。在应用中逐步发现，健康码虽然功能单一，却是迄今为止最纯粹的智能传播的典型应用，超越互联网而跨入社会全民范畴，形成了"人—机—环境"三者实时联动的社会微系统。

一、健康码助抗疫

新冠病毒感染疫情初期，我国各地采取了限制出行、强制隔离等手段抵制病毒传播，成效较慢且成本巨大。在严峻的疫情防控压力之下，基于大数据技术的健康码应运而生，以其一人一码、一码复用、一码通行等特点，迅速被全国多个地区采用，成为疫情防控和推动复工复产的重要利器之一，为恢复大众正常出行、阻断疫病传播途径做出了巨大贡献。2020 年 4 月 29 日，国家市场监督管理总局（标准委）印发公告，发布《个人健康信息码》系列国家标准。

（一）什么是健康码

1. 健康码的逻辑源头

中国已经进入了"流动性社会"（Mobile society）。这是一个以巨量、高频的人员、资金、知识、数据流动为基础的社会。在严峻的疫情防控任务面前，社区、工厂（公司）、学校等单位都要求所有人必须每天上报个人健康信息，进出各种公共场所，乘坐各种交通工具要提供通行证或健康证明。健康码本质就是将这个通行证或健康证明数字化，并由政府统一沟通协调管理，在一定范围内通用。

2. 健康码的算法逻辑

健康码是以真实数据为基础，由市民或返工返岗人员通过网上自行申报，填写实际住址、身体健康状况、有无去过疫区、有无接触重点人员等信息，经后台审核后生成的属于个人的二维码。三色码的生成主要依据三个维度赋分：一是空间维度，即根据全国疫情风险程度，按照精确到乡镇（街道）的数据判断；二是时间维度，即某个人去过疫区的次数及停留的时间长短；三是人际关系维度，即与重点人员的接触状态，然后量化赋分。数据依托来自国家和各部门、各区域汇集的数据，经过防控规则和数据建模，分析评估后测算出三种风险状态。三种颜色实行动态管理，领取绿码的人如若去过重点地区、接触过重点人群，健康码会转红，领取红码和黄码的人员需按规定隔离并健康打卡，满足条件后将转为绿码。

（二）健康码的快速普及

作为一种便捷、高效、可实施性强的数字化防疫抗疫措施，健康码出行制度在全国范围内迅速被复制、推广和应用，各地纷纷在原有的基础上对健康码机制不断创新和完善，推出了具有地方特色的员工码、通行码、家庭码等，形成了全国健康码百花齐放的格局，成为全国各地数字化防疫抗疫的主要手段。

1. 健康码助深圳

2020 年 2 月 1 日，"深 i 您"自主申报系统正式启用，第一时间为市民的健康状况提供数据支持。截至 5 月底，已有超过 2 000 万人进行自主申报，基本实现全覆盖。

2020 年 2 月 11 日，"深 i 您"健康码在深圳率先推出，创新推出亮码、扫码等功能，市民可实现一次申报一码通行。截至 5 月底，深圳市民亮码累计超过 2 亿次。

2020 年 4 月 11 日，"深 i 您"健康码实现全省、全国互通、互认，支持人员有序流动。同时，在健康码的基础上，平台不断拓展健康码功能，其中包括防止境外输入、学生开学专区、师生健康码等。

作为中国"最互联网的城市"，深圳市在新冠肺炎疫情防控阻击战中充分利用了自己互联网公司多、数据基础好、数据资源广、保障能力强的优势，在科技抗疫、智慧抗疫的创新实践中交出了一份漂亮的答卷。深圳成为全国首个疫情期间凭"码"出行的城市。

2. 健康码助余杭

2020 年 2 月 11 日，杭州健康码正式上线。浙江省用"红黄绿"三色二维码作为数字化健康证明，在公共场所实行健康码出行制度，居民和来杭人员可使用钉钉或支付宝等市场应用领取健康码，凭码进出高速路口、小区等。

2020 年 2 月 13 日，杭州健康码平台开发运行专班得到了提升强化，同日成立区县（市）健康码专班。

2020 年 2 月 19 日，杭州健康码申领人数突破 1 000 万，全市覆盖率达到 80%。同时，杭州健康码相继在全省和全国推广，被全国 100 多个城市借鉴。

2020 年 2 月 21 日，杭州成为全国首个可凭健康码看病的城市。

杭州率先在全国启用健康码二维码扫码认证功能，实现健康码与电子健康卡、电子社保卡互联互通。

3. 健康码助八桂

广西健康码于 2020 年 3 月 6 日正式上线，是以居民或者返工返岗人员申报的健康数据为基础，群众通过多个公众移动平台登录后申请个人健康码，作为个人健康信息的电子凭证，实现一次申报、动态管理、跨域互认、全广西乃至全国通用。广西健康码系统建设体系在全国首创"统一数据标准、统一基础数据、统一身份认证、统一开放机制、统一渠道生态、统一用户体验"的"六统一"，采用"数据 + 生态"的建设模式，整合接入阿里巴巴、腾讯、中国东信、数字广西、云宝宝、广西移动、广西日报社、南宁市公安局等企业和单位现有的健康码或扫码防控应用，以 H5、API 接口等形式对外开放应用，支持广大互联网企业在开放应用生态圈进行创新创造，构建广西健康码"六统一"开放应用生态圈，有效弥补了国内各省存在的单一厂商、单一渠道造成的用户覆盖不全、用户操作不便、信息安全隐患等弊端。根据广西大数据发展局的统计数据，2020 年 4 月 3 日 18 时，广西健康码申领人数突破 1 000 万，累计访问量突破 2 亿次，累计亮码逾 1 亿次，峰值访问量超过 300 万人次 / 小时。

二、健康码在健康管理的创新实践

（一）有效解决公共卫生信息重合和信息碎片问题

在应用健康码出现之前，人员在各个流动节点、每一次公共出行和场所出入都需要登记。信息重复填写大大增加了行政工作量，重复申报意味着信息的碎片化，而且单次登记仅能反映相对人的静态状况，无法描述其动态变化。健康码的出现减少了"表格抗疫"，通过实现一次线上填报、统一信息收集渠道，能够多次多处使用，既节约时间，减少人员聚集的传染风险，又可有效解决复工复产复学"出入难"问题。

（二）有效简化过关检测手续和提升精准防控能力

在居民个人填报信息和政府各部门大数据的基础上，健康码可实现对感染风险进行识别，判断风险类型，并以 3 种颜色的健康码予以区分，可让一线防疫人员迅速识别不同风险人群，简化过关检测程序，实施精准监控管理。同时，也实现了信息的及时追溯，将"死"

的静态数据转变为"活"的动态数据。在大数据体系下，健康码系统对于流动人口行走路径的统计，能够让各地实施更有效的疫情管理，当疫区人员行走至非疫区时，或疑似感染者随意外出时，可以通过电子化个人健康身份证明，立刻抓取其行为轨迹，及时发现并针对不同风险人员进行相应的监测管理。

（三）有效提高疫病联防联控和区域协同治理效率

居民通过扫码上报健康信息，结合大数据分析判定，打通了区域内政府、社区、医疗、交通各部门数据，同时实现了跨地区跨平台的数据联通。通过健康码识别，企业、大中小学等单位可以及时有效掌握本单位员工、师生的健康信息，以便采取有针对性的精准联防联控措施，避免复工复产复学后聚众传染导致疫病的再次暴发。通过健康码识别，实现了通行管理、复工审核、医疗健康信息采集核验等多个方面的应用落地，打破了各部门之间的数据壁垒，提升了政府职能部门实时监测管理的能力，提高了数据统计效率，在政府数字化转型与社会诚信体系、个人社会责任感的有机结合方面进行了创新。

三、目前健康码存在的问题

（一）健康码的数据质量有待提高

健康码的生成数据包括两部分信息，一为申请人自主填写，二为政府管理部门所掌握的公共数据，这两部分数据都无法保证完全真实可靠。首先，个人自主填写的数据，包括申请人的行踪轨迹和健康状况，申请人如果故意隐瞒行程和病情，则该部分信息为无效失真信息。其次，各个部门的公共数据，由于当前各部门间普遍存在数据壁垒，数据共享的现状并不理想，后台数据的完整性也不能保障。此外，公共行政主体所掌握的数据中人工采集的部分，其准确性和一致性也无法完全保证。如出现瑕疵数据，那么基于部分瑕疵数据做出的分析结果只能作为参考，不能作为执行标准。

（二）健康码的信息安全有待完善

健康码作为政府机构对人员和公共场所实施管控的重要措施，记录了数以万计公民的身份信息、健康状况、出行轨迹、通讯方式等隐私敏感信息，详细、真实，有极高的商业价值。并且相当一部分地区已实现了跨省互通、互信互任，形成了全国防疫健康码体系。如果对其进行深入挖掘、分析、加以利用，可以实现有针对性的商业开发并从中获取巨大利益；若发生安全问题导致数据发生泄漏，后果将不堪设想。目前，健康码大多数为政府部门和企业的合作行为，今后健康码的数据储存、使用和管理权限如何设定，如何控制健康码的信息安全风险，明确政企各自的管理权责，是需要面对和妥善解决的问题。

（三）健康码的精细管理有待提升

健康码从技术层面而言，就是由地理位置信息、时间信息、人员信息、人员关联信息等数据共同构成的一个个关联起来的信息模型，并随着各项信息的更新而产生动态变化，本质上是通过数据关联分析和数据自动化决策而快速甄别公民的健康状况。当数据更新、自动化决策过程中出现由于信息失真等各种原因造成的误判或其他错误时，目前尚未能提供相配套的完善解决路径。健康码申诉电话大部分都是机器客服，解决问题的效率低下，人工客服在咨询量较大的时间段要经历漫长的等待，或重新走一遍人工检查加机器问题检查的流程。被误判的黄码（隔离 7 天以内）和红码（集中隔离 14 天）的人员必须面对本不该产生的烦恼和困境且难以及时解决，说明健康码目前的申诉和救济功能有待进一步完善。此外，未考虑无智能手机或不会使用智能手机的老年人等特殊群体的实际需求。大部分地区在推行健康码出行制度时都是遵循一刀切的原则，对于在互联网新技术应用上处于弱势的老年人等特殊群体的实际需求和管理，没能给予及时的区别对待。因此，相关的管理制度、管理的精细度和人性化方面都有待进一步加强与完善。

四、后疫情时代的健康码成为社会治理的新风尚

（一）健康治理新格局

1. 大卫生观下的人群健康管理

《健康中国 2030 规划纲要》指出，要把健康摆在优先发展的战略地位，立足国情，将促进健康的理念融入公共政策制定实施的全过程，加快形成有利于健康的生活方式、生态环境和经济社会发展模式，实现健康与经济社会良性协调发展。本质上就是要打破过去的传统卫生观和卫生部门单打独斗的状况，形成全社会参与、全行业参与、全人群参与的社会健康治理格局。新冠病毒感染疫情的防控工作需要调动全社会的力量参与进来，健康码为打破过去部门间的壁垒、实现全社会协同治理提供了良好契机。未来，健康码可以将社保、医疗、医药等信息融会贯通后形成全民"医疗健康一卡通"并与身份证合二为一，实现健康服务系统的融合，形成国家的"健康大脑"。从疫情时期协助社会通行的三色码，转变为一个有个人数据、行业数据、城市数据支撑的卫生与健康信息系统。同时，健康码系统将为健康产业发展、社会稳定和城市治理现代化提供强有力的数据和技术支撑，实现真正意义上的大健康管理格局。

2. 现代健康观下的个体精准健康管理

现代健康观对于人的健康的定义已扩展为生理、心理、社会适应三方面的健康，社会

因素对现代人的健康发挥着越来越重要的作用。作为一个可以记录、存储、分析个人预防、医疗、护理、康复、健康促进和健康教育等各种卫生服务利用信息和健康信息的工具和平台，健康码通过对个人全生命周期、全方位健康信息的监测和管理，可以为个人健康管理提供更精准的服务，成为伴随每个人全生命周期的最贴心的健康管理卫士，成为人们美好生活的定制化、智能化健康顾问。

（二）社会智慧治理新手段：健康码变城市码

在瞬息万变的疫情防控形势中，健康码所代表的数据化治理不但促进了公共服务的个性化、便捷化，降低了大众的合规成本和过犹不及的行为管制，而且能增强行政决策的回应化和智能化，帮助政府依据人口、发病等各项情况综合研判，科学划分疫情风险等级，制定差异化的防控策略和经济社会秩序恢复措施。未来健康码可以转变为日常社会服务的数字化技术平台，升级为城市码。健康码的数据价值应该继续充分挖掘，不断拓展应用场景，完善数据保护措施，通过其所承载的数据以及技术手段和蕴含的创新思维，服务战疫时和平时社会治理体系的建设。腾讯云总裁邱跃鹏表示，健康码的平台可以转变为日常中社会服务的数字化技术平台，对疫情防控、数字政府建设以及推动国家治理体系和治理能力提升等发挥重要作用。

从防疫应急之策到治理常态之法，健康码将继续在社会智慧治理的路上发光发热。健康码也是一场社会传播大试验，催生新的传播机制，提供新的想象空间。

（郭宇莎）

第七节　生物安全体系融入新时代国家安全大格局

生物安全是事关国家、民族生存与发展的大事。在疫病全球蔓延的背景下，生物安全问题受到党和国家的高度重视。2020 年 2 月 14 日，习近平总书记在中央全面深化改革委员会第十二次会议上强调，要从保护人民健康、保障国家安全、维护国家长治久安的高度，把生物安全纳入国家安全体系，系统规划国家生物安全风险防控和治理体系建设，全面提高国家生物安全治理能力。要尽快推动出台生物安全法，加快构建国家生物安全法律法规体系、制度保障体系。习近平总书记的重要讲话意义重大，意味着生物安全防控和治理级别的提升，也是我国作为负责任大国的担当和对全球生物安全的贡献。因此，将生物安全体系融入新时代国家安全大格局势在必行。

一、生物安全的概念和内涵延伸

迄今为止，国内外学术界对生物安全（Biosafety 或 Biosecurity）的概念尚未达成一致意见。地球上各种生物之间总体上共存共处，形成了一个具有生物多样性的生态大系统。一旦某种生物的发展遭受自然或人为的"扰动"甚至"破坏"而不能很快恢复其本来的平衡状态，就有可能对其他物种构成生物威胁。鉴于生物多样性资源的国家主权原则、生物防御、生物国防和生物疆域等术语已相继进入学界乃至国家安全政策。以下几个观点颇具代表性：一是生物安全是指防治由生物技术与微生物危险物质及相关活动引起的生物危害；二是狭义的生物安全是指人类的生命和健康、生物的正常生存以及生态系统的正常结构和功能不受现代生物技术研发应用活动侵害和损害的状态；三是广义的生物安全是指生态系统的正常状态、生物的正常生存繁衍以及人类的生命健康不受致病有害生物、外来入侵生物以及现代生物技术及其应用侵害的状态；四是与生物安全相关的概念还有公共卫生安全，即通过采取预见性和反应性行动，最大限度地确保人群免受突发公共卫生事件的威胁。

《中华人民共和国生物安全法》（以下简称《生物安全法》）明确提出，生物安全是指生态系统的正常状态、生物的正常生存以及人的生命和健康不受致病有害生物、外来入侵生物以及现代生物技术及其应用侵害的状态。简单地说，生物安全就是生物体对人体及生态系统是否安全，有时特指生物体经过基因工程改造后对人体及生态系统是否安全。《生物安全法》是为维护国家安全，防范和应对生物安全风险，保障人民生命健康，保护生物资源和生态环境，促进生物技术健康发展，推动构建人类命运共同体，实现人与自然和谐共生而制定的法律，具有十分重要的意义。

二、国内外生物安全形势十分严峻

国内外生物安全形势已发生深刻变化，虽然总体生物安全风险处于临界可控状态，但局部领域安全风险剧增，可能出现更多的传染病疫情，生物入侵导致生态环境恶化，生物恐怖和生物犯罪活动也日益增多。对生物威胁的认识不足，对生物安全的治理不够，潜在的安全风险和利益冲突有恶化的趋势。

（一）生物威胁的主要危害

生物威胁已从偶发向持久转变，威胁来源已从单一性向多样化转变，威胁边界已从局部少数区域向多区域甚至全球化转变，突发影响范围已从大众健康拓展到国家安全和战略利益，对人类生存和国家安全构成严重挑战。

生物威胁可分为一般威胁、重大威胁、传统威胁和非传统威胁。传统威胁主要包括野生动物和家禽导致的传染病、外来物种入侵等自然发生的生物威胁；非传统威胁主要包括生物技术、微生物耐药、生物恐怖袭击、生物武器、实验室安全管理漏洞等人为威胁，或是人类蓄意制造和意外发生的生物威胁。近年来，我国面临的生物威胁种类多、波及面广、危害大。

一是外来生物入侵不断扩大，造成物种灭绝速度加快、遗传多样性丧失、生态环境破坏趋势不断加剧。我国多个省、自治区、直辖市都不同程度地受到生物威胁，其中西南地区和沿海地区是生物威胁的重灾区，入侵范围包括森林、水域、湿地、草地、农牧区、自然保护区甚至城市居民区等。在国际自然保护联盟公布的全球 100 种最具威胁的外来物种中，入侵中国的就有 50 多种。至今我国已确认的外来入侵物种累计多达 619 种，其中大面积发生、危害严重的有 100 多种，每年造成 2 000 多亿元经济损失，成为遭受外来入侵物种危害最严重的国家之一。

二是新发传染病的暴发流行和传播威胁难以及时感知。由于环境恶化、滥用抗生素、动物与人类间的物种屏障被打破，细菌、病毒等微生物从动物宿主迁移到人类宿主显著增加了传染病暴发的风险。2007 年，WHO 报告 20 多年来至少出现了 40 多种新发传染病，通过航空、铁路、公路等运输途径，传染病在国际间快速传播。据国际著名期刊《自然》报告，1940 ～ 2000 年新发传染病种类中人畜共患病占 60%，而人畜共患病中有 71.8% 来自野生动物。2018 年 7 月，英国发布《国家生物安全战略》报告，约 60% 的人类疾病和 75% 的新发传染病都是人畜共患病。也有学者认为，新发传染病多发生在北纬 30° 以南接近赤道的国家和地区，一些新发传染病发生区域扩展到北纬 60°，中国是高发地区。2018 年 3 月 1 日国家卫生计生委发布 2017 年全国法定传染病疫情概况，2017 年 1 月 1 日零时至 12 月 31 日 24 时，全国（不含港澳台）共报告法定传染病发病 7 030 879 例，死亡 19 796 人，报告发病率为 509.54/10 万，报告死亡率为 1.43/10 万。近 10 多年来，我国出现的大型传染病有 SARS、手足口病、甲型 H1N1 流感、H7N9 禽流感、非洲猪瘟等，给国家经济和人民生命财产造成了巨大的损失。

三是对新型生物技术误用乃至滥用的有效管控难度较大，生物技术发展带来的双刃剑效应与风险也相应加大。随着基因编辑和基因驱动技术的不断创新发展，基因武器给人类造成的风险越来越高。有学者在哺乳动物中首次建立了"基因驱动"系统，可使变异基因的遗传概率从 50% 提高到 99.5%，主要用于清除特定的生物物种。与西方发达国家相比，许多发展中国家对生物科技负面作用的管控体系和能力不足，存在明显的内部性威胁；生物科技尚存在技术、设备垄断和"卡脖子"现象，也有隐性的外部性威胁。生物技术很可能被"谬用"，既要防止干细胞、克隆、基因编辑和基因驱动等技术的不正当应用，又要防止人类遗传疾病基因等隐私被泄露。近年来，人类遗传资源流失和剽窃现象也持续隐形存在，虽然联合国《名古屋遗传资源议定书》明确定义了"与生物资源交换相关的获取和惠益分享义务"，但围绕人类遗传资源的获取和使用，一些西方发达国家明取暗夺，跨境非法交易人类遗传资源和生物信息数据，搜集别国的传染病、菌株库乃至公民的某些滑膜组织和 RNA 样本等生物样本。一些国家将病原体存储在缺乏生物安全措施的实验室中，这些实验室存在生物安全漏洞，极有可能导致病原体释放到外部环境中，甚至用于生物武器开发，对人类造成毁灭性的打击。

（二）我国面临的生物安全形势更加复杂

生物安全已成为国家安全的新疆域，既是发展生物科技的伴生性战略目的，也可能成为大国博弈的重要战略工具。随着我国经济的快速发展，生物安全技术取得了一定进步，我国在外来生物入侵防控、新发病原体研究、基因编辑技术等技术点上虽然取得了突破性进展，但与欧美等西方发达国家在总体科技创新能力方面仍有一定差距，面临的形势也日益复杂。

一是《禁止生物武器公约》履约谈判和履约机制的话语权、掌控权不足。许多国家都把生物安全作为国家安全和国防建设的战略制高点，美国率先将生物安全纳入国家安全战略，欧盟、英国、澳大利亚、俄罗斯、中东、北非等国家或地区也制定了应对生物战、生物恐怖、传染病疫情、实验室生物安全、生物技术谬用等生物安全问题的战略措施。生物武器是利用细菌、病毒等致病微生物以及各种毒素和其他生物活性物质来杀伤人、畜和毁坏农作物，以达到战争目的，因此素有"瘟神"之称，它传染性强，杀伤范围大，传播途径多，持续时间长，且难防难治，制止生物武器在全世界扩散是国际社会面临的重大挑战之一。1972 年 4 月，美国、英国和苏联签署了《禁止细菌（生物）及毒素武器的发展、生产及储存以及销毁这类武器的公约》（即《禁止生物武器公约》）。该公约于 1975 年 3 月生效，该公约对于禁止和销毁生物武器、防止生物武器扩散发挥了不可替代的关键作用。中国于 1984 年 11 月 15 日加入该公约而成为缔约国，此后一贯严格履行公约各项义务。截至 2019 年 12 月，全世界共有 183 个缔约国。

我国一贯坚定支持《禁止生物武器公约》的宗旨和目标，支持谈判达成非歧视性的公约核查议定书，全面加强公约权威性和有效性，愿同国际社会一道，进一步深化生物安全国际合作与交流，推动多边生物军控进程不断发展，构建全球生物安全命运共同体。但非常令人遗憾的是，20 年来，美国一直独家阻挡重启《禁止生物武器公约》核查议定书的谈判，理由是生物领域不可核查、国际核查"可能威胁美国国家利益和商业机密"或有利于"工业间谍活动"等，这是典型的单边主义和双重标准。复杂的国际环境使我国在《禁止生物武器公约》履约谈判和履约机制的话语权、掌控权方面存在不足，但我国政府采取了以下几个方面的有效措施：（1）根据公约要求，逐步构建和完善生物安全法律法规体系；（2）不断加强生物设施安全管理及生物剂的安全保卫措施，强化从业人员的教育培训；（3）建立了生物反恐管理与应急体系和较为完善的公共卫生应急机制;（4）未来将继续结合履约工作，重点加强在生物设施安全管理、生物安全宣传教育、生物恐怖主义应对能力等方面的建设;（5）还将与其他缔约国及有关国际组织一道，共同推进生物安全工作，为进一步加强公约有效性做出积极贡献。

二是科技与人才支撑体系的建设相对滞后、差距较大。主要表现在:（1）生物安全技术总体仍处于跟跑状态。在第五次国家技术预测中，通过对"危险性病原物与人类健康、外来有害生物与生物多样性、转基因生物安全、实验室生物安全、生物防恐"等生物安全五个主要方向进行评估，我国生物安全技术与国际领先技术相比，处于跟跑状态的占60.0%，领跑状态仅占20.0%，落后西方发达国家至少8年。（2）生物领域高端人才缺乏。据 QS 世界大学排行榜，2019 年生物领域全世界排名前 10 的大学中美国占了 7 所，欧洲占了 3 所;在排名前 50 中美国占了 22 所，我国北京大学和清华大学仅位居第 36 位、第 38 位。主要原因是很长一段时间以来，我国高等教育的落后格局造成生物领域顶尖人才缺失，难以支撑生物安全技术的快速发展。（3）我国原创能力不足，关键核心技术缺乏。生物安全技术大部分来源于美国、日本等发达国家，比如，微生物控制技术、分子毒理学、合成生物学安全评价技术、转化毒理学等主要来自美国的基础研究。生物反应器、测序仪、核心菌种、酶制剂等垄断和"卡脖子"问题仍很突出，全世界大部分生物技术专利权被美国（占59%）、欧洲（占 19%）掌握，我国占比不到 4%。同时，包括生物安全在内的全球生物技术专利量排名前 10 位的机构中有 9 家是企业，而我国排名前 10 位的机构中只有 1 家是企业，核心技术研发及其应用远落后于发达国家。（4）生物安全综合研发机构缺乏。我国虽有生物安全相关的国家实验室，但都以基础研究为主，在研发制造突发公共卫生事件中的医疗产品和设备方面存在不足。而发达国家根据突发流行病的增长现状，开设相关综合研发机构。美国耗资 4.4 亿美元建设的生物防御中心先进开发与制造创新中心已于 2014 年正式启用。（5）企业创新能力弱，拳头产品少，难以支撑生物安全的需要。据福布斯公布的数据，2019 年世界生物企业前 20 中美国占 17 家，欧洲和澳洲占 3 家，我国无企业入选。我国1 500 多家大中型医药企业中有研发活动的企业只占 11.43%，生产的药品绝大多数是不具有自主知识产权的仿制药品，低水平重复现象仍较严重，在市场销售 10 亿元以上、具有自主知识产权的单企业单品种产品数量不多。

三、生物安全实验室的类型和防护要求

生物安全实验室是通过防护屏障和管理措施以达到要求的微生物实验室和动物实验室，是进行科研的、特殊的专业实验室，因此常用于各类医学病毒研究、生物及微生物实验、疫苗研究试验等。审批手续复杂，建设要求很高，运行监管严格，从选址到布局、从流线

到工艺、从设备到管理等多方面均有特殊要求。

根据微生物及其毒素的危害程度不同，以及所需的实验室设计要求、建筑构造、防护设施、仪器操作和运行程序不同，国际上将生物实验室按照生物安全水平（biosafety level，BSL）从低至高依次分为 P1（protection level 1）、P2、P3 和 P4 四个等级。P4 实验室是生物安全最高等级的实验室，但里面微生物及其毒素的危害等级也是最高的，一旦发生微生物及其毒素泄露，后果不堪设想。

（一）P1 实验室（BSL-1）

相对应的是基础实验室——一级生物安全水平，对人体、动植物或环境危害程度较低，一般适用于对健康成年人无致病作用的微生物研究（如麻疹病毒、腮腺病毒等）。可在公开的实验台面上进行实验操作，不需要特殊的安全保护措施，不需要生物安全柜（biosafety cabinet，BSC），实验人员只需经过基本的实验程序培训后即可操作。

（二）P2 实验室（BSL-2）

相对应的是基础实验室——二级生物安全水平，适用于对人体、动植物或环境具有中等危害或具有潜在危险的微生物研究（如流感病毒等），对健康成人、动物和环境不会造成严重危害，已具备有效的预防和治疗措施。实验操作者必须经过相关研究的操作培训，且由专业实验室工作人员指导。对 P2 级别及以上的实验室，按规定须配备生物安全柜，通过将柜内空气不断抽出而形成负压，以防止实验操作中产生的气溶胶向外扩散。对易于污染的物质或者可能产生污染的情况需要预先处理准备，可能涉及或产生有害生物物质的实验操作必须在二级生物安全柜内进行。注意事项主要有：（1）实验室建设必须符合 BSL-2 的要求；（2）实验室门应上锁并可自动关闭，门应有可视窗；（3）有足够的存储空间摆放物品，工作区域有存储空间和存放个人衣物的条件；（4）在实验室内配备高压蒸汽灭菌器、生物安全柜、应急喷淋装置、实验服、手套等；（5）以机械通风为主，有稳定可靠的水电供应和应急照明；（6）实验室出口应有非常醒目的安全标识。

（三）P3 实验室（BSL-3）

相对应的是防护实验室——三级生物安全水平，适用于处理对人体、动植物或环境具有高度危害性，主要通过呼吸途径使人传染上严重的甚至致死疾病的致病微生物及其毒素的研究（如炭疽芽孢杆菌、鼠疫杆菌、结核分枝杆菌、狂犬病毒等）。通常已具备预防和治疗措施，进行试验研究的物质一般都是本土或者外来的，有可能通过呼吸传染致病或有生命危险的物质。实验操作者需要严格进行防护，必须使用二级或者三级生物安全柜，以免暴露于这些有潜在危险的物质中。注意事项主要有：（1）整个实验室完全密封，室内处于负压状态、气体不会泄露到外面而造成污染；（2）实验室内必须安装二级或三级生物安全柜，所有涉及感染材料的实验操作应在生物安全柜中进行；（3）在进行感染性组织培养、有可能产生感染性气溶胶的实验操作时，必须使用个体防护设备；如果无法安全有效地将气溶胶限定在一定范围内时，应使用呼吸保护装置；（4）工作时必须戴手套（以两副为宜），一次性手套必须先消毒再丢弃；实验室中必须配备有效的消毒剂、眼部清洗剂或生理盐水，且易于取用，可配备应急药品；（5）进入实验室工作区域之前，应在专用的更衣室（或缓冲间）穿着背开式工作服或其他防护服；工作完毕必须脱下工作服，不得穿工作服离开实验室；可再次使用的工作服必须先消毒后清洗。

（四）P4 实验室（BSL-4）

P4 实验室是人类迄今为止能建造的生物安全防护等级最高的实验室，专用于烈性传染病研究与利用。相对应的是最高防护实验室——四级生物安全水平，适用于对人体、动植物或环境具有高度危害性，通过空气气溶胶途径传播或传播途径不明、目前尚无有效疫苗或治疗方法的致病微生物或其毒素的研究（如埃博拉病毒、马尔堡病毒、拉沙病毒、新冠病毒等）。进行试验研究的物质都是一些极具危险且可致命的有毒微生物，操作者必须熟悉实验室设计、建筑构造、保护设施、运行管理等，接受过针对极高危险微生物及其毒素研究的严格培训，也必须接受在此研究领域有丰富经验的实验研究人员的指导或监管，严禁独自一人在 P4 实验室内工作。要严格控制人员和物资进出并加强监管，必须有详细的实验研究操作手册。P4 实验室一定要单独建造或设置在一栋大楼中与其他任何地方都能分开的独立房间内，必须配备三级生物安全柜、穿戴加正压防护服。P4 实验室的安全设备和个人防护注意事项除比 P3 实验室更加严格外，还有：（1）实验室必须具备完整的供气系统、排气系统、真空系统、消毒系统；（2）进入实验室前必须换衣服；（3）离开实验室前必须淋浴；（4）带出实验室的所有材料必须消毒；（5）其他特别规定和要求。

在 2003 年 SARS 暴发后，我国政府战略性启动了 P4 实验室的规划建设，参照国际上高等级生物安全实验室的建设要求和中国相关的建设标准，决定在湖北省武汉市江夏区的中国科学院武汉病毒研究所郑店园区内建设"中国科学院武汉国家生物安全实验室"（简称武汉 P4 实验室）。在引进法国里昂 P4 实验室技术和装备的基础上，中法双方合作完成了实验室的设计，中国完成了实验室的建设和主要设施设备的安装，历经 10 多年终于在 2015 年 1 月建成了世界上最先进的 P4 实验室，标志着我国正式拥有了研究和利用烈性病原体的硬件条件的首个 P4 实验室，成为我国传染病防控的研究和开发中心、烈性病原的保藏中心和联合国烈性传染病参考实验室，在国家公共卫生应急反应体系和生物防范体系中发挥核心作用和生物安全平台支撑作用。P4 实验室人员进出的控制和管理制度极其严格，进入 P4

实验室要花费至少30分钟进行层层消毒，包括沐浴、二次更衣、缓冲等步骤后才能入内。研究人员必须换上隔离正压防护服，外形很像宇航服，头部是透明的充气罩，下端连接着一条蓝色的呼吸带，呼吸带另一端悬挂连接在屋顶的管道上，这样能保证研究人员在防护服内进行呼吸循环，和外界空气不发生任何接触，以确保自身安全。研究人员离开实验室时，必须经过化学淋浴消毒正压防护服表面。P4实验室对各方面都进行了非常严格的安全防控，既要保护研究人员，也要确保周围环境安全，所有排出的气、水、物等都必须事先经过严格处理，达到标准后才能排放。

总之，在P3、P4实验室安全措施中，最主要的是根据规范设置一级屏障和二级屏障，分别是实验人员和外界环境的保护伞，超高的清洁级别、恒温恒湿以及压差都是实验安全的重要保证。

四、生物安全体系必须融入新时代国家安全大格局

当今世界处于百年未有之大变局，进入了生物风险与生物安全并存的时代，不稳定性、不确定性日益突出。习近平总书记2014年4月15日在中央国家安全委员会第一次会议上强调，要准确把握国家安全形势变化新特点新趋势，坚持总体国家安全观，走出一条中国特色国家安全道路，构建集政治安全、国土安全、军事安全、经济安全、文化安全、社会安全、科技安全、信息安全、生态安全、资源安全、核安全等于一体的国家安全体系。此后，又加入了海外利益安全、太空安全、深海安全、极地安全。疫病发生后，又将生物安全纳入国家安全体系，进一步构建国家安全大格局，这是以习近平同志为核心的党中央审时度势、高瞻远瞩做出的重大决策。

（一）认识生物安全纳入国家安全体系的重大意义

一是体现国家制度和国家治理体系13个方面的显著优势。新冠病毒感染疫情发生后，习近平总书记指出要把生物安全纳入国家安全体系。我国国家制度和治理体系的显著优势就是不断实践探索和改革创新、不断自我完善和与时俱进，中国特色社会主义制度和国家治理体系既是马克思主义的理论品质，也是党领导中国特色社会主义永葆生机活力的源泉。

二是对国家治理能力现代化的推进。国家治理体系的核心是法规和制度，因此，必须构建系统完整的生物安全法规制度体系，并在其保障下将制度转化为治理效能。要尽快建立和完善在生物技术研究应用、传染病与动植物疫情防控、人类遗传资源安全保障、生物武器威胁应对等方面规范明确、边界清晰的生物安全法律体系，为生物安全其他相关规章制度的建立提供基础和依据。我国虽已制定了一批相关法律法规，但尚欠系统性、完整性，在司法、执法上有机协调和实施效能不够高。《生物安全法》的出台，为国家生物安全风险

防控提供了强有力的法制保障。

三是以人民为中心的发展思想的深刻体现。"以人民为中心"是习近平新时代中国特色社会主义思想的根本立场，是新时代坚持和发展中国特色社会主义的基本方略，人民对美好生活的向往就是我们的奋斗目标。把疫情防控作为党和国家的一项重大政治任务，要从保护人民群众健康的高度出发，在全力以赴做好疫情防控工作的同时，及时系统规划国家生物安全风险防控和治理体系建设，充分体现坚持人民主体地位和践行以人民为中心的发展思想。

四是对全球生物安全和生态文明建设的重大贡献。由于疫病传染性强、潜伏时间长、暴发迅速，习近平总书记在我国发生疫情之时就明确要求"做好与 WHO、有关国家和港澳台地区的沟通协调，密切协作形成合力，坚决防止疫情扩散蔓延"，充分展现了大国的责任与担当。我国作为国际《生物多样性公约卡塔赫纳生物安全议定书》的缔约国，将生物安全纳入国家安全体系和国家战略层面，将促进我国积极参与和引领全球生物安全的保护与治理，为构建人类命运共同体做出新的贡献。

（二）加强国家生物安全风险防控和治理体系的顶层设计

疫病能够瘫痪全球，生命安全、生物安全仍然是国家安全的短板。许多国家纷纷出台国家生物安全领域战略或举措，作为国家安全和国防建设的战略制高点，国际生物安全博弈进入新阶段。

美国率先将生物安全纳入国家安全战略，构建了生物预警和事件类别确认系统。2002 年，成立国家生物防御分析和对策中心（The National Biodefense Analysis and Countermeasures Center，NBACC）；2009 年 10 月，颁布了全球第一份《国家卫生安全战略》（National Health Security Strategy，NHSS）；2014 年 2 月，推动发起"全球卫生安全议程"（Global Health Security Agenda，GHSA）；2018 年 9 月，发布《国家生物防御战略》（National Biodefense Strategy，NBS），是美国首个旨在全面解决各种生物威胁的系统性战略，强调管理生物事件风险是美国的核心重大利益，提出增强生物防御风险意识、提高生物防御单位防风险能力、做好生物防御准备工作、建立迅速响应机制和促进生物事件后的恢复工作等 5 个具体目标。

2009 年 9 月，七国集团推动"全球卫生安全倡议"（Global Health Security Initiative，GHSI），集中讨论有效应对甲型 H1N1 流感病毒的公共卫生措施。2018 年 7 月，英国发布《国家生物安全战略》（UK Biological Security Strategy），以提升英国生物安全风险的管理能力；2019 年 7 月，英国国家安全战略联合委员会发起主题为"生物安全和公共卫生：为传染病和生物武器威胁做好准备"的调研活动，以评估政府在生物安全和公共卫生方面的工作情况，协调完善政府处理生物安全风险的方案。

我国生物安全风险防控和治理体系的设计规划，坚持底线思维，坚持原则性和策略性的高度统一，构建维护国家生物安全的政策、路径和举措，全面提高国家生物安全的治理能力和水平。2011年3月，中国环境科学出版社出版了《中国国家生物安全框架》。我国已成立生物多样性保护办公室、国家生物安全管理办公室，挂靠在生态环境部自然生态保护司，以"一个机构，两块牌子"履行职责，指导协调和监督生态保护修复工作，拟订和组织实施生态保护修复监管政策、法律、行政法规、部门规章、标准，组织开展生物多样性保护、生物物种资源（含生物遗传资源）保护、生物安全管理工作，承担中国生物多样性保护国家委员会秘书处和国家生物安全管理办公室工作，负责有关国际公约国内履约工作。2015年9月，科学技术部成立了生物安全办公室，由社会发展科技司等9个成员单位组成，社会发展科技司作为主要职责单位，负责总体运行与管理，全面统筹科技计划中的生物安全科技相关工作，积极有效地解决生物安全科技的重点难点问题，并统筹协调"人类遗传资源采集、收集、买卖、出口、出境审批"和"高等级病原微生物实验室建设审查"等两项行政许可工作。在上述部门生物安全监管机构的基础上，尽快成立国家级的生物安全委员会，以统筹协调中央和地方、政府和部门、行政机关和专业机构的相关职责。要普及公共卫生安全和疫情防控法律法规，强化风险意识，制定分层风险管理方法，以应对国内外生物威胁。根据防御生物恐怖、生物战的特殊需求，建立健全军民融合、平时与战时结合的生物安全法规体系、技术体系、防控体系、物资保障体系、指挥体系等，共同构筑我国新时代"生物安全的万里长城"。

（三）完善国家生物安全风险防控和治理体系的法律法规

许多国家制定了生物安全相关法律。例如，美国在21世纪先后制定《生物反恐法案》《生物盾牌法案》《生物防御和大流行性疫苗与药物开发法案》等法律法规。澳大利亚于2015年颁布《生物安全法》，取代1908年的《检疫法》，还制定《基因技术法》，并于2019年对其修订为《基因技术法规修正案》。日本于2002年推出《生物技术战略大纲》后，从2015年起开始拨付特别领域研究补助金资助开展"全球传染病等生物威胁的新冲突领域研究"项目；2019年6月，日本发布《生物战略2019——面向国际共鸣的生物社区的形成》，展望"到2030年建成世界最先进的生物经济社会"。1995年，巴西出台了第一部《生物安全法》，主要是规范转基因农产品的种植和销售；2004年2月，巴西通过了第二部《生物安全法》，并在国家生物安全技术委员会的基础上成立了国家生物安全委员会，负责制订和实施国家生物安全政策。2020年1月，俄罗斯国家杜马一审通过了《俄罗斯生物安全法（草案）》，制定了一系列预防生物恐怖、建立和开发生物风险监测系统的措施。

面对日益严峻的生物安全新形势、新挑战，我国生物安全立法问题受到社会各界的广泛关注，要建立健全"横到边、纵到底"的国家生物安全风险防控和治理体系的相关法律法规。据统计，我国有关生物安全的法律法规和政策文件共 92 项，但多是行业主管部门制定的行政规章，其中主要有：原国家科委发布的《基因工程安全管理办法》（1993）；农业部发布的《农业生物基因工程安全管理实施办法》（1996）；科学技术部和卫生部发布的《人类遗传资源管理暂行办法》（1998）。这些部门规章缺乏规划性、系统性、全面性和协调性，需要从法律和战略的高度不断完善制度化措施，《生物安全法》的出台，既为我国生物安全工作提供有力的法治保障，更有助于形成完备的法律规范体系。

当前，我国急需规范和调整重大新发突发传染病疫情、保障我国生物资源和人类遗传资源安全、合成生物技术和基因工程技术安全、保障实验室生物安全、防范外来物种入侵和生物恐怖袭击等方面的法律法规。同时，也要注重制定国家生物安全相关政策措施和生物安全计划，如灾难医疗系统、都市医疗反应系统，以及生物监测和生物传感计划等，以指引生物安全建设和提高突发性公共卫生事件应急能力。为进一步加强监管、确保安全，国家卫生健康委员会于 2020 年 7 月 6 日印发了《国家卫生健康委员会办公厅关于在新冠肺炎疫情常态化防控中的实验室生物安全监督管理的通知》（国卫办科教函〔2020〕534 号），就做好实验室生物安全监督管理工作提出要求：一是严格执行新冠病毒实验活动管理要求，要按照第二类病原微生物进行管理；二是做好实验室生物安全服务保障和规范管理，压实实验室设立单位的主体责任；三是要依法依规严格管理新冠病毒毒株和相关样本，确保安全，提出对"应检尽检"和"愿检尽检"人员检测样本进行区别管理，前者要严格按照高致病性病原微生物样本管理，后者经样本运出单位生物安全专家委员会进行风险评估后，可按照普通样本管理；四是加强实验室生物安全监管，要求各省级卫生健康行政部门切实加强组织领导，提升实验室生物安全监管能力，按照属地化、分级分类的原则开展实验室生物安全监管工作，强化新冠病毒实验活动监督检查。

（四）加强国家生物安全风险防控和治理体系的科技支撑

科技是人类抗击疾病的最有力武器。我国在疫病防控方面的最大特点之一，就是以科技为支撑，通过核心技术提高国家生物安全治理能力，通过科学管理提高战略储备能力，通过完善新型举国体制加快科研力量布局，通过统筹各方科研力量加大尖端人才培养力度。

一是加强生物安全领域科研力量的整合，提高体系化对抗能力和水平。科技攻关涉及病毒学、传染病学、基因学、药物学、预防医学、心理学等多学科，还需要临床诊断数据、临床资源和平台支撑。因此，必须加快整合上述相关领域的国家重点科研体系，布局一批国家临床医学研究中心和若干跨学科的协同创新基础平台，使其成为在关键时刻能够站得住、扛得起、打得赢的科技核心支撑力量。

二是加大生物安全和卫生健康领域的研发投入，打造新的研发增长极。在国家"十四五"规划和科技中长期规划中，支持培育若干原创能力强、发展潜力大的生物科技、医药卫生龙头企业，尤其是生物安全数据中心、生物安全实验室等科研设施，既是开展生命科学研究的技术基础，也是保障国家生物安全的重要防线。据统计，目前美国P4实验室有12家、P3实验室近1 500家；而我国通过科学技术部建设审查的P3实验室只有81家，正式运行的P4实验室仅有2家。相比之下，我国差距较大、短板明显，建设更多的高等级生物安全实验室刻不容缓。

三是调整完善国家生物安全和卫生健康领域科技攻关的整体布局，做好充足的技术储备。加强基础研究和关键核心技术突破，加快提高疫病防控和公共卫生领域战略科技力量和战略储备能力，补齐我国高端医疗装备短板。要重点研究风险预警与生物安全事件监测、检测技术，支持对生物安全风险开展即时、持续性检测。

四是发挥国家级战略科技团队力量在生物安全风险防控和治理体系中的中坚作用。要建立新型举国疫情科技攻关机制，以生物安全大科学中心和临床研究医院为核心，充分发挥P4实验室在国家生物安全体系中的作用。健全传染病领域基础研究能力建设的长效机制和生物资源管理体系，在高发、突发传染病病原体溯源和传播途径、感染与致病机理、抗感染防治手段等多方面发挥重要的科技支撑作用。

五是加强生物安全领域和重大疫情防控的国际科技合作，提升协调应对世界性生物安全风险的能力。要从构建人类命运共同体的高度，加强与国际组织、科研机构和部门建立广泛的国际科技合作框架，进一步共同开展药物、疫苗研发和防疫合作，共同应对生物安全风险挑战，有效防止生物安全风险和重大疫情的跨境传播。

（五）加强国家生物安全风险防控和治理体系的全民教育

以前，许多人或许觉得生物安全离我们很遥远，认为这是科学家和相关人员的事情；然而，全球疫病快速蔓延给许多人上了一堂活生生的生物安全课。我们要以此为契机，建立多元分层的生物安全教育培训体系，调动一切积极因素，积极鼓励社会各界、各行业参与生物安全宣传教育，形成全党、全军、全社会共同参与的良好局面。既要把加强全民生物安全宣传教育纳入贯彻落实国家生物安全风险防控和治理体系的工作部署之中，也要纳入各级领导干部的议事日程和专项培训学习，以提高应对生物安全问题的能力。

每年4月15日是我国全民国家安全教育日，2022年的宣传主题为"树牢总体国家安全观，感悟新时代国家安全成就，为迎接党的二十大胜利召开营造良好氛围"。疫病是全世界关注的焦点，结合《生物安全法》的实施，开展生物安全教育正当其时。针对不同受众编写系列生物安全的培训材料和科普读物，在大中小学课堂、爱国主义教育基地、国防教育基地等场所，通过广播、电视、网络、新媒体等多种形式，宣传有关生物安全知识，包括在疫情期间自觉做到戴口罩、勤洗手、勤通风、少聚集、居家隔离等基本防疫措施，不断提升全民生物安全意识。

（熊润松　崔海辰　何并文）

第七章　新时代医学人文构建

"以生命为名，'九省通衢'毅然'暂停'；以生命为名，医疗资源集中汇聚；以生命为名，不计成本无论代价。"面对中华人民共和国成立以来传播速度最快、感染范围最广、防控难度最大的一次重大突发公共卫生事件——新冠病毒感染疫情，我国始终将保障人民生命健康视为重中之重，真正践行了"人民至上，生命至上"的人权理念，为保护人民生命安全和身体健康不惜一切代价。不遗漏任何一个感染者，不放弃任何一位病患，从出生不久的婴儿到百岁老人，党和国家都不放弃，并通过各种救济方式，确保他们不因费用问题影响就医，从根本上解决就医的后顾之忧。疫情防控阻击战中的一个个感人细节，无不诠释着"人民至上"的理念。疫情防控阻击战中展现的白衣执甲、仁心仁术，为新时代医学人文的构建积蓄着磅礴力量。

第一节　实现"健康中国梦"的内生动力

2012 年 11 月，习近平总书记带领中央政治局常委和中央书记处的同志在参观完国家博物馆《复兴之路》展览后提出了"实现中华民族伟大复兴的中国梦"。中国梦的本质是国家富强、民族振兴、人民幸福。中国梦把国家的追求、民族的向往和人民的期盼融为一体，是国家梦、民族梦和人民梦的有机统一体。"健康中国梦"是中国梦的一个重要方面。人民健康是民族昌盛和国家富强的重要标志，也是实现伟大复兴中国梦的重要支撑。中国梦归根结底是人民的梦，新时代广大人民群众渴望高品质的健康生活，人民群众对健康生活的美好需求构成了实现"健康中国梦"的下层动力。党中央"健康中国"战略目标的提出和落实是实现"健康中国梦"的上层动力，上下层动力形成伟大的合力，共同构成了实现"健康中国梦"的内生动力。这是我们战胜疫病、构建灾后小康社会取之不尽、用之不竭的强大动力源泉。

一、人民群众对健康生活的美好需求是实现"健康中国梦"的下层动力

（一）高品质的健康生活是新时代人民对美好生活需要的重要表现

党的十九大报告指出，"中国特色社会主义进入新时代，我国社会主要矛盾已经转化

为人民日益增长的美好生活需要和不平衡不充分的发展之间的矛盾"。随着经济社会的发展和生产力水平的提高，人民群众对生活品质提出了更高要求。在祖国日益繁荣强盛的大好形势下，人民群众渴望自己和家人拥有良好的身心健康，希望获得更长的寿命，希望有很好的医疗卫生保健服务等，这些多样化、多层次的愿望都是人民群众对高品质健康生活追求的表现。

（二）新时代我国医疗卫生领域发展不充分和不平衡的状况

人民群众对高品质健康生活追求的愿望是迫切的。但目前我国医疗卫生领域发展不充分和不平衡的现状，严重制约了人民群众享有高品质的健康生活，这就反映出人民群众对高品质健康生活需要和医疗卫生领域发展不充分和不平衡之间的矛盾，这实质是新时代我国社会主要矛盾在医疗卫生领域的表现。具体表现在老百姓普遍存在的"看病难、看病贵、看病烦""大医院人满为患，一号难求""基层门诊门可罗雀，群众信任度不高"等问题。这些问题出现的原因如下。

第一，医疗资源分布不均。高精尖医疗设备齐全的医院、德才兼备的名医生主要集中在经济发达的省份和地市，即医疗资源分布呈现东部优于西部、城市优于农村的特点。

第二，医疗卫生人才紧缺。近年来，国家加大了医疗卫生人才的培养规模和力度，但还远远不能满足人民群众的需求，特别是能够长期在基层和落后地区牢牢扎根的高水平医疗卫生人才还是少之又少。因为基层和落后地区医疗机构总体条件差、待遇低，难以提供医疗人才后续发展的广阔平台。

第三，医疗卫生服务的供给侧没有及时跟上新时代的发展要求。新时代我国的人口结构出现了新变化。一方面，老龄化社会的到来，老龄人口急剧上升，随之而来的是老年医疗需求、老年专业护理需求的增多。但目前这方面的医疗服务和专业护理供给还十分短缺，老年人一旦犯病住院，家人就会疲惫不堪。年轻人白天上班请假难，不能有效陪护，晚上熬夜陪护又精力不济；如果聘请护工又不够专业细心，从长期看，一般家庭在经济上难以承受。另一方面，随着"三胎"政策的推进，很多家庭有了新生宝宝。与之相对应的产科、儿科及相关的医疗资源供给短缺的问题比较突出，具有医疗知识的专业月嫂、保姆在家政服务市场上存在着聘用费用高且供不应求的状况。

第四，部分医疗卫生服务人员的人文素养有待提升。部分医生看病对患者缺乏人文关怀。患者辛苦挂号、排队、等叫号、检查、拿药等可能花费了半天时间，但许多患者真正能够与医生交流的时间不够 5 分钟。患者对医护人员真诚的期待与个别医护人员对患者态度粗暴、没有耐心形成一对矛盾。

总之，新时代我国医疗卫生领域发展不充分和不平衡的状况成为医疗卫生领域改革的突出问题，促进医疗卫生领域改革是人民群众对健康生活的美好需求，是实现"健康中国梦"的下层动力。

二、党中央"健康中国"战略目标是实现"健康中国梦"的上层动力

（一）"健康中国"战略目标的提出

2012 年 8 月，卫生部发布了《"健康中国 2020"战略研究报告》。2016 年 10 月，中共中央、国务院印发了《"健康中国 2030"规划纲要》。党的十八大以来，以习近平同志为核心的党中央把推进"健康中国"建设上升为国家战略。"健康中国"战略是指坚持以人民为中心的发展思想，以"共建共享、全民健康"为战略主题，以提高人民健康水平为核心，以全面建立中国特色基本医疗卫生制度、医疗保障制度和优质高效的医疗卫生服务体系为基础，以健全药品供应保障制度、实施食品安全战略为重点，深入开展爱国卫生运动、倡导健康文明生活方式、预防控制重大疾病以及广泛开展全民健身活动，全方位全周期维护和保障人民健康，大幅提高健康水平。

（二）实现人民健康是中国共产党"以人民为中心"的体现

马克思主义认为，人民是历史的创造者。中国共产党是中国工人阶级的先锋队，也是中国人民和中华民族的先锋队。中国共产党从成立至今，始终坚持 "以人民为中心"，全心全意为人民服务，这是中国共产党秉持的宗旨和执政理念。中国共产党的初心和使命，就是为中国人民谋幸福、为中华民族谋复兴。习近平总书记指出，"人民的获得感、幸福感、安全感都离不开健康"。实现人民健康是中国共产党"以人民为中心"的体现。我们党从成立起就把保障人民健康同争取民族独立、人民解放的事业紧紧联系在一起。中华人民共和国成立以来，中国共产党一直坚持全心全意为人民服务的宗旨，将人民的权益放在优先发展的地位，努力提高人民健康水平并取得了优异成果。改革开放以来，中国人均预期寿命从 1981 年的 67.9 岁提高到 2020 年的 77.93 岁，孕产妇死亡率从 1990 年的 88.9/10 万下降到 2020 年的 16.9/10 万，婴儿死亡率从 1981 年的 34.7‰下降到 2020 年的 5.4‰，中国人民的主要健康指标已居中高收入国家前列，个人卫生支出占卫生总费用的比重下降到 27.7%，提前实现了联合国千年发展目标。中国人民健康发展的巨大成就，充分彰显了中国共产党"以人民为中心"的宗旨与情怀。展望 2035 年，我国将建立与基本实现社会主义现代化相适应的卫生健康体系，人均预期寿命逐步提高到 80 岁以上。

中国共产党把人民的健康放在第一位，领导全国各族人民共同战疫，取得了很好的成效。中国共产党为什么能够领导人民取得战疫胜利，原因有很多，其中最重要的就是中国共产党始终坚持"以人民为中心"——抗疫为了人民，抗疫依靠人民。

首先，全民族共同抗疫是抗疫必胜的重要法宝。人民群众是战争胜利最深厚的伟力。在新冠病毒感染疫情暴发的重点区域，当地群众积极响应党中央号召，认真配合医务工作者与病魔顽强作斗争；全国广大医务工作者、人民解放军指战员奋不顾身冲向疫情防控第一线，为保卫人民生命安全和身体健康做出了巨大的努力和牺牲；各地基层党员干部、社区网格员、志愿者在疫情防控中起到前线阻击作用；各地企业加紧复工复产扩产，为抗疫前线提供充足的"弹药"和"武器"；各地政府部门建立了各种企业应对疫病专项帮扶机制，帮助企业复工复产，降低疫病给经济带来的负面影响；主流媒体推出了众多疫情防控知识普及类节目，引导人民理性客观地对待疫病；海内外的爱心企业和人士向疫区捐钱捐物……这些都是全民族万众一心、共克时艰的表现，也是抗疫必胜的源泉所在。

其次，中国特色社会主义制度的优越性是抗疫必胜的关键。中国共产党的领导是中国特色社会主义制度的最大优势。疫病暴发后，中国共产党提出了"坚定信心、同舟共济、科学防治、精准施策"的总要求，全国各地按照党中央决策部署，全面动员、全面部署、全面加强疫病防控工作，全国所有省份启动重大突发公共卫生事件一级响应。就连 WHO 总干事谭德塞也盛赞，"中方行动速度之快、规模之大，世所罕见，展现出中国速度、中国规模、中国效率"。

再次，中国精神是抗疫必胜的决定因素。爱国主义是中国精神的核心。在抗疫斗争中，全国人民以实际行动弘扬了特殊时期的爱国主义精神：疫病重点防控地区人民众志成城、顾全大局的精神，全国各地一方有难、八方支援的精神，"逆行"的医护工作者和解放军指战员的不怕牺牲、艰苦奋斗、舍身救人的精神等。

最后，WHO 以及全球公共卫生专家为我国疫情防控提供建设性意见，多国专家学者和媒体人士对我国抗疫的正面宣传，多国政府及国际友人对我国抗疫的援助，这些是我国抗疫必胜的国际支持。

（三）党领导人民发展卫生健康事业的历程是实现"健康中国梦"的经验借鉴

中国共产党领导中国人民发展卫生健康事业的历程，是一部探索适合中国特色卫生健康发展道路的历史。这部历史的经验教训可以为实现"健康中国梦"提供经验借鉴。

中华人民共和国成立初期，经济落后，百废待兴，人民的健康水平非常低，当时的人均寿命只有 35 岁，婴儿死亡率高达 25‰，文盲率高达 90%，掌握医疗知识的医疗卫生专业人员非常匮乏，加上外部封锁、内部工业化需要大量积累，能够用于医疗卫生的投入非常有限。但是今天，中国人均预期寿命已经达到 77.93 岁。中国是如何在经济水平很低的情况下发展卫生健康事业取得了今天的成绩？在 1950 年第一届全国卫生工作会议上，我国确定了全国卫生工作方针是"面向工农兵、预防为主、团结中西医，卫生工作与群众运动相结合"。

此后，我国的卫生工作方针都是在此基础上与时俱进地发展创新。从我国最初的卫生工作方针就可以看出，首先，我国的卫生工作是以人民为中心的，面向广大工农群众，这既体现了社会主义制度的优越性，避免像西方国家只有少数有产阶级才能享受优质的卫生医疗服务，也是社会主义本质特征的显现。其次，我国的卫生工作是团结中西医，充分发挥我国传统中医药的优势，同时协同西方先进医学，共同服务人民健康需求。中医药历史悠久，有良好的群众基础，且所用药物及治病工具生态化和便捷化，能够为广大人民群众提供健康服务。重视中医药，这也是我国绝大多数人民群众能够享受医疗服务的重要原因。再次，卫生工作与群众运动相结合，把卫生工作与爱国运动相结合，源于抵御外敌对我国实施的细菌战，把卫生工作上升到保家卫国的高度。改革开放以来，国家在医疗卫生领域积极推行多渠道办医、简政放权等改革措施，激发了医疗机构和医务人员的工作热情。2009 年 4 月，中共中央、国务院发布《关于深化医药卫生体制改革的意见》，标志着新一轮医改正式启动，日益深化的医疗改革有力推进了卫生健康事业的发展与进步。

中华人民共和国成立至今，中国共产党领导中国人民发展健康事业的历程为今天实现"健康中国梦"提供了经验借鉴，主要有：一是国家医疗卫生事业始终坚持以人民为中心，走群众路线。国家的医疗卫生事业从根本上是服务于广大人民群众，依靠广大人民群众的力量共同建设。二是国家医疗卫生事业是爱国主义旗帜下的为实现伟大复兴中国梦的重要组成部分，要上升到这个高度进行建设。三是充分发挥我国传统中医药的优势和特色。这些经验必将促进我国早日实现"健康中国梦"。

（黄静婧）

第二节　疫情期间的公共危机管理

突发的疫病传播速度快、感染范围广、防控难度大，是典型的重大突发公共卫生事件。做好公共危机管理，对进一步构建与完善危机治理体系具有重要推动作用。

一、重大突发公共卫生事件定义

2011 年 1 月 8 日修订的《突发公共卫生事件应急条例》指出，突发公共卫生事件是指突然发生，造成或者可能造成社会公众健康严重损害的重大传染病疫情、群体性不明原因疾病、重大食物和职业中毒以及其他严重影响公众健康的事件。《国家突发公共卫生事件应急预案》根据突发公共卫生事件的性质、危害程度、涉及范围，将突发公共卫生事件划分为特别重大（Ⅰ级）、重大（Ⅱ级）、较大（Ⅲ级）和一般（Ⅳ级）四级。

二、重大突发公共卫生事件危机管理概述

（一）危机管理概念

危机管理概念的提出，最早始于 20 世纪 60 年代初，其理论研究以西方国家为盛。人类面对和解决的危机次数增多、类型愈加复杂多样，学者们对危机管理的研究领域不断扩大、层次不断加深，危机管理概念的界定与阐述变得更加清晰。

罗伯特·吉尔（Robert Girr）提出危机研究和管理的目的就是要最大限度地降低人类社会悲剧的发生。格林（Green）提出危机管理的任务是尽可能控制事态，在危机事件中把损失控制在一定的范围内，在事态失控后要争取重新控制。雷米（John Ramee）认为危机管理是指组织针对危机的发展阶段实施不同的因应管理措施。如在危机发生前，应对危机的警告信息做确切的侦察，并畅通沟通渠道，做好危机的因应决策；当危机发生时，要成立危机管理小组负责处理并将危机予以隔离。

20 世纪以前，我国学术界对危机管理理论的研究少之又少。直到 2003 年 SARS 大暴发后，基于疫情的出现和国外学者的研究成果，我国学者对危机管理理论的研究迎来了一波大浪潮。其中，张成福认为危机管理是一种有组织、有计划、持续动态的管理过程，政府针对潜在的或当前的危机，在其发展的不同阶段采取一系列的控制行动，以期有效预防、处理和消弭危机。按照该观点，危机管理的主体是政府，其需要对未发生或已发生的危机进行分阶段管理，不同阶段采取不同措施，最终达到消弭危机的目的。

（二）重大突发公共卫生事件危机管理的范畴

美国危机管理专家罗伯特·希斯提出的 4R 模型，把危机管理分为缩减（Reduction）、预备（Readiness）、反应（Response）、恢复（Recovery）4 个阶段。其中，缩减是目的，旨在减少危机造成的损害，贯穿于危机管理的整个过程；预备阶段是通过多种途径去预防危机发生；反应阶段即对危机发生做出快速反应，并采取各种方法去应对、处理和解决危机；恢复阶段即在危机发生的后期，弥补危机所造成的损失、恢复社会的正常运行秩序。4R 模型的各个阶段相辅相成、相互依存，而有效的危机管理则是把四个阶段连贯、整合起来运用。简言之，危机管理包含了对危机事前、事中、事后所有事务的管理。

同理，对于重大突发公共卫生事件危机管理的范畴，从宏观看，包括重大突发公共卫生事件发生前、发生时和发生后三个大阶段；从微观看，每个阶段所需的人、财、物等全部资源均在危机管理范畴之内。《突发公共卫生事件应急条例》第十一条中列举了全国突发事件应急预案应当包括以下内容：突发事件应急处理指挥部的组成和相关部门的职责；突发事件的监测与预警；突发事件信息的收集、分析、报告、通报制度；突发事件应急处

理技术和监测机构及其任务；突发事件的分级和应急处理工作方案；突发事件预防、现场控制，应急设施、设备、救治药品和医疗器械以及其他物资和技术的储备与调度；突发事件应急处理专业队伍的建设和培训。

三、疫病期间危机管理的举措与成效

为全面呈现疫情期间我国危机管理的举措与成效，按疫情发展的进程，从疫情初期、高峰期、巩固期和疫情后期四个阶段对我国在疫病期间的危机管理进行了梳理，相关信息、数据源自国家卫生健康委员会、中国疾病预防控制中心、新华网等。

（一）疫情初期信息的发布与防控动员

2019 年 12 月 30 日，两份落款为武汉市卫生健康委员会的紧急通知《关于做好不明原因肺炎救治工作的紧急通知》《市卫生健康委关于报送不明原因肺炎救治情况的紧急通知》在网络上流传，自此"不明原因肺炎"出现并开始吸引公众视线。翌日，武汉市卫生健康委员会首次发布《关于当前我市肺炎疫情的情况通报》，称已发现 27 例病例，并提醒市民要保持室内空气流通，尽量避免到封闭、空气不通畅的公共场所和人多拥挤的地方，确需外出时可佩戴口罩。2020 年 1 月 3 日，中国开始向 WHO、美国和有关国家通报防控和研究进展。从 1 月 11 日起，武汉市卫生健康委员会开始在官方网站上依法持续更新、通报每日疫情情况。

2020 年 1 月 1 日，武汉市将与肺炎出现有关的华南海鲜批发市场关闭。同日，国家卫生健康委员会成立疫情应对处置领导小组，指导湖北省和武汉市开展疫情防控、应急救治等工作。1 月 14 日，国家卫生健康委员会召开全国卫生健康系统视频会议，向各省卫生健康部门通报疫情防控情况，部署各地强化疫情的监测，全力做好应对肺炎疫情的准备。1 月 15 日，国家卫生健康委员会发布新冠肺炎第一版诊疗方案、防控方案，随着疫情的不断变化，直到后疫情时期，两份方案也在不断进行细化和更新。做好疫情应对准备后，1 月 18 日，国家卫生健康委员会组织以钟南山院士为组长的国家医疗与防控高级别专家组赶赴武汉实地考察疫情防控工作；翌日，国家卫生健康委员会官方网站宣布近日将陆续向全国各省派出工作组，指导做好疫情防控等相关工作。

（二）疫情高峰期的危机管理举措

2020 年 1 月 20 日，国内多省通报了有关新冠病毒感染确诊病例、疑似病例等情况；同日起，国家卫生健康委员会每日汇总全国各省份的确诊病例和疑似病例数据并在官方网站上发布，疫情正式进入全国公众视野。面对突如其来的疫情，中央、各省都制订了积极的应对方案，全面开展防控工作。以湖北省和武汉市为重点防控区，集中力量救治肺炎重

症患者，统筹兼顾全国各省的疫情情况，因地制宜采取不同的有效防控措施，涉及大众吃、喝、住、行等方面的活动。1月20日，国家卫生健康委员会将新冠肺炎纳入法定传染病乙类管理，采取甲类传染病的预防、控制措施；同日，武汉市成立疫情防控指挥部。1月21日，交通运输部为防控疫病，启动Ⅱ级应急响应，建立了交通运输部的联防联控机制，以减少、避免病毒通过交通工具进行传播。1月22日，湖北省人民政府启动突发公共卫生事件Ⅱ级应急响应，从翌日10时起，武汉实行交通管控，全市城市公交、地铁、轮渡、长途客运暂停运营；无特殊原因，市民不能离开武汉；机场、火车站离汉通道暂时关闭。1月23日，浙江、湖南和广东相继启动重大突发公共卫生事件Ⅰ级响应。1月24日，湖北省启动重大突发公共卫生事件Ⅰ级响应；同日，武汉市决定参照2003年SARS期间北京小汤山医院的模式，新建火神山医院和雷神山医院，用于收治新冠病毒感染患者。

截至2020年1月25日，全国有30个省、自治区、直辖市启动了突发公共卫生事件Ⅰ级响应；中央政府下拨10亿元资金支持湖北省疫情防控工作；统筹调度全国的医疗资源，向湖北省派出7支共900多人的医疗救治队伍，并组建后续轮换队伍；军队方面派出了450人的医疗队；除此之外，还有8支1000多人的医疗队随时待命。

2020年1月25日，正值春节时期，国家卫生健康委员会发布通用、旅游、家庭、公共场所、公共交通工具等6个公众预防新冠病毒指南；国家卫生健康委员会疾病预防控制局发布《关于加强新型冠状病毒感染的肺炎疫情社区防控工作的通知》，以加强社区疫情防控工作。1月26日，国务院办公厅宣布延长2020年春节假期至2月2日，同时各大专院校、中小学、幼儿园推迟开学。1月30日，中国疾病预防控制中心在官方网站上发布《新型冠状病毒感染的肺炎公众防护指南》，旨在对公众宣传有关新冠病毒正确的、权威的、专业的公众防护知识，避免公众产生恐慌心理，正确认识病毒，做好个体防护工作。1月31日，国务院总理李克强主持召开中央应对新型冠状病毒感染肺炎疫情工作领导小组会议，部署做好春节后错峰返程加强疫情防控等工作。

（三）疫情防控成效巩固期的危机管理

从国家卫生健康委员会官方网站发布的疫情情况看，2020年2月19日以后，全国每日新增确诊病例数均在1000例以下。疫情防控工作取得阶段性成效，全国疫情防控形势出现积极向好的趋势，各省份也根据各地实际情况适当调整应急响应级别，分区分级进行精准防控，有序恢复生产生活秩序。2月23日，习近平总书记在统筹推进疫情防控和经济社会发展工作部署会议上提出，全面恢复生产生活秩序，中风险地区依据防控形势有序复工复产，高风险地区仍继续集中精力抓好疫情防控工作；采取积极的财政政策帮助中小微企业渡过难关，有序推动企业复工复产，稳就业；切实保障大众的基本生活，不失时机进行春季农耕；脱贫攻坚的步伐仍要继续，稳住外贸外资基本盘。3月8日，国家卫生健康委员会疾病预防控制局在全国范围组织开展《新冠肺炎防控手册（漫画版）》科普宣教活动，做到防控知识家喻户晓，将抗击疫情的举措潜移默化形成健康行为，以巩固疫情防控所取得的成果。

（四）后疫情时期的危机管理

2020年3月中旬，我国本土新增确诊病例数逐渐趋于0，疫情防控形势持续向好发展。这一阶段实行"外防输入、内防反弹"的总体防控策略，不仅要巩固、做好本土疫情防控工作，面对全世界疫情大流行的形势，还要坚决防范境外疫情输入。

随着湖北疫情防控形势好转，自3月17日起，来自江苏、辽宁等地的15支国家紧急医学救援队启程返回，各地逐渐恢复正常医疗秩序。根据当前疫情防控形势和全面有序恢复正常生产生活秩序的需要，3月18日，国家卫生健康委员会发布《关于印发公众科学戴口罩指引的通知》，对普通公众、特定场所人员、重点人员以及职业暴露人员四类人群，提出不同场景下戴口罩的科学建议。

3月20日，全国爱卫办决定联合其他部门开展第32个爱国卫生月活动，坚持预防疾病优先，打造健康环境，为全面打赢疫情防控阻击战奠定坚实基础；随后全国各省市纷纷响应，爱国卫生运动迎来高潮。

3月24日，国家卫生健康委员会在总结援鄂抗疫阶段性成效会议上指出，目前全国本土疫情传播已基本阻断，但面对疫情不能麻痹大意，要坚持把患者救治摆在第一位，采取严格的防控措施，同时统筹后续工作，有序恢复各地的正常医疗服务秩序；总结抗疫经验，不断改进工作，要研究完善重大疫情防控与公共卫生应急管理体系的政策。

3月底至4月初，习近平总书记在浙江考察时强调，统筹推进疫情防控和经济社会发展工作，要在严格做好疫情防控工作的前提下，有力有序推动复工复产提速扩面，保障各类经贸活动正常开展，实现今年经济社会发展目标任务。

4月8日，武汉市"解封"，但坚持防放并举，加强常态化精准化防控。

4月14日，国家卫生健康委员会发布《关于印发大专院校新冠肺炎疫情防控技术方案的通知》，旨在科学指导大专院校有效落实疫情防控措施，有序推进复学复课。

我国政府坚持实施"动态清零"政策，尽力做好内、外疫情防控工作，积极与其他国家交流抗疫经验，探讨如何完善重大突发公共卫生应急管理体系，同时稳步推进企业复工复产、学校复学复课，稳定物价，刺激市场消费，保就业，逐渐恢复大众正常的生活秩序。

纵观新冠病毒感染疫情以来的危机管理进程，从危机发生、发展、高峰到消解，整个管控流程规范、有效，特别是中后期疫情动态的及时、定时发布，对缓解公众紧张情绪、形成正确认知和实施科学防控具有重要引导作用，对有效引导、管控危机进程具有决定性意义，并为我国重大突发公共卫生事件的危机管理积累了极具借鉴价值的经验。同时，这次疫情大考，也是对各级政府部门重大突发事件危机管理能力的检验，对完善重大突发事件危机管理机制、构建危机治理体系具有重要推动作用。

（秦祖智）

第三节　健全"三医联动"的改革模式

近年来，随着我国经济社会的快速发展，民生领域得到了极大改善。通过体制机制的重大改革，我国城乡医保制度进入了统一的新时代。反映医疗、医药、医保三者之间的特殊关系和运行规律的"三医联动"改革模式，形成了具有中国特色、中国智慧的重大医改方略。尤其是面对突如其来的疫情，更加凸显了党和政府对人民、健康、生命的极大重视。通过不断优化与完善医保制度，不断健全"三医联动"的改革模式，以实现健康促进的目的。

一、卫生健康事业发展和医保制度改革的历史进程

（一）劳保医疗和公费医疗制度的建立

中华人民共和国成立后，党和政府始终高度重视发展卫生健康事业，切实根据时代的发展不断改革，尊重和保障公民的健康权。1949年中华人民共和国成立时，经济社会发展水平相对落后，医疗卫生体系十分薄弱，全国仅有医疗卫生机构3 670家、卫生人员54.1万人、卫生机构床位数8.5万张，人均预期寿命仅35岁左右。为尽快改变这种状况，国家大力发展医药卫生事业，制定实施"面向工农兵、预防为主、团结中西医，卫生工作与群众运动相结合"的工作方针，广泛开展群众性爱国卫生运动，普及初级卫生保健，人民健康状况得到了很大改善，医疗技术取得重大突破，首次分离了沙眼衣原体，进行了世界第一例断肢再植手术，成功研制出抗疟新药青蒿素等，取得了举世瞩目的伟大成绩。

这一时期的医保制度建设成就主要表现：一是劳保医疗的全国性实行。1951年2月，政务院颁布《中华人民共和国劳动保险条例》，标志着劳保医疗制度的确立。劳保医疗制度覆盖国营、公私合营、私营及合作社经营的工厂、矿场及其附属单位，后来扩大到铁路、航运、邮电、交通、建筑等行业。企业负担职工医疗费用，作为企业福利的一部分。随后，在解决病假期间工人工资核发、子女医疗保障、退休人员医疗保障等问题上，国家基本采取同公费医疗制度类似的解决方案。二是公费医疗的出现。1952年6月27日，政务院发布《关于全国各级人民政府、党派、团体及所属事业单位的国家工作人员实行公费医疗预防的指示》，正式确立公费医疗制度。文件中提出政府负责办医，医药费由国家财政拨款和

卫生机构统筹统支，免除干部费用。通过核定单位的编制人数来核定医药费，费用发放至各个医疗机构。适用范围为各级政府、党派、工青妇等团体，各种工作队以及文化、教育、卫生、经济建设等事业单位的国家工作人员和革命残废军人。随后，国家各部委又相继出台了一系列相关配套文件，旨在确定公费医疗的人员范围、具体保障内容、病假期间工资发放标准、子女享受公费医疗的规定以及退休人员的保障待遇等，如 1952 年 7 月发布的《卫生部关于公费医疗住院的规定》、1952 年 8 月发布的《财政卫生支出预算内容和计算标准》、1955 年发布的《关于国家机关工作人员子女医疗问题》、1955 年发布的《国务院国家机关工作人员病假期间生活待遇试行办法》、1956 年发布的《国务院人事局等国家机关工作人员退休后仍应享受公费医疗待遇的通知》。劳保、公费医疗制度都是以工资收入者为主要对象，两项制度在筹资上个人不缴费，医疗费全额报销，实际是"免费医疗"福利而不是保险。

（二）改革开放后现代医保制度的建立

1978 年改革开放后，经济转型，物资供应快速增长，医疗费用大幅上升，劳保医疗、公费医疗弊端凸显，难以为继。在计划经济时代，政府许诺退休人员享受公费医疗待遇，而其中的经费来源主要依靠国有企业，在市场经济改革过程中，大量国有企业改制、企业效益也大不如前，大量企业职工的医疗费用、养老金开始得不到保障，这迫使国家进行职工医疗保障制度改革。国家针对当时存在的医疗卫生资源严重短缺、服务能力不足、服务效率较低等问题，实行多渠道筹资，鼓励多种形式办医，增加资源供给，逐步放开药品生产流通市场，发展医药产业，注重发挥中医药的作用，采取一定的经济激励措施，调动医务人员积极性，增强内部活力。通过对各地改革开放实践经验的总结，结合理论上的探索和对西方发达国家市场经济体制的充分调研，1993 年，十四届三中全会做出了关于建立社会主义市场经济体制的重大决定，提出要建立多层次社会保障体系，职工养老、医疗保险实行社会统筹和个人账户相结合，建立统一的社会保障管理机构等改革任务。提出了社会统筹的横向调剂与个人账户的纵向调剂，解决现实问题和长远问题相结合、体现公平和效率兼顾的原则。改革的主要原因，一是将单位化管理的公费、劳保医疗制度改革为社会化管理的医保制度，既能均衡不同单位的社会负担，又符合公平和效率相统一、权利和义务相对应的原则，社会医疗保险无疑是最佳选择。二是当时经济体制改革的主流认识是打破"大锅饭"，医疗保障实行完全的社会统筹，可能形成新的"大锅饭"，为增强个人费用意识，控制浪费，新加坡等国的个人账户值得借鉴。三是新建立的制度必须与当时的经济发展水平相适应，当时无论是企业效益、政府财政和职工收入都不佳，为保证企业轻装上阵，顺利改革转型，医疗保险筹资水平不能高，只能保障最基本的大病需求，但同时又不能忽略计划经济时期国家对职工特别是退休人员的医疗保障待遇许诺，强行削减待遇可能引发社会不满，而个人账户可以化解医保制度改革前后的心理落差，保证制度顺利转型，无疑是在两难困境中的最佳政治策略。

以 1994 年的镇江、九江城镇职工医疗保险改革试点为标志，我国的医疗保障进入了现代医保制度时期。国务院出台的《关于两江医疗保障制度改革试点方案的批复》，提出公费、劳保医疗改革同步，人人参加医保，用人单位缴费不超过 10%，个人 1% 起步，个人账户和社会统筹相结合，基金支付方式是先结算个人账户，后按费用分段按比例支付医疗费用。其中，个人账户的提出其实是公费、劳保医疗转向城镇职工医疗的政治任务，个人账户的形式能给每人都分到钱，从年轻起开始存钱，退休后可使用账户存款，分散老年风险，这一设置容易获得群众特别是机关公务员的支持。1996 年，国家进一步扩大了城镇职工医疗保险制度改革的试点范围，引入最高支付限额，采用统账结合的方式，同时增加了特殊人群的政策，提出退休人员不缴费，所有在职领导干部参保，职工供养家属仍按原办法解决，单位福利费给困难职工补助，以及发展职工医疗互助保险和商业医疗保险。1998 年，国务院出台《关于建立城镇职工基本医疗保险制度的决定》基本确定医疗保障的框架，废除了公费、劳保医疗，这也标志着社会化医疗保险制度的建成，使每个人的基本医疗保障的保障主体从单位变为社会，但缺点是仍未突破区域和身份限制。1999 ～ 2000 年，国家又相继出台了一系列管理办法，如《定点医疗机构管理办法》《公务员医疗补助办法》《老红军、二乙医疗保障办法》等，旨在完善城镇职工医疗保险制度。

（三）新医改之后加快卫生健康事业及医保改革步伐

城镇职工医疗保险制度单纯解决费用的问题，无法解决医疗体制的问题，所以提出医疗、医保、医药三改并举。2003 年，在党和政府的坚强领导下，全国人民万众一心，取得了抗击 SARS 的重大胜利。在总结经验的基础上，国家全面加强了公共卫生服务和重大疾病防控工作，重大疾病防治体系不断完善，突发公共卫生事件应急机制逐步健全，农村和城市社区医疗卫生发展步伐加快，新型农村合作医疗和城镇居民基本医疗保险取得突破性进展。2009 年国家启动实施新一轮医药卫生体制改革，以中共中央、国务院印发《关于深化医药卫生体制改革的意见》为标志，新一轮医改正式启动。确立把基本医疗卫生制度作为公共产品向全民提供的核心理念，进一步明确公共医疗卫生的公益性质，提出建立公共卫生、医疗服务、医疗保障、药品供应"四大体系"和医药卫生管理、运行、投入、价格、监管、科技和人才、信息、法制"八项支撑"，加快基本医疗卫生制度建设，推动卫生事业全面协调可持续发展。这是符合新时代中国特色社会主义思想、优化经济发展方式的重大实践，是保障和改善民生、促进社会公平的重要举措，也是贯穿经济社会领域的一场综合改革。2016 年发布的《国务院深化医药卫生体制改革领导小组关于进一步推广深化医药卫生体制改革经验的若干意见》提出，建立医保、医疗、医药"三医联动"工作机制，将"三医联动"作为关键举措，推动医改向纵深发展。其要义是强调与医改关系密切的医保、医疗、医药三个领域共同改革，互相协调。"三医联动"通过分析医改规律性，结合中国国情，抓住改革的痛点，是解决看病难和看病贵问题的根本途径。这一要求贯彻了政府主导医改的基本方针，强调了医改的整体统筹和协同推进。要真正做到"三医联动"，必须理清医保、医疗、医药体制的改革思路，加快健全全民医保体系，积极推进公立医院改革，巩固完善基本药物制度和基层医疗卫生机构运行新机制。

（四）农村医疗保障制度的变革

医疗方面的保障是农民在社会保障体系中的首要保障需求，它肩负着保障农民健康以及稳定社会和国民收入再分配的重任。中华人民共和国成立之初，无论劳保医疗还是公费医疗，都没有覆盖到农村。20世纪50年代中期，中国农村兴起了合作医疗。1955年5月1日，山西省高平县米山乡联合保健站挂牌成立，这是中国实行传统农村合作医疗的标志。保健站用互助共济的办法，由农业生产合作社、农民和医生共同集资建立。国家限于当时的财力，没有提供任何资助。但由于适应了广大农民的需求，传统农村合作医疗取得了长足的发展。到1976年，全国已有90%的农民参加了合作医疗。到1977年底，全国有85%的生产大队实行了合作医疗，赤脚医生一度达150多万名。据统计，农民的人均预期寿命由20世纪30年代的35岁提升到70年代末的68岁，传统农村合作医疗功不可没，赤脚医生深受农民欢迎，医患关系十分融洽。

自20世纪80年代经济体制改革以来，合作医疗制度及整个农村医疗保障体制发生了重大变化。随着家庭联产承包责任制的推行，集体经济在多数农村已经名存实亡，随着农村各级卫生机构的市场化，农村医务人员不断减少和流失，合作医疗逐渐衰落。1985年，全国实行合作医疗的行政村由过去的90%猛减至5%。1989年，继续坚持合作医疗的行政村仅占全国的4.8%。1993年，中共中央做出"发展和完善农村合作医疗制度"的决定。1994年，全国7个省147个县开展了"中国农村合作医疗制度改革"试点及跟踪研究工作。之后的几年，中央再次颁布多项决定来支持农村合作医疗的恢复。在党中央、国务院的努力下，农村合作医疗制度在一定程度上得到了恢复与发展。1996年，第一次全国卫生工作会议明确了"以农村为重点，预防为主，中西医并重，依靠科技与教育，动员全社会参与，为人民健康服务，为社会主义现代化建设服务"的新时期卫生工作方针。1997年达到了所谓的医疗制度的高潮时期，但合作医疗的覆盖率也仅占全国行政村的17%。之后，农村收入增长缓慢，依靠"自愿"参加的合作医疗又陷于停顿甚至有所下降的低迷阶段。

新型农村合作医疗制度（简称"新农合"）是在构建和谐社会的主旋律下，在建设社会主义新农村的倡导下，在原有合作医疗制度基础上提出并发展起来的。2002年，国家发布《关于进一步加强农村卫生工作的决定》，从农村经济社会发展实际出发，深化农村卫生体制机制改革，将卫生投入重点向农村倾斜，满足农民群众不同层次的医疗卫生需求。

2002年10月发布的《中共中央、国务院关于进一步加强农村卫生工作的决定》提出，逐步建立以大病统筹为主的"新农合"。翌年1月，国务院转发卫生部、财政部、农业部《关于建立新型农村合作医疗制度的意见》，进一步确立了农民自愿参加，个人、集体和政府多方筹资的原则。当时，每年的人均筹资标准只有30元，中央财政、地方财政和参保农民个人各负担10元，财政投入占2/3。"新农合"的首批试点在2003年7月启动。正如其名称中并无"保险"二字所显示，新农合的制度属性与城镇职工医保明显不同，并未采用国际通用的社会保障模式，资金来源主要是财政投入，福利色彩浓重。试点4年后，"新农合"从2007年起转为全面推进，一年之间全国参保农民增加了3.16亿人。至2008年，参保农民人数已经超过8亿人，完成了全覆盖。至此，"新农合"为农民基本医疗保障制度的地位得以确立。与此相应，"新农合"筹资水平也不断增长，实际人均筹资水平在2008年升至96元，增幅近63%，远高于此前数年的增速，筹资总规模达784.6亿元。

在2009年新一轮医改开始后，提出了要建立覆盖全民的基本医疗保障制度的总目标，"新农合"的筹资幅度急剧增加，至2012年，实际人均筹资水平已经达到约300元，筹资规模超过2 400亿元，其中超过八成来自财政投入。2013年，人均筹资水平增至340元，筹资超过2 700亿元，其筹资水平与城镇居民医保持平。"新农合"试行以来，随着系列措施的实施和规模的不断扩大，农民的基本医疗卫生需求得到了一定程度的保障。但"新农合"本身还存在政府投入不足、筹资机制不够完善、法律建设滞后等一系列问题，不利于健康、可持续发展。伴随着覆盖面的不断扩大，"新农合"管理体制越来越多地受到诟病。

（五）中国城乡医保制度的最终统一

由于"新农合"属卫生部门管理，而城镇居民医保和城镇职工医保属人社部门管理，在大多数地方并行，两套经办机构、两套人马、三套信息系统。信息系统互不兼容，存在重复建设情况，导致大量重复参保。统计显示，城镇居民和"新农合"的重复参保约占总人口的10%，这无疑造成财政资金浪费。这种情况对医保制度本身亦造成损害，导致风险不能在更大范围内分担，加剧医保基金财务危机的可能。此外，新医改以来，公立医院改革几无进展，基层医疗机构甚至出现"再行政化"趋势。卫生部门"一手托两家"（既管医院，又管医保）亦饱受质疑，这种安排使得博弈机制无法发挥效力。总之，由于历史原因和渐进式改革、梯次推进方式，我国医保制度出现了"三分格局"（制度分设、管理分割、资源分散）。这既是历史的局限性，也有其一定的必然性，不能苛责历史、苛责前人。但实事求是地说，"三分格局"既影响了制度的公平性，也使治理成本加大，治理绩效受损。2012年，党的十八大提出了整合城乡居民基本医保制度的要求，十八届三中全会又做了重申。随后，国务院的政府工作报告等文件进一步明确并排出了时间表。2018年，为完善统一的城乡居民基本医疗保险制度和大病保险制度，不断提高医疗保障水平，确保医保资金合理使用、安全可控，统筹推进"三医联动"改革，更好保障病有所医，将人力资源和社会保障部的城镇职工和城镇居民基本医疗保险、生育保险职责，国家卫生和计划生育委员会的新型农村合作医疗职责，国家发展和改革委员会的药品和医疗服务价格管理职责，民政部的医疗救助职责整合，国家医疗保障局正式挂牌成立，作为国务院直属机构。此举彻底打破了我国医疗保障城乡分割、群体分割的体制性障碍，为解决医保制度碎片化问题铺平了道路。我国基本医疗保险城乡分割"二元结构"到此终结，中国医疗保障向着更加公平可持续的目标迈出了关键一步。中国城乡医保制度终于进入了最终统一的新时代。

二、"三医联动"在深化医疗体制改革中取得的成果

（一）加强统一领导，统筹协调改革

"三医联动"改革的首要任务，就是要求各级政府加强对医保、医疗、医药的统一领导，将原来分散在不同部门的职责，统一由负责医改的政府部门分管，领导体制改革大大降低了推进改革的协调难度。

（二）创新顶层设计，实现医保全覆盖

医保在"三医联动"中发挥基础性作用，随着新医改的不断推进，新增财政投入不断增多，使医保制度改革取得了较大的成效。国家医疗保障局的成立，是医保制度顶层设计上体制机制改革中的新突破，是医疗保障制度的职责、职能和功能在组织架构上的新定位，符合新时期、新形势和新目标下国家医保制度发展目标的需要。将各项医疗保障制度的管理职责统一，提升管理效能，减少重复建设，"三保合一"将得到落实；整合了医疗服务、药品价格管理、药品招标采购政策制定等，奠定了全民医疗保障制度综合功能的体制基础，促进"三医联动"，有利于深化医改；由国务院直接管理，相对独立，强化全民医疗保障制度建设，但并不会因此弱化医疗保障制度与社会保险、社会救助、医药卫生体系之间的密切关联，有利于充分发挥医保部门的改革抓手作用，最终实现国家统一的全民医疗保障制度。目前，我国基本医疗保障制度已基本实现全民覆盖，更多的人享受到了基本医疗保障服务。

（三）破除"以药养医"格局，推行分级诊疗制度

我国的公立医院在为人民群众诊治疾病、救灾、预防重大疫情等方面发挥着绝对主体

作用。以医疗为核心，统筹推进，实现要素整合、结构优化、机制互融，是"三医联动"的核心要义。医疗服务体系改革以公立医疗机构改革为切入点，目前已取得了阶段性进展。首先，破除了长期形成的"以药养医"格局，医院收入结构更趋合理。通过执行"药品零差率销售"等政策，优化医院收入结构和分配机制，提高劳务性服务收费价格，在公立医院总收入不变的情况下，实现了"结构平移"。其次，分级诊疗制度持续推进，促使医疗资源分配更合理。通过提高基层医院就诊报销比例引导患者在基层首诊，同时加强对基层医疗机构的投入，提高其诊疗水平。通过推行医联体、医共体等政策，使上级医院的优质资源下沉基层，有效推动分级诊疗制度产生了实质性进展。

（四）建立基本药物制度，多措并举降低药品价格

"三医联动"一直坚持"从医药入手、用医保管理、在医疗落脚"的举措，因此在药品销售和采购领域的改革，成为医疗体制改革的突破口。第一，建立国家基本药物制度，实行国家定价和统一招标采购，基层全面配备使用基本药物；不断调整《基本药物制度药品目录》，避免了各地因自然条件差异、疾病谱的不同、城乡用药习惯等因素影响造成的纳入基本药物保障体系的药品目录过窄；医保基金对基层医疗卫生机构财政补助及时且全面。第二，公立医院药品集中采购的方式更加多元化，药品价格更为合理，从而减少了浪费，节约了有限的医药资源。第三，在流通环节实行药品、耗材两票制，挤掉中间由于流通环节过多而增加的"大头"水分，压低药品价格，避免政府卫生投入浪费在药品耗材流通环节，进而抵消了其他医改措施带来的效果。最后，在药品使用方面，出台多种措施，加强了对少见病和罕见病的药物配备，加强了慢性病药品使用管理，方便患者用药。

三、推进"三医联动"亟须解决的问题

（一）改革机制不够健全，职能分工有待磨合

"三医联动"是深化各领域改革的需要，医疗体制改革所牵涉的问题大多是根深蒂固的体制机制问题，深层次改革的一大特点是部门联合作战。从公共治理角度看，让不同领域、不同部门有效协同始终是政府治理的重大命题。如果部门设置、职能分工不科学不合理，部门之间互相推诿扯皮或交叉重叠施策，联动就不可能取得实效。主要原因是旧体制职责分工不合理，其突出表现是医疗、医保的管理职能交叉重叠，破坏了"三医"之间应有的职能定位，因而部门之间常常有越俎代庖的现象出现。因此，深化改革需要整体性、系统性和协调性的布局。

（二）固化利益分配格局，垄断医疗供方市场

公立医院改革滞后的主要原因，是公立医院在医疗服务市场处于提供方垄断地位，医

疗服务供不应求，破坏了供方市场的竞争性，公立医院超常发展和创收经营，导致过度医疗和推动医疗费高涨。目前，在中国医疗机构中非常盛行的"供方诱导过度消费"问题，使医院职能错位、医生行为扭曲。看似是合理用药、合理治疗的临床医学问题，其核心在于计划经济时期形成的医疗卫生体制和机制没有得到彻底改革，在于办医模式、医院治理结构和医师管理制度未协调统一，在于没有处理好政府主导和遵循市场规律的关系。

（三）基层服务能力不足，医联体制度待规范

基层医疗服务能力不足是我国建立分级诊疗制度遇到的关键问题与主要矛盾，当前不同级别医疗机构供给能力不均衡，医疗服务资源最优配置还未实现。基层需要大量的优质全科医生，这是分级诊疗制度推行实施的基础。现阶段，基层卫生服务机构医技人员紧缺，许多全科医生能力和水平低下，甚至未经过规范化培训，造成基层的医疗卫生机构服务水平参差不齐。政策针对性不强，基层医疗机构所能提供的职工待遇有限，难以留住优秀的基层医生；全科医生积极性不高，人才流失现象仍然严重，加重了基层医疗服务能力不足的问题。医联体内的运营制度尚未规范，对各级医疗卫生机构角色职责的划分和其利益的分配未明确，使医联体内部存在资源共享不到位，三级医院支持基层卫生医疗机构发展的作用十分有限。

（四）药品价格仍欠合理，谈判机制仍需完善

药品市场处于买方垄断，药品生产企业起点低、同质竞争严重，导致在药品、耗材采购中回扣等问题层出不穷，加之计划经济时期形成的药品及耗材价格管制至今并无根本改变，导致价格虚高等乱象存在已久。药品价格受医药政策、流通、药品价值等多方面的影响，科学合理的定价方式对根治高药价问题至关重要，而这需要不断深化"三医联动"改革，打造健康有序的流通秩序，提供科学合理的医药服务。

目前，我国药品价格谈判实践还处在起步探索阶段，既有成功经验，也存在一定的问题。第一，药品谈判准入规则不完善。目前，国家药品价格谈判的工作框架和流程还没有确定下来，尚未制定出指导未来工作的参考方案，随着医保目录的调整、药品使用量的变化、专利药和仿制药情况的改变，国家药品价格谈判还没有建立起兼顾当前利益与长远利益的长效、动态工作机制。第二，我国的药品价格谈判形式较为简单，国家药品价格谈判定价方式以单一的降价为主，谈判过程中两组评估专家分别仅从药物经济性角度和医保基金负担能力这两个方面进行测算，需进一步丰富信息数据，规范法律法规，最终形成更加合理的医保支付价格。第三，与实行国家药品价格谈判的发达国家相比，我国国家层面药品价格谈判的药品品种数量不足。

四、完善"三医联动"改革建议

（一）理顺政府机构职能，健全工作协调机制

要实现"三医"良性联动，首先必须改革体制、优化职能分工。本轮政府机构改革调整了相关部委职责，使医疗、医保、医药分工更加明确和更加科学合理，使履职与联动保持一致性。特别是将"新农合"、药品采招、医疗服务价格管理职责从原卫计委、发展改革委分离出来，与城镇居民和职工医保统一归并由国家医保局负责，新组建的国家卫生健康委员会则负责管理医疗卫生，从而从体制上回归到社会医疗保险运行需要的外部环境，即"保"作为参保人代表的第三方购买服务，"医"作为医疗服务的提供方，使"医"与"保""药"之间的良性联动有了基本的体制条件。

在理顺政府职能的基础上，健全工作机制是推进"三医联动"的一项重要举措。一要建立协调工作机制。为保证联动效率，要在提高认识的基础上，建立相应的协调工作机制，专司协调之责，重点是协调政策举措，确保方向一致。二要健全考核评估机制。考评可以了解成绩和问题，如果只有布置没有考核、只有指标没有评估，效果便无从知晓，联动便成为一句口号。三要实行问责机制。在考核评估基础上对不作为和乱作为进行问责，追究责任并严肃处理，以保障行政行为合规有效和政令畅通。

（二）深化医保制度改革，发挥杠杆调节作用

1. 深化支付方式改革，引导医疗资源优化配置

随着医改的深入推进，我国医疗机构的主要收入由医疗收入和药品收入转变为单一的医疗收入，从医疗服务筹资来源看，转变为医保支付和患者个人付费，其中医保部分所占的比例越来越大，因此，医保对医疗服务的支付将成为医疗机构收入的最重要来源。支付方式作为发挥医保基础性作用的核心机制，就是通过不同支付方式所产生的直接或者间接激励，影响医务人员的行为，促进医疗卫生机构内部管理制度改革并提高效率。目前，医保支付方式主要有按项目付费（Fee for Service，FFS）、按人头付费、按病种付费（DRGs）、按床日付费、按总额预算付费等。

深化支付方式改革。第一，要改变按服务项目付费为主的单一方式，建立完善适应不同人群、疾病、服务特点的多元复合式支付方式。第二，要积极引导二级以上医疗机构加强病案管理，推进临床路径应用，统一疾病编码，对临床发生频次较高、诊断明确和治疗效果较明显、以手术治疗为主、具有系统治疗代表性、同质性较强的病种，实施按病种（病组）付费。第三，要深化医保总额预算管理，使医保基金年支付增速控制在精算平衡警戒线以下，以总额预付制为基础，推进预付制与后付制有机组合。探索建立

医联体或医共体"总额预算、结余留用、超支分担"激励约束机制，确保医共体内医保基金合理使用。第四，要推动基层门诊按人头付费与家庭医生签约服务相结合的改革试点，让家庭医生成为参保人员健康守门人和基金守门人。第五，要推进按绩效支付试点，提高医保基金使用效率。

2. 完善医药价格的形成机制，发挥"医保支付价"的作用

"医保支付价"有利于医保控费，改善医疗服务质量；有利于倒逼企业提高自身药品竞争力，使药品招标采购更加公开、透明；有利于引导医疗机构合理采购；有利于引导患者理性用药。国家医疗保障局一方面应承担医疗服务与医药价格管理的职责，真正体现"第三方管理"，理顺医保管理体制，发挥"医保支付价"在医药流通中的控费作用；另一方面应直接向药品供应企业支付费用，减少流通环节、减轻医院和患者负担，同时缩短向生产企业支付费用周期，减轻企业资金压力。

要坚持"三医联动"，充分发挥医保药品支付价制度的控费效应，通过与医保支付方式改革联动，在门诊、社会药房通过药品零售价超额部分参保人自付、采购价低于支付价格差额利润归医院的结算机制，引导药房与患者自主控费；在住院药房对医疗服务打包付费，以促进医院自主控费，加速住院药师服务专业化。与一致性评价改革联动，通过按通用名制定支付标准和仿制药处方减限、配药费用差异化管理等制度设计，控制原研药与仿制药价格差，促进仿制药替代，从量价两通道综合控费。与公立医院综合改革联动，宏观上，激发医院药品采购议价的内生动力；微观上，将医生薪酬分配与处方用药合理性挂钩，从而引导医疗服务主体自发控费，推动医药分开。

3. 提升信息化管理能力，强化监督机制

随着我国网络信息技术的成熟，信息化管理已成为日常管理模式。参保信息共享对于参保人员来说，医保能够对医疗机构进行有效的监督，减少信息传递产生的成本。医保可通过提升信息化管理能力，积极构建参保信息共享机制，构建医保"大数据"基础，实现医疗服务"智能监管"。构建以省份为单位，建立一体化设计、运行、管理的医保业务、数据、结算平台，实现全省医疗保障信息数据大集中，基本医保、大病保险、医疗救助等费用"一站式"结算，为医保大数据运用奠定基础。完善异地就医管理和费用结算平台，推进医保联网结算、移动支付和跨省异地直接结算。加强医保大数据管理，建设医保智能监管平台升级版，实现"事前提示，事中监控、事后处理"全过程监管。

（三）推进公立医院改革，破除"以药补医"机制

1. 打破公立医院垄断格局，持续推进分级诊疗制度

公立医院改革应全面清理公立医院通过行政垄断牟利的各种途径，使其回归社会组织的定位。强化基层医疗，推进分级诊疗要实现卫生资源的合理配置，落实分级诊疗必须先从软硬件角度强化基层医疗，满足基层医务人员的生存和发展需求，调动其作为居民健康"守门人"的工作积极性。第一，政府应进一步加大对基层的财政投入，完善基层硬件设施，改善基层工作环境，给予基层医务人员更多的晋升发展机会，"筑巢引凤"，提高基层对卫生服务人才的吸引力。第二，基层分级与大型公立医院合作，通过专业评选，遴选出符合条件的、有一定实力能胜任全科医生规范化培训任务的基层医疗服务机构作为全科医学教学和实践基地，进行统一培训；建立科学规范的全科医生培训机制，加大培训力度，加强职业道德教育，提高医务人员职业精神、职业归属感和荣誉感，培养出更多高质量的卫生服务人才。第三，政府要进一步推进家庭医生与社区居民签约的机制，除常见病治疗外，提供健康咨询、体检定制、慢性病管理等长期服务，通过建立长期稳定的医患关系，逐步提升居民对全科医生的信任感。第四，"治未病"应成为基层卫生服务的重点工作，政府相关机构应对积极主动做好健康顾问、健康知识宣传而受到群众好评的基层医疗卫生服务人员进行物质和精神上的嘉奖，树立先进典型，形成榜样激励，以提高基层医务人员工作积极性。

2. 推动医疗服务供给侧改革，完善医疗服务定价机制

供给侧改革的主攻方向是优化供给内容、质量及效率，根本途径是全面推进体制机制创新，医疗去行政化是成功的唯一道路。公立医院要切实推进去行政化改革，成为社会化的医疗服务提供机构，与行政部门脱钩。去行政化改革不等于私有化，也不等于市场化，而是成为自负盈亏、收支平衡的独立的社会组织。去行政化之后的公立医院仍然是公立的，但除出资人和建立者是政府外，其制度特征和行为特征与非公立机构相同，在此基础上推动公立医院法人治理结构的建立。取消公立医院的事业编制管理，打通人才流动通道，使公立医院自主决策与发展，在人事、薪酬等自主管理方面提高活力。完善服务定价，体现劳务价值对医疗服务定价的合理调整提升，既能提高医务人员收入补偿，满足其生存需求，又能肯定其劳务价值，满足其发展需求。政府应将行政定价与市场调价相结合，逐步建立分类管理、动态调整、多方参与的医疗服务价格形成机制。

3. 落实现代医院管理制度，提升精细经营管理水平

实行现代医院管理制度，要求医院经营者提高服务能力和精细化管理水平，这是公立医院运行新机制的转换"枢纽"，是落实医改政策、推动医院发展的新要求、新模式。政

府方面要实行真正意义上的管办分离，转换经营模式，调整经营结构，增强医院发展活力，激发医院竞争动力，有效推进医改措施的落实。医院层面要提高自身内涵质量，加大学科建设、人才培养、薪酬考核与激励的力度，大力弘扬和建设医院文化，增强医院发展的凝聚力和向心力；实施精细化管理，推进 HRP 等信息管理系统的应用，真正落实全成本核算、全预算管理，避免盲目大规模扩张带来负债经营，造成公立医院总资产高于净资产增长率、举债办医的现象。

（四）完善医药体制机制改革，推动医药采购多元发展

1. 巩固完善基本药物制度，推进基层医疗卫生机构综合改革

医药改革伊始，就是以建立国家基本药物制度为基础。因此，要继续巩固和完善基本药物制度，一是提高基层医疗卫生机构服务能力，加快推进基层医疗卫生机构信息化。二是扩大国家基本药物目录，提高基本药物医保报销比例，鼓励医疗机构采购基本目录内的品种，严格控制目录范围外的药品使用。三是建立基本药物筹资机制，探索基本药物直接供应、基本药物零支付、基本药物保险等政策措施，保证基本药物公平可及。

2. 坚持集中带量采购原则，探索药品谈判采购机制

带量采购既是国际惯例，在医改过程中也是大势所趋，是国家医保局成立以后对药品谈判采购实施的重大改革措施，其具有三大优势：一是有确定的商品数量要求，买卖双方可以针对交易细节展开谈判；二是可减少药品购销过程中的灰色空间；三是有助于推动药品采购流程的完善。因此，要坚持带量采购原则，继续丰富带量采购内容，逐步配套带量采购落地政策，促进药品及耗材的研发和创新，使我国医药市场趋于健康化、合理化。

谈判机制是连接"三医"的最佳方式，是助推"三医联动"的重要抓手。要"积极探索建立医疗保险经办机构与医疗机构、药品供应商的谈判机制，发挥医疗保障对医疗服务和药品费用的制约作用"。医疗保险经办机构应通过建立健全与医疗机构和药品供应商的谈判机制，科学合理地为参保人购买医药服务，实现有效控制医疗费用、维护医疗保险基金安全和可持续发展，从根本上改革我国长期以来医药价格不合理的形成机制。政府部门应通过配套相关政策，逐步搭建医保经办机构与医疗机构谈判协商机制的框架。应形成详细的药品价格谈判规则，完善评估程序和方法；进一步探索更加灵活的谈判定价方式，探索运用多种谈判策略；结合药品的临床疗效、可负担性以及可及性等因素，适量扩大谈判药品数量；完善配套政策以保障谈判成果的落实。

3. 完善药品及耗材集中采购制度，推进采购平台建设

随着我国医保支付价格改革制度的推广，发展改革委取消政府定价后，药品及耗材采

购制度作为其价格实际形成过程中的重要手段，以药品采购制度为核心的"三医联动"模式正在逐步形成，要不断完善药品及耗材的集中采购制度，持续探索多种采购方式，让药价、耗材价格从原材料这一源头就在阳光下形成，而不是被利益集团所垄断。

药品集中采购是直接影响药品价格的制度工具，而采购平台系药品采购制度的核心与基础，其构建的完善程度关乎采购制度落实效率及效果。要加大力度推进采购平台建设，实现采购信息互联互通、公开共享，引入结算系统，平台内完成结算，加速与医保、医疗与医药企业的系统对接联动，加强药品合理使用管理。

通过医保支付方式改革引导医疗资源的优化配置，制定医保支付标准，引导建立符合市场规律的药品价格形成机制。完善综合补偿机制改革，调动医务人员积极性，提升公立医院服务能力。统筹考虑国家的药品管理、流通政策，在破除以药养医的基础上，完善医院精细化管理和考核机制，解决好医务人员的薪酬待遇、工作积极性以及医院经济运行健康发展等问题，积极探索实施药品价格谈判机制，调整完善医保药品目录，促进"三医"各项改革良性互动，充分发挥医改政策叠加效应，全面提高医药卫生体制改革的协同性和实效性，确保"人民群众得实惠、医护人员受鼓舞、财政保障可持续"。

总之，"三医联动"是体现中国特色、中国智慧的医改方略。推动"三医联动"，关键是医保、医疗、医药改革要同步。各级各部门要深刻认识"三医"的内在关联性和彼此依从性，进一步增强"三医联动"的自觉性、主动性和积极性。我国抗击疫情的实践证明，党和政府对人民、健康、生命给予极大重视，通过不断优化与完善医保制度和"三医联动"模式，有力促进中国人民的健康。

（梁　爽）

第四节　再造尊医重卫的社会风气

医生职业的繁荣，既是社会文明进步的象征，也是一个国家的国力和社会发展的象征。随着经济社会的不断发展和医疗卫生服务业所处的社会环境的空前变化，医生职业面临着诸多问题。公众对健康需求的不断增加以及执业环境和医疗服务条件的不对称，造成近年来社会上有部分人对医务工作者产生误解，严重影响了医生的尊严。医患关系相对紧张，对医生信任不够、缺乏尊重。医疗卫生行业被等同于旅游业和餐饮业等服务业，患者来医院就诊时会觉得自己在花钱购买服务，由此产生的恶性循环使医患关系变成一种赤裸裸的金钱关系。医务人员的职业声誉受到了巨大的冲击和挑战，严重影响了医务人员的行业自尊和职业荣誉，甚至影响了医务人员的整体素质和队伍稳定。从长远来看，它将不可避免地影响中国医疗卫生事业的可持续健康发展。

紧张的医患关系造成的暴力伤害事件持续发生，极大地影响了医务人员的职业安全。根据《医学界》的一项调查，有 85.8% 的医生坦言，他们会出于对医患纠纷的担心而采取防御性治疗，回避收治高危患者，回避高危患者手术及难度较大的特殊处置，以避免医疗风险和医疗诉讼。在过去的医疗纠纷中，假设医生是一个好人，并且患者必须出示负面证据才能起诉医生。如今，"举证责任倒转"，假设遭受医疗纠纷的医生是坏人，而医生必须证明他是好人。这种假设下，医务人员处于非常尴尬的境地，并对某些困难和高风险的操作非常谨慎。在这种情况下，如果医生想挽救生命并进行治疗就要冒险，导致防御性医疗成为一种必然。学术界普遍认为，医生的防御性治疗是医疗事务法律诉讼的副产品。近年来，防御性治疗成为大量医疗资源的浪费，导致医学技术发展停滞和临床实践水平下降，使医患关系更加恶化。

一、设立"中国医师节"的重要意义

除加强医务人员的道德教育和专业能力外，全社会共同努力，改善医疗体系，优化就医环境，营造尊医氛围，就显得尤为重要。2017 年 11 月，国务院批复原国家卫生和计划生育委员会《关于申请设立"中国医师节"的请示》，同意自 2018 年起，将每年 8 月 19 日设立为"中国医师节"，体现了党和国家对 1 100 多万名卫生与健康工作者的关怀和肯定，并明确具体工作由国家卫生和计划生育委员会有关部门组织实施。这是继护士节、教师节、记者节之后，国家设立的第四个行业性节日，目的是提醒公众有这样一个节日，让每个人都记得医务群体。这对改善医生的社会地位和职业环境，凝聚尊重医生和捍卫医生的社会氛围均具有重要意义。同时，它还告诉医生应该自重、自省和自律，只有这样才能履行救治患者的重要职责。

我们鼓励医务工作者大力弘扬治病救人、无私奉献的崇高精神，进一步促进形成尊医重卫的良好氛围，并加快深入实施"健康中国"战略。

二、影响医务人员职业形象和信心受挫的因素

（一）医务人员对医疗服务的热情下降

目前，医务人员和卫生工作者之间缺乏专业形象。职业身份影响从业者的归属感和忠诚度，也缺乏奉献精神和职业动力。有数据表明，不良的医疗实践环境不仅挫伤了医务人员的热情，而且导致医务人员缺乏对职业的归属感和忠诚度，医务人员的职业素养正在下降。

（二）医务人员担心自己的身心健康受损

根据研究，当人们的认同感和自尊心降低时，他们容易遭受严重的挫折和心理障碍。

恶劣的医疗环境使越来越多的医务工作者在保护自身权益和患者利益之间感到困惑和无助，不利于医生身心健康的发展。经历并目睹了恶性伤害事件的医务人员将极大地影响他们的工作热情，甚至会造成不可磨灭的心理伤害和阴影。可以看出，恶性伤害事件的频繁发生对医务人员的身心健康极为不利。

（三）医务人员的发展障碍不利于医学进步

医学是一门实践科学，需要反复实践和不断积累经验才能发展。恶劣的医疗实践环境使医务人员失去了探索疾病的决心和冒险的勇气，从而极大地降低了他们发现未知疾病的能力、延缓疾病治疗进展和延误救治患者的机会，并将不可避免地延迟医学科学的正常发展。这也意味着医务人员和卫生工作者体验职业成就感的机会越来越少，从而进一步影响了他们的职业素养。

三、影响医务人员职业身份的因素

（一）工作压力很大

影响许多医务工作者职业身份的主要因素是多年来他们不成比例的贡献和回报。医务人员的教育培训时间明显比其他专业更长，劳动强度、工作压力都很大，但收入与劳动价值不符。

（二）社会风气不良

据调查，影响医务工作者职业认同感的因素，主要来自不良社会风气对从业者尊严的挑战。有些患者或家属去看医生时带上录音机或摄像机，他们要么怀疑医生开出了大处方或使用了非必要的仪器设备检查，要么要求医生开指定的药或者病假证明。个别患者打着捍卫自己权益的旗帜，毫不犹豫地使用野蛮和暴力的方法，医务人员被殴打致残，甚至被杀害的事件时有发生。在这种不健康的社会氛围中，许多医务人员的职业自豪感受挫。

（三）舆论导向偏差

有些舆论不利于培养医务工作者的职业素养。早些年有部分新闻媒体盲目地满足观众需求，甚至通过不断增加负面新闻而引起人们的关注。他们热衷于报道医生与患者之间发生对抗的事件和有关医院的负面消息。报道医疗纠纷倾向的失衡主要体现在有站位倾向和负面报道两个方面。在一些有关医疗纠纷的报道中，医院和医生大多以负面形象出现，媒体大多站在患者的立场上，把患者及其家人视为弱者，医疗机构和医生成为集体谴责的对象。这种趋势的不平衡不仅使医患关系进一步恶化，而且严重挫伤了医务人员的积极性，不利于其职业神圣感的塑造。

四、重建尊医重卫的良好社会风气

（一）改善社会氛围

医学院校对医生专业身份的认同教育还远远不够。塑造医务工作者的职业身份需要动员整个社会的力量，共同努力来促进这一工作。一方面，需要各级政府的倡导和官方机构的推广，因为职业的社会地位是通过国家、政府和社会授予的权力来实现的，以及所提供的工作环境、工作条件所表示的尊重与关怀而显示出来的；另一方面，需要民间力量的协助，如通过开展相关评选活动，以鼓励整个社会形成尊医重卫和保护健康的良好氛围。

舆论和媒体导向对医务工作者的形象产生深远影响。改变当前的舆论氛围，有利于培养医务工作者的职业素养。要大力弘扬医学战线的先进事迹，营造良好的舆论氛围，使尊重和照顾医生成为普遍习惯，使医生成为令人尊敬和羡慕的职业。在新冠病毒感染疫情防控阻击战中，各级新闻媒体发挥了正向舆论的重要作用，及时、客观、公正、全面地报道了全国各地医务人员抗疫的昂扬斗志和职业精神，值得点赞。

（二）使用法律手段保障医务人员的职业权利

影响医务人员职业认同感的一个重要原因就是当前的恶性伤医事件。要从法律层面严格惩治医疗事故，为医务工作者提供安全的工作环境，使他们具有职业认同感。

医生与患者的尊严是相互的，维护医务工作者的尊严和维护患者的合法权益具有同等重要的意义，不应相互排斥。面对诸如"战斗医院"和"杀害医生"等极端行为，必须使用法律武器来保护医生的权利和尊严，同时要加强对医院的警力监护，严惩医闹，加大对医闹责任人的打击和惩处力度。在现行法律中，"聚众扰乱社会秩序罪""寻衅滋事罪"等对这种行为都是适用的；如果涉及人身伤害，则有"故意伤害罪"等。

医疗纠纷和针对医疗场所、医务工作者的暴力行为不能混为一谈。对借医疗纠纷在医院聚众滋事、无理取闹、强行索要赔偿等违法犯罪行为的打击力度必须加大。一定要改变医院"不管有错没错，只求息事宁人"的做法，对无理取闹、破坏正常医疗秩序和侵犯医务工作者合法权益的患者及其家属，不仅应该以理服之，更应该以法惩之，以有效维护医疗机构的正常秩序，充分保障医务工作者的人身与财产安全，创造稳定有序的医疗环境和社会环境。对危害医务人员人身安全的各种违法犯罪行为零容忍，加强立法，依法严打。进一步规范医疗纠纷解决程序，健全完善调解与司法诉讼、保险理赔等工作的衔接配合机制，真正关心爱护他们的身心健康，让社会大众更多地了解医务工作者的付出与贡献，让社会各界充分了解他们工作的方方面面。通过多种形式增强他们的职业荣誉感，促进和谐医患关系的构建，这不仅是对医务人员职业的尊重，也是全社会发展的需要。

（三）加强医务人员的职业道德培训

如果将整个医学专业素养比喻成一棵树，那么医学伦理就是这棵树的根源。要提高职业素养，就必须加强职业道德建设。只有建立了医学伦理学的基础，职业身份才会影响职业的归属感。崇高的医学道德，可以使医务工作者从内心深处认识到他们职业的神圣使命感，可以在实践中更多地关心患者的痛苦，积极帮助患者解决问题。

职业道德的培养应改变过去的传教，通过试探法进行道德教育，并使医务工作者了解职业道德的性质，自身生存的价值和尊严，让他们从内心接受救死扶伤的职业准则是不可动摇的信念，促使医务工作者将外部规范化为个人信仰。新冠病毒感染疫情发生后，全国医务人员纷纷请战，无论生死、不计报酬，义无反顾奔赴抗疫一线，驰援湖北，成为新时代"最美逆行者"和抗疫英雄，有些在抗疫一线"火线入党"，有些还献出了宝贵的生命。这些新时代可歌可泣的动人故事，是职业道德培养的鲜活教材。

（四）建立真正反映医疗卫生工作特点的薪酬福利制度

长期以来，公众普遍将医疗卫生行业视为服务业，严重低估了医疗卫生行业的劳动价值。政府要加大对医疗卫生事业的投入，完善公立医院的补偿机制，改变以往"以药养医""医疗创收"的局面，建立真正反映医务人员特点的工资福利制度，并使医务工作者从正常的工作渠道中获得实质性的价值回报，从而增强他们的职业吸引力。

为了重建尊医重卫的社会氛围，必须从提高工资待遇、拓展发展空间、改善执业环境和提高社会地位等方面来激发医务工作者的热情。我国医务工作者待遇总体不高、医疗资源分布总体不均的现象客观存在，医务人员向大城市和大医院迁移，导致基层医疗单位人才贫乏、诊疗水平偏低。因此，应特别提高基层医务工作者的待遇。还有某些特殊医疗职位非常艰辛，但绩效工资不高，学科人才短缺。这些问题都需要进一步研究，尽快加以解决。要进一步重视医务人员的心理健康，增加对优秀医学人才的激励，以提高医务人员的幸福指数。中央应对新冠肺炎疫情工作领导小组于 2020 年 2 月 22 日印发了《关于全面落实进一步保护关心爱护医务人员若干措施的通知》，充分肯定了医务人员是战胜疫病的中坚力量，医务人员工作任务重、感染风险高、工作压力大，各地各有关部门务必高度重视对他们的保护、关心、爱护，加强各方面的支持保障，解除他们的后顾之忧，使他们始终保持强大的战斗力、昂扬斗志、旺盛精力，持续健康、心无旁骛地投入战胜疫病斗争。该通知明确以下十大措施：一是提高疫情防治人员薪酬待遇；二是做好工伤认定和待遇保障；三是实施职称评聘倾斜措施；四是落实一线医务人员生活保障；五是加强医务人员个人防护；六是确保轮换休整到位；七是及时做好心理调适疏导；八是切实落实有困难家庭的照顾帮扶；九是创造更加安全的执业环境；十是开展烈士褒扬和先进表彰。上述文件的字里行间，显示了党中央、国务院及时将尊医重卫落到实处。据《健康报》报道，2020年3月20日，福建省第十三届人大常委会通过了切实保护关心爱护医务人员、营造尊医重卫良好风尚的决议，成为我国疫病发生后的第一个省级"尊医重卫"决议，肯定了福建省广大医务工作者为疫情防控做出的重要贡献，以及白衣天使敬佑生命、救死扶伤、医者仁心的济世情怀，同时着重提出了要解决以下五方面的问题：一是针对医务人员当前工作任务繁重、风险高等情况，尽最大努力确保一线医务人员的健康和安全，帮助解决好他们的实际问题、解除他们的后顾之忧。二是提出要从薪酬待遇、发展空间、执业环境、社会地位等方面入手，采取能够发挥医务人员积极性的具体举措。三是重申全面贯彻实施《中华人民共和国基本医疗卫生与健康促进法》《中华人民共和国执业医师法》等相关法律法规，认真落实《中央应对新型冠状病毒感染肺炎疫情工作领导小组关于全面落实进一步保护关心爱护医务人员若干措施的通知》精神及福建省关于保护关心爱护医务人员的十二条措施等系列政策规定，加强督促检查，确保政策落实，用心用情实实在在做好保护、关心爱护医务人员工作。四是提出要推动落实习近平总书记关于"允许医疗卫生机构突破现行事业单位工资调控水平，允许医疗服务收入扣除成本并按规定提取各项基金后主要用于人员奖励"的要求，合理调整医疗服务价格，落实财政补偿政策，提高医务人员的阳光收入；完善医疗卫生机构绩效工资分配制度，强化绩效考核正向激励，鼓励多劳多得、优绩优酬，相关补助津贴向一线医务人员倾斜。五是加强宣传，营造尊医重卫的良好社会风尚。要充分发挥报刊、广播、电视、网络等媒体作用，结合"中国医师节""国际护士节"等重要节日以及"最美医生""最美护士"等活动载体，广泛宣传报道医务人员的感人事迹和崇高精神，切实增强社会大众对医务人员的尊重。

其他省、自治区、直辖市也陆续出台了保护和关心爱护医务人员、尊医重卫等方面的相关政策。唯有多管齐下，才能最终营造出全社会尊医重卫的良好风气。

（谢锦荣）

第五节 增强医疗卫生的职业自豪感

长期以来，医生一直是社会广泛关注的职业，是全世界都受尊敬的职业，是人类健康的守护神。之所以受到重视，是因为他们的工作与人类的整体健康和社会发展密切相关。之所以受到尊敬，是因为医生的职业非常特殊，面对的是一条条鲜活的生命。医生执业门槛较高，培养成长周期较长，不仅要求医生有高超的技术，还需要有高尚的品格。当发生重大公共卫生事件和自然灾害时，医生也总是最先出现在人们面前。

社会主义职业精神的实质就是为人民服务。医疗卫生工作者的职业素养是挽救生命、救死扶伤，全心全意为人民服务。倡导医学伦理是中国的传统美德，医疗卫生工作者不但要有精湛的技术，还必须具有挽救生命和治愈疾病的人道主义精神，以及热爱工作、关心病患的平常心。中国古代名医孙思邈在解释自己的两本医药学著作《千金要方》《千金翼方》的取名时，曾云："人命至重，有贵千金，一方济之，德逾于此，故以为名也。"如果能用一剂方药来拯救患者的生命，所积的大德真要远远超出千金黄金的价值。这种把人的生命价值放在医学的首位，以维护人类生命与健康为最终理念的思想，是孙思邈崇高医德的表现，也是医疗卫生工作者的最终目标，更是我们当代医疗卫生工作者需要继承的品德。

近年来，医疗卫生工作者的职业认同感与自豪感危机突现，源于日益频发的伤医事件。当前的医患关系是中国最大最重要的公共关系之一。当然，并非全部医疗队伍职业荣誉感的损害都来自外部，还有商业经济利益对这个群体的侵害。如今，人类越来越重视自己的生命和健康权，医疗卫生工作者应该具有什么样的职业行为，已成为全民关注的话题。医疗体制改革不仅要在制度建设上做文章，更应该把医疗伦理和职业素养体系建设纳入改革的范畴。

一、医疗卫生工作者的重要使命

（一）挽救生命

医学的特殊性赋予了医疗卫生工作者救死扶伤的神圣使命和光荣责任，因此，挽救生命和治愈患者是医疗卫生行业的职业特征，也是医疗卫生工作者的天职。面对患者的信任与期待，需要医疗卫生工作者细致入微地密切观察分析、及时准确进行诊疗。这就要求医疗卫生工作者必须具备崇高的敬业精神、扎实的专业技巧，并严格遵守医学标准。医疗卫生工作者对患者负有高度责任的专业态度和职业操守，是救助患者的坚实基础。

（二）甘愿奉献

甘愿奉献是一种大爱，把工作作为自己的终身追求是一种激情，是对事业不计回报的全心付出和承诺。甘愿奉献也是一种特征，是医疗卫生工作者治病救人职业价值的更高升华。对奉献精神的理解和追求，对事业的热爱和执着，奉献精神的创造力、凝聚力和感召力，也是当今广大医疗卫生工作者职业尊严的基础，是建设健康中国的强大动力。

（三）医者大爱

医学之爱没有划下疆界，大爱无疆，医疗卫生工作者不怕牺牲，更无畏风险。大爱是医疗卫生行业中的精神力量，也是医学职业中的道德信念。急患者之所急、痛患者之所痛，一切从患者出发，一切以患者为中心。

大爱不是宏大的命题，善良是从事医疗卫生行业的最低门槛，也是医学职业在实践和应用过程中的最低标准。孙思邈就认为，为医者要"先发大慈恻隐之心，若有疾厄来求救者，不得问其贵贱贫富、长幼妍媸、怨亲善友、华夷愚智"，而应该"普同一等，皆如至亲之想"，也不得"自虑吉凶，护惜生命"。因此，无论从人类面临病痛、渴望关爱的角度出发，还是从职业道德方面考虑，医疗卫生工作者都应当深怀同情之心，对患者展现出耐心体贴的精心呵护。

二、医疗卫生工作者应具备的职业道德

职业道德修养是医疗卫生工作者实行救死扶伤、人道主义的首要前提；是用职业道德手段调节医疗活动中的人际关系，保证医疗活动正常进行的必要条件；是确保医疗服务能够满足社会需求并得以顺利实施的重要保证。

（一）扎实的专业思维

专业思维是医疗卫生工作者的价值取向和职业理想，是每个医疗卫生工作者必须要解决的首要心理问题。马克思说："如果我们选择了最能为人类幸福而劳动的职业，我们就不会为任何重负所吓倒，因为这是为全人类而作出的牺牲……我们的幸福将属于千万人。"医疗卫生工作是为全人类造福的事业，我们应为能从事这一事业而自豪。只有热爱本职工作，才有可能努力奋发，把自己的职业当作一项崇高的事业去执行。

（二）必要的心理知识

生物—心理—社会医学模式证明，心理社会因素对人类的健康和疾病具有重要影响，不良的社会心理因素会损害人体健康。为患者提供良好的心理社会环境，有利于患者的治疗和身体康复。医疗卫生工作者与患者建立良好的医患关系，将给患者以温暖、信心和力量，使患者产生信任感和安全感，减少猜疑，振奋精神，增强战胜疾病的能力。

三、增强医疗卫生工作者的职业自豪感和使命感

作为新时代的医疗卫生工作者，应该从自身做起，从小事做起，切实把思想观念和具体行动统一到党的十九大确定的目标任务上，做好本职工作，全心全意为患者服务，应重点从以下几方面开始。

（一）增强责任感和使命感

在医疗服务领域，患者处于被动地位，医疗卫生工作者处于主动地位，必须切实纠正和克服市场经济不可能完全"全心全意为人民服务"的错误观念，树立起兼顾利益和公益

服务相统一的医学观，牢记全心全意为人民服务的宗旨，让全体民众看得上病、看得起病、看得好病。

（二）强化学习爱岗敬业

作为医疗卫生工作者，要通过学习增长知识，提高素质，增加智慧，增强本领，在学习业务知识的同时要全面深入贯彻党的十九大精神，以习近平新时代中国特色社会主义思想为指导，让业务与党建紧密融合，落实新时代卫生与健康工作方针，补齐短板，爱岗敬业，提升自身综合素质。

（三）以人为本的健康教育

制定"以人为本""以患者为中心"的服务准则，在工作中坚持理论与实际相结合，因地制宜，因时制宜，把以习近平新时代中国特色社会主义思想为指导贯穿医疗卫生工作的始终，树立人性化的优质服务理念，做好健康教育，使医疗卫生工作科学化、人性化，使有限的资源发挥更大的综合效益。

（四）热爱岗位安心工作

要成为一名合格的医疗卫生工作者，必须热爱医疗卫生工作事业，必须具有崇高的职业道德修养和职业自豪感，毫不保留地把全部精力奉献给患者，奉献给社会，在平凡的岗位上做出不平凡的成就。

（五）诚信行医提高素养

医疗卫生工作涉及的学科广泛，内容繁杂，所以应严格遵守职业道德，在全行业中开展职业道德和行风建设，加强职业道德培训和教育，提升职业道德水平，树立良好的道德风尚，以实际行动树立起医疗卫生工作者的光辉形象，为人民群众提供满意的医疗卫生服务。

（六）团结合作协同努力

在现代社会分工日益细化的时代，医疗卫生工作者的团结协作精神显得尤为重要。医学团队成员存在着个体差异，并不是说优秀的人员在一起就是一个优秀的团队，关键是要团结。要成为一个优秀的团队，就需要协作、付出。这就要求团队成员要平等友善、善于沟通、谦虚谨慎、化解矛盾，能接受批评，最重要的是要善于发现团队成员的各自优点，不要计较太多的个人利益，要具有团结一致、整体运作、同心协力、万众一心的高度和觉悟。

团结协作不仅是解决问题的一种方式，更是一种道德品质，也是事业成功的基础和有效完成工作的重要保证。现代化的医疗卫生服务更注重团队协作，个体只能在集体中实现价值。医疗、护理、医技、药剂、后勤服务等不同岗位的工作人员要紧密合作、协同配合，只有这样，才能融入工作之中，充分发挥出自己的才华，实现自己的人生理想。

神农尝百草开创了中医药，成就了药典巨著《神农本草经》；李时珍"远穷僻壤之产，险探麓之华"才有了《本草纲目》这一旷世之作；三国时期的东吴名医董奉心怀慈悲，为贫苦病患精心诊治，关怀备至，才让杏树蔚然成林，独成一景。

四、增强医疗卫生工作者职业道德修养和自豪感的重要意义

（一）是社会主义精神文明建设的重要内容

增强医疗卫生工作者职业道德修养和自豪感，是社会主义精神文明建设的重要组成部分，是社会道德体系的重要体现，是社会主义精神文明建设在医疗卫生系统的具体反映：既直接体现医疗卫生部门的道德观和价值观，也间接反映整个社会的文明程度；既是社会精神文明的窗口，也是精神文明建设的客观需要。

（二）是全面提高医疗质量的有效途径

良好的医德是提高医疗质量的保证，医疗质量是医疗服务的最终效果，在影响医疗工作质量的诸多因素中，医疗卫生工作者的职业道德起主要的决定性因素，这就需要他们在掌握精湛医疗技术的同时，必须具备良好的医德。

凡正常人，无不敬畏生命，珍惜健康，渴望关怀。医生是人类健康的守护者，但当今社会对医生的认可度并不理想，医患关系仍然紧张，医疗纠纷层出不穷，增强医学行业的职业道德素养和职业自豪感已成为当务之急，势在必行。作为一名医疗卫生工作者，应该具备责任意识、忧患意识和崇高的职业道德，恪守全心全意为人民健康服务的宗旨，追求卓越的医护技术，建立良好的医学道德，用实际行动来维护良好的医疗服务形象。通过大力弘扬高尚的职业精神，尽职尽责，贡献自己的聪明才智和微薄的力量。只有这样，才能真正树立起职业自豪感和使命感。

（谢锦荣　韦兆钧）

第六节　强化全民健康的科普教育

医学科普教育是将医学科学知识、防病治病方法、医学保健措施和健康理念通过多种手段和途径传播给公众，以提高全民健康意识，提升健康素养，倡导健康生活。随着新媒体的发展，医学普及有了更丰富灵活的方式，受众面更广。在新发和再发传染病不断出现的时代背景下，尤其是共同抗击疫病的进程中，积极开展全民医学科普教育与健康促进知识宣传，把疾病预防、养生保健等知识传播给大众，能有效预防和控制疾病的发生，提高

人们在突发公共卫生事件中的应急处置能力，对于提升国民健康素养、推进健康中国建设具有重要意义。

一、全民健康科普教育的重要性

（一）健康教育与健康促进的内涵

健康教育是指通过信息传播和行为干预，帮助个体和群体掌握卫生保健知识，树立健康观念，自觉采纳有益于健康的行为和生活方式的教育活动过程。其目的是减轻或消除影响健康的危险因素，预防疾病，增进健康，提高生活质量。健康教育既是引导人们自愿采取有益健康行为而设计的学习机会，也是帮助人们达成知行合一的实践活动，其核心是健康行为的养成。健康教育的特点体现在三个方面：一是健康教育是所有卫生问题、预防方法及控制措施中最为重要的措施；二是健康教育是实现"人人享有卫生保健"宏伟目标的关键；三是健康教育与健康促进是一项投入少、产出高、效益大的保健措施，是改变人们不良生活方式和行为最有效的措施，是一项一本万利的事业。

健康促进是指个人与家庭、社区和国家一起采取措施鼓励健康的行为，增强人们改进和处理自身健康问题的能力，从而促使人们维护和提高他们自身健康的过程。健康促进是一个综合的社会政治过程，它不仅包含了加强个人素质和能力的行动，还包括改变物质、社会环境以及经济条件，从而削弱它们对大众及个人健康的不良影响。健康促进的主要任务体现在建立促进健康的公共政策、创造健康支持和有利于维护健康的环境、强化社区行动、发展个人技能、强化卫生服务方向等五大工作领域。倡导、赋权、协调是其基本策略，作为协调人类与环境的战略，它规定了个人与社会对健康各自所负的责任。健康促进的出现，标志着对行为干预的重点开始从"健康的选择"到"使健康选择成为简单选择"的转变。

（二）健康教育与健康促进的意义

第一，健康教育与健康促进是维护和增进健康的客观需要。人类维护与增进自身健康、与疾病作斗争的漫长历史进程，也是一个不断发现影响健康的因素并采取积极对策的过程。行为生活方式作为影响健康的重要因素日益得到重视，这不仅因为疾病谱的改变，使得与行为生活方式关系密切的慢性非传染性疾病成为主要死因和疾病负担的主要来源，也与对个体健康责任的日益明晰有关。明确个人应该承担对自身健康的责任，意味着人们需要有积极获取健康知识、信息、技能的意愿和行动，需要主动利用卫生服务，并能遵从医嘱、配合治疗与康复，而不是将健康的责任简单地归咎于卫生服务的提供。此外，对健康的社会决定因素的认识和思考，也使人们从更广阔的视角追逐问题的根源，以期从根本上减少和消除由于经济、文化、社会阶层、社会性别等造成的健康不公平，而这也提出了在维护和增进健康的过程中对政治承诺、政策与财政支持、多部门合作等的需要，即对健康促进的需要。

第二，健康教育与健康促进是"预防为主"思想的集中体现。中华人民共和国成立以来，一直延续预防为主的卫生方针政策，强调采取"三级预防"的策略预防疾病，减少疾病的危害，提高生活质量。其中，一级预防表现为采取积极有效的措施进行病因预防，如帮助人们建立健康的行为生活方式，有效地利用免疫接种等预防保健服务，提供安全的食品和饮用水等。二级预防体现在早发现、早诊断、早治疗，预防疾病的发展，促进疾病的治愈。这就需要人们做到定期体检，在察觉有疾病征兆时及时就诊，合理利用卫生服务。三级预防指的是及时有效的治疗与康复，预防并发症和伤残，恢复社会生活。健康教育与健康促进的核心是改变不利于健康的行为生活方式，并从政策、环境等方面提高生命质量，为健康行为的实施以及健康提供支持，可见是对"预防为主"的最好诠释。

第三，健康教育与健康促进是一项低投入、高产出、高效益的公共卫生策略。健康教育引导人们自愿放弃不良的行为和生活方式，减少自身制造的危险，追求健康的目标，从成本效益的角度看是一项投入少、产出高、效益大的保健措施。健康促进在促使环境改变中虽需要有一定的资源保证，但它所需的资源投入与高昂的医疗费用形成鲜明的对比。有效的健康教育与健康促进可以预防疾病的发生，因此必能节省大量的社会资源，创造巨大的经济效益。美国疾病控制和预防中心研究指出，如果男性公民不吸烟、不过量饮酒，采用合理饮食和进行经常的有规律的身体锻炼，其寿命可望延长 10 年。而每年数以亿计甚至千亿计的资金用于提高临床医疗技术的投资，却难以使全美人口平均期望寿命增加 1 年。

第四，健康教育与健康促进能最大限度地促进健康公平。健康的公平性不仅表现在健康的最终结局方面，更重要的是表现在人们能够公平地获得公共卫生服务、临床治疗服务，能公平地享受与健康相关政策的保障，享有平等的环境支持，平等地拥有达到最佳健康状况的机会。健康教育与健康促进是公共卫生服务的重要组成部分，作为以健康为中心的全民健康信息传播、政策与环境支持，涉及整个人群的健康和生活的各个层面，而非仅限于某一部分人群和针对某一疾病的危险因素。在学校、医疗卫生机构、工作场所、社区等场所开展健康教育与健康促进，最大限度地保障健康教育与健康促进对最广泛民众的覆盖，这是促进健康公平性的基础，也是健康公平性的重要组成部分。

二、新发和再发传染病为"健康中国"建设带来的机遇与挑战

人民健康是民族昌盛和国家富强的重要标志，也是人民群众共同的美好追求。"健康中国"建设在定位上，从以治病为中心向以健康为中心转变；在策略上，从注重"治已病"向注重"治未病"转变；在主体上，从依靠卫生健康系统向社会整体联动转变；在行动上，

努力从宣传倡导向全民参与、个人行动转变。要实现这"四个转变"，我们必将掀起一场针对慢性病和重点传染病的新时代群众性卫生健康革命。

（一）新发和再发传染病对"健康中国"建设既是机遇也是挑战

随着社会科学技术的进步，人类不断地征服疾病，传染病的防治也取得了举世瞩目的成就。然而，从全球来看，传染病迄今仍然是严重影响人类健康的疾病。仍然有一些古老的传染病死灰复燃，还有一些新发的传染病不断出现，如艾滋病、SARS、埃博拉、禽流感、MERS、裂谷热、霍乱、流感、寨卡病毒病等。新发和再发传染病的不断出现，已不仅仅是一个公共卫生问题，而是事关国家安全问题。尤其是疫病的全球蔓延，对世界人民的日常生活、国家和社会的发展乃至国际社会都产生着重大而深刻的影响，给人民的生命安全和身体健康带来了巨大威胁，给全球公共卫生安全带来了巨大挑战。这也充分体现了此次重大公共卫生事件的显著特点——公共性，即疫情与每个人都息息相关，任何人都是潜在的传染对象，面对诸如新冠病毒感染这一全人类的传染病，没有任何人可以置身事外，没有任何一个国家可以独善其身。国际社会面临着巨大的挑战，比以往任何时候都更需要团结和合作，合力构建人类卫生健康共同体。与此同时，对"健康中国"建设而言，也带来了机遇，主要体现在大众已经意识到维护健康是我们每个人共同的、不可推卸的伦理责任，需要个人、社会和国家以及国际上的共同努力。这将更加有利于今后健康教育与健康促进工作的顺利开展与实施，较好地得到广大人民的全力支持与配合。胡继飞等对突发公共卫生事件的科普教育效果调查结果表明，重大突发公共卫生事件对提升公众对相关科学知识的关注度、引导公众学习相关科学知识及改善公众健康行为习惯具有非常明显的促进作用。但从总体上看，受访者对基础性相关科学知识的知晓度不高，有较大的提升空间。

（二）公共健康伦理责任

公共健康伦理是指个人、团体、国家对公共健康应该承担的道德责任，或者说是个人、团体、国家在对待公共健康时应该遵守的行为准则和道德规范。公共健康伦理包括公共健康危机应对、重点疾病预防控制、公共健康风险管理中的伦理问题三大领域，以及公共健康决策的伦理导向、公共健康干预的伦理规则等环节，具有独立的学科性质。

公共健康伦理旨在构建以健康为中心的经济社会发展模式，实现人人享有健康的生产生活环境和社会环境，人人形成健康的生活行为方式，人人得到有效方便的医疗卫生服务，地区间人群健康差异明显缩小，全民健康水平大幅提高，构建全民健康型的社会，实现健康发展目标和社会的可持续发展。公共健康伦理的根本目标就是要实现公众的健康，具体包括：增进人口健康的利益；避免、预防和消除伤害；在伤害和其他代价之间取得最佳的利益平衡，公正地分配利益和负担，保证公众参与，包括有关各方的参与（程序公正）；尊重自主选择和行为自由；保护个人的隐私权；履行承诺和责任等。

三、加强公共健康伦理体系建设，强化全民健康科普教育

健康是人类幸福的载体，是人类最根本的共同利益。公共健康伦理原则是处理健康领域中人与人、人与社会、人与自然之间利益关系的根本指导原则，贯穿于健康伦理道德体系，是衡量和评价人们健康伦理道德行为的标准。

（一）人类健康利益至上原则

人类赖以生存的自然环境遭到了极大的破坏，严重影响着人们的身心健康。因此，人类在经济社会发展过程中，要尽可能科学地处理好生产与生活的关系，正确地处理好经济发展与人类健康利益的关系，确保有利于公众健康的生活环境。各级政府要重视健康投资，把健康投资提高到与经济投资均等重要的地位，尤其要保障基本公共卫生服务落实到位；要正确处理人与自然的关系，加快治理水污染、大气污染，保障清洁舒适的自然环境，保持生态平衡，进一步消除或限制威胁人类健康的自然因素和社会因素，创造有利于健康的自然社会环境，优化人类生存环境。确保在所有生产发展过程中均守住道德底线，把人民健康放在首位。

（二）健康公正原则

健康是每个人的基本权利，健康面前人人平等。国家有责任为增进公民的健康提供客观条件，这就意味着全世界每个角落不分种族和肤色，不分贫穷和富裕，不分正常人和残疾人，人人都应享有初级卫生保健的权利，以获得最基本的健康素质。WHO规定初级卫生保健至少包括以下工作内容：增加必要的营养物质和供应充足的安全水，基本的环境卫生；妇幼健康，包括计划生育；主要传染病的预防接种；地方病预防与控制，关于目前主要卫生问题及其预防、控制方面的宣传教育；常见病和创伤的恰当处置；促进精神卫生，提供基本药物。这也是WHO和各国政府在未来数十年内的卫生目标，是实现人人健康的基本保证。

健康公正原则，就是要消除那些不合理的因素，使不必要的健康差别尽可能减少，使不同人群都得到公平的健康待遇，从而使每个人获得公平卫生保健。也就是说，每个人可按平等的需要，平等地享有可获得的卫生保健，平等利用卫生保健资源，人人享有平等质量的卫生保健服务，避免不必要的影响健康的因素，努力保持自己应有的健康水平，享受合理有效的卫生资源。

（三）社会公益原则

社会公益原则就是强调健康应当包括自身健康和他人健康两个方面，每个公民不仅对自身健康负有义务，还要对他人的健康承担一定的责任。每个人在增进自己健康的同时，也有义务为维护和增进他人的健康做出贡献。当个人权利与公共利益发生冲突时，个人权利必须服从公共利益。健康伦理意识是衡量群体健康水平的重要依据，较低层次的道德要求是，不危害他人健康，避免传播疾病给他人，不人为制造环境污染，如不在公共场所吸烟，不随地吐痰等；保持良好的人际关系。较高层次的道德要求是，主动促进他人健康，积极推动健康事业的发展，积极保护环境，与违反健康道德的行为作斗争，为他人创造舒适的生存空间；对全民进行健康教育，普及健康知识，增强全民健康意识，如开展健康科普活动，依靠社会舆论进行健康宣传教育等，使全民行动起来，做到"人人参与，人人健康"，提高社会群体健康水平。

（四）人人参与原则

作为社会的一员，每个公民都有义务维护和增进人类健康。当今世界亿万人民的健康状况并不乐观，特别是发展中国家存在着较严重的问题。WHO 的一项全球性调查表明，全球患有疾病的人约占20%，75% 的人处于亚健康状态，健康的人仅占5%。而按照 WHO 的10 条健康衡量标准，我国约有 15% 的人有病，大约 70% 的人处于亚健康状态，只有约 15% 的人达标。自我生活方式和行为习惯的健康与否，不仅影响自身的健康状况，一些不良的行为还会影响到他人的健康，如心理亚健康、心理疾病、吸烟、酗酒等。所以，培养良好的生活方式和行为习惯是维护健康、促进健康的良药，也是每个社会成员应尽的义务。

因此，世界上每一个国家、每一个集体、每一个人都应积极参与到维护自身健康、维护全人类健康的行动中来，树立良好的健康观、生态观，养成良好的生活和行为方式，把"健康为人人，人人为健康"作为最高的健康道德目标，实现"人人参与，人人健康"。尤其在疫病流行与防控期间，还要不断加强健康、疾病与死亡教育，健全重大突发公共卫生事件健康科普教育机制，全方位、多角度开展健康科普教育工作，推动"健康中国"战略实施，同时推动人类卫生健康共同体建设。

（渠淑洁　韦俞伽）

第七节　强化医学人文精神的价值引领

2019 年 4 月教育部印发的《关于切实加强新时代高等学校美育工作的意见》（以下简称《意见》）指出，学校美育是培根铸魂的工作，提高学生的审美和人文素养，全面加强和改进美育是高等教育当前和今后一个时期的重要任务。在建设"健康中国"、疫病流行与防控的大背景下，医学院校引领大学生提升人文精神尤为重要。加强医学院校人文精神的价值引领，有利于医务工作者回归人文关怀的医学本源，更好地促进医疗卫生事业持续健康发展。

一、医学人文精神的基本内涵与特征

在西方文化中，与"人文精神"一词对应的是"Humanism"，通常也译成人文主义、人本主义、人道主义，其核心内涵就是"以人为本"。"人本主义"是文艺复兴时期的一种哲学思潮，它强调要把人的生命放在最重要的位置，尊重人的生命、情感和意志。有学者指出，人文精神表现为"一种普遍的人类自我关怀，是对人的尊严、价值、命运的维护、追求和关切，对人类遗留下来的各种精神文化现象的高度珍视，对一种全面发展的理想人格的肯定和塑造"。笔者认为，所谓人文精神，简而言之，是指对人格尊严的维护、人类生命价值的追求与人类命运的关切。人文精神要求从人本主义价值出发，保护人类的文明，肯定人类的人格尊严，塑造人类的道德伦理。人文精神是精神文明的主要内容，是衡量一个民族、一个地区、一个单位文明程度的重要尺度。高扬人文精神，有利于培养仁爱情怀、塑造高尚人格和促进人的全面发展。

医学人文精神是人文精神在医学领域内的特殊表现和发展形式，是人类医学历史的精神积淀，也是历代医务人员在救死扶伤中凝练而成的心灵之光。医学人文精神一般有以下四个基本内涵：（1）医学人文精神的核心是尊重患者尊严、生命价值，保障其健康权、生命权，将医疗技术和知识化为对生命价值的追求。（2）医学人文精神的基本要求是以人为本，制定高效的运行管理机制，着力提高医疗服务质量，最大限度地保障患者的生命权。（3）医学人文精神的社会属性是医务工作者运用医学技术和知识，与患者建立和谐的医患关系，从而达到医患双方对生命价值共生共融意义的理解，构架人类对生命的根本态度，建立和谐社会。（4）医学人文精神的民族意义是国家遭遇灾难时，医护人员临危不惧，勇于参与抗击灾难，全力救护人民生命，表现出高度的责任担当与民族大义，以爱国主义情怀展现伟大的民族精神。

医学人文精神在临床医疗实践中的特征一般有以下四个方面：（1）热爱生命、尊重患者；（2）敬畏医学、敬畏自然；（3）坚持以人为本，患者至上；（4）注重求善、求美，追求医学的人性化，重视情感因素在医疗中的投入。因此，在当下的医疗实践中力行医学人文精神，就是要崇尚"敬佑生命、救死扶伤、甘于奉献、大爱无疆"的职业精神，培养造就有人文品位的医务工作者，建设有人性温度的医院，提供有人文关怀的医疗，构建宽仁和谐的医患关系。

二、医学人文精神引领是医学人才健康成长的内在要求

医务人员是人民健康的守护者。医学人文精神是衡量医务人员职业道德的重要砝码，医学人文精神的高低检验出医疗卫生工作者的社会责任与职业素养。医学生是我国未来的医务工作者，加强医学生医学人文精神的引领，对培养适应现代化医疗卫生体系的专业医学人才与全面推进"健康中国"建设有着深远意义。

（一）强化医学人文精神引领是适应医学模式转变的迫切要求

随着经济社会的快速发展，城乡居民对卫生服务需求提出了更高的要求。当前国家面临人口老龄化以及疾病谱、生态环境变化的挑战，现代医学已不仅仅局限在单纯的疾病防治上，与健康密切相关的心理因素、社会因素日益受到关注。医学模式转变，既表明了医学是一门具有自然科学与人文科学相互渗透、相互融合的特殊性质的学科，又对我国医学教育的人才培养模式提出了新的更高的要求。为顺应现代医学模式转变，推进医学人文精神建设，需要把医学院校大学生岗位胜任能力培养作为医学教育改革重点，以严要求的临床实践促进医学生在实践中培育过硬的医德医风。而构建特色鲜明的医学人文教育模式，必须以医学人文核心价值观为基础，进一步解放思想，系统性、全方位、立体式地推进医学人文精神建设，促进人文精神和科学精神协调发展。

（二）强化医学人文精神引领是落实立德树人根本任务的内在要求

党的十九大报告强调，"要全面贯彻党的教育方针，落实立德树人根本任务，发展素质教育，推进教育公平，培养德智体美劳全面发展的社会主义建设者和接班人"。现代医学是人文科学与自然科学高度融合的学科，尊重生命，治病救人，维护人民健康，提高生命质量，是医学的神圣使命。培育高尚的人文精神是医学人才培养的首要内容，通过建设一批有思想、有内容、有温度的课程思政"金课"，建设一批医学人文教育实践基地，真正将思想政治教育和医学职业素养教育贯穿医学人才培养全过程，不断引领医学生补足"精神之钙"。当前，特别要以疫情防控中广大医务工作者为榜样教育学生，着力涵养"珍爱生命、大医精诚"的救死扶伤精神，引导学生将预防疾病、解除病痛和维护群众健康作为自己的神圣职责，造就富有人文情怀的高素质复合型医学人才，这是新时代党和国家赋予高等医学院校的重要使命。

（三）强化医学人文精神引领是培养仁心仁术医学人才的时代要求

"健康中国"战略的提出，赋予了新时代医学的社会学与心理学意义，引起全社会对广大医务工作者的道德责任与职业精神的高度关注。可是我国大多数高等医学院校仍然存在着"重技能轻人文"的陈旧观念，医学生培养模式改革与医德教育内容具有严重的滞后性。

在面对复杂的医患关系时，仍然有部分医生选择规避风险，麻木冷淡，医患关系也因此恶性循环。党的十九大提出"健康中国"战略，加快医学教育由"以疾病治疗为中心"向"以促进健康为中心"转变，要大力培育和塑造医学人文精神，需要构建预防、诊疗、康养等服务生命全周期、健康全过程的人才培养体系。在全社会树立"大健康"理念，对于医学院校而言是一个重大机遇。深入实施卓越医生教育培养计划2.0，实施国家级、省级一流专业和一流课程"双万计划"，通过调整、升级、换代、新建，优化医学专业结构，推进医工、医理、医文交叉融合，深化临床医学、中医学、预防医学、护理学、健康服务与管理等专业改革，从而实现医学人文精神贯穿于人才培养、科学研究、社会服务和校园建设的始终，形成医学与人文并重的氛围，不断提高人才培养质量，提升医学生综合素质，从而全面推动医学教育科学发展。

三、医学人文精神价值引领的基本方式

核心价值是人文精神最深层的内核，决定着人文精神的性质和方向。医学人文精神的核心价值就是以人民健康为中心，敬佑生命、救死扶伤、甘于奉献、大爱无疆，捍卫医学的圣洁和尊严，维护医生职业的高尚与荣誉。医学人文精神的树立和巩固不是自发实现、一劳永逸的，必须把医学人文精神教育作为基础性、战略性任务，做到常态化开展、制度化推进，将医学理论教育、正确价值观引领融入其中，将社会主义核心价值观渗透于内，从而教育并引导医学生不断将医学人文精神内化于心、外显于形。

（一）医学人文精神的制度引领

对于大学生教育而言，管理制度具有行为激励与约束的功能作用。将医学人文精神的要求融入医学院校有关规章制度、公约或纪律之中，不仅为学生提供评定品格行为的内在尺度，使每个学生时刻都在一定的准则规范下自觉地约束自己的言行，而且宣扬一种积极向上的精神价值，使之符合当代价值观要求，朝着符合教育培养目标的方向发展。学校通过制度引导大学生对是与非、善与恶、美与丑的准确理解与掌握，并在此基础上形成相应的价值判断能力，能够促进学生优秀品德养成和人文情怀的内化，起着暗示和导向作用。

（二）医学人文精神的教育引领

知名作家、文化学者冯骥才指出，"人文精神就是教育的灵魂""人文精神是人类创造的另一个太阳——照亮自己和照亮未来。我们需要通过教育，让人文精神的光辉继续照耀我们前进"。可以说，医学人文精神是医学教育的灵魂，要将医学人文精神贯穿于医学教育的全过程、各方面。思想政治课是医学院校人文精神培养的主渠道，要以理想信念教育为目标，深入开展社会主义世界观、人生观和价值观教育。围绕社会主义核心价值观"和

谐""平等""公正""敬业""诚信""友善"等重要内容，结合医学教育的特点，采取现场教学、专题讲授、多媒体展现和互动讨论等方式，广泛开展医德教育，大力弘扬"仁和、友爱"医学人文精神，引导大学生汲取医学传统文化的丰富营养，增强思想认同，培养健全人格，提升综合素质。医学专业课也是涵养医学人文精神的重要内容，专业课程可着眼于树立正确的医学人文价值观，利用古今中外医生名家名句、治病案例，通过专题授课、课堂讨论、论文撰写等多种方式，将医学人文精神引入专业学习课堂，帮助师生深刻理解医学人文内涵，提高对医学社会价值、道德价值的判断能力以及医学行为抉择能力，把握医学发展的正确方向，确保医学技术永远造福于人类。

（三）医学人文精神的实践引领

实践是大学生成才的重要途径，知识、能力来源于实践，素质更需要在实践中养成，真正做到"知行合一、以知促行、以行求知"。将医学人文精神内化为大学生的品德修养，需要经过社会实践的锻炼。一方面，大学生通过开展社会调查，进一步加深对基层社会、基本国情的了解和认知，帮助他们正确认识社会问题和现象，促使学生用课堂所学理论知识和科学方法去分析问题、解决问题，增强社会责任感；另一方面，大学生通过参加"三下乡""四进社区"与勤工助学、志愿者服务等活动，可以真切观察社会、体察民情、体味劳动、感受生活、思考做人做事的道理。总之，社会实践作为大学生接受全方位教育锻炼的重要途径，不但能够让大学生在社会实践中修身立德，而且能在亲身了解世情、国情、社情、民情中，树立对人民的情感、对社会的责任和对国家的忠诚。

（四）医学人文精神的环境引领

优美的校园环境像是一部立体、多彩、富有吸引力的教科书，它有利于陶冶学生情操、美化心灵、激发灵感、启迪智慧。著名教育家苏霍姆林斯基认为，"用环境、用丰富集体精神生活的一切东西进行教育，这是教育过程中最微妙的领域之一"。在校园环境建设中营造浓厚的医学人文氛围，让优秀校园文化对高素质医学人才培养产生熏陶和渗透辅助作用。当师生置身于整洁、优美、文化品位高的校园环境中时，能使人精神振奋、愉悦，潜移默化地陶冶人的情操，使人积极向上。如广西中医药大学仙葫校区把中华优秀传统文化、中医文化融入校园环境的每个细节，融入建筑与自然景观中，形成山丘、树林、药圃等十多处自然景观，并在道路、广场、教学楼前立石刻字、雕像赋意，使中医文化元素遍布校园，形成浓厚的中华优秀传统文化、中医特色文化氛围。走进校园，耳濡目染"仁、义、礼、智、信"等名言警句，在品味"任重道远""为天地立心，为生民立命，为往圣继绝学，为万世开太平"等文化石刻中激发大学生的历史使命感和社会担当。

四、加强医学人文精神价值引领的对策思考

（一）建立健全医学人文精神引领的制度机制

强有力的管理制度和运行机制是促进医学院校强化医学人文精神价值引领的重要保障。首先，要成立医学人文精神教育指导委员会，学校重大项目立项、重要规划制定、重要制度出台前须经专门指导委员会审议，确保从学校宏观管理层面加强学校医学人文精神建设。其次，把医学人文精神纳入人才培养方案。对学生参加医学人文精神教学与实践要有整体规划和年度计划，并对各年级学生提出明确任务、目标要求，并规定学时学分，把人文精神教育作为课堂教学、实践教育的重要组成部分和巩固理论教学成果的重要环节。再次，将医学生的人文精神素质作为综合素质的重要指标，并将综合素质测评成绩作为评定奖学金、推荐免试研究生及优先推荐就业的重要依据。

（二）发挥课程教学在医学人文精神引领中的主渠道作用

一是构建科学合理的医学人文课程体系。将人文社会科学核心课程纳入医学教育体系中，其学时应占总学时的 20% 左右。除必修的人文社会医学课程外，设立多层面的人文社科类选修课。学生所选人文社科类选修课课时应不少于规定选修课总学时的三分之一。二是广泛动员学生积极参加医学人文社科专题讲座学习，培育正确的医学人文意识和人文理念。三是在专业课教学中积极融入医学人文教育。要在医学基础课与专业课教学中渗透人文精神，更好地促进医学科学精神与人文精神的融通。专业课堂在传授医技的同时，也要突出育人根本，将人文精神教育融于专业基础和专业课教学之中，有效促进医学生人文精神培育。四是在见习、实习教学过程中融入人文教育。要鼓励医学生早接触社会、早接触临床，安排一定的时间让医学生与社会和患者接触，如社区医疗实习、社区调查、危重患者照顾等，以增强学生对社会的了解，增进对患者的情感。在临床教学、见习、实习阶段，尤其应注重加强医学人文教育。应结合医学生见习、实习所接触的典型病例，以及本单位曾发生的典型事例，进行医学人文案例分析和专题讲座，将医学人文精神知识的传授与医德医风教育结合起来，使学生学会从医学、道德、法律、政治等不同角度去研究、解决医疗问题，让学生丰富人文情感，升华职业道德，培养敬畏生命、尊重权利、关心患者的品质。

（三）强化校园文化在医学人文精神引领中的主阵地作用

一是加强医学人文精神的研究与宣传。通过校报校刊、板（墙）报、校园广播电视和校园网、微信公众号、微博、App 等新媒体以及校外刊物、报纸、电视、网络等多种媒介，大力宣传医学人文精神，积极营造重视医学人文精神的思想舆论氛围。二是突出校园文化的医学人文精神引领。要在新生入学典礼、毕业典礼上加强医学人文精神引领，将医学生

誓词宣读、毕业仪式、首次接触人体解剖礼、尊重"大体老师"等作为强化医学人文精神的重要环节，并充分利用博物馆、医学史馆、校史馆、人体器官标本展示馆等场所强化医学人文教育，营造医学人文精神的良好氛围。

（四）强化学科人才在医学人文精神引领中的建设性作用

加强医学人文精神引领要有坚实的学科和人才支撑。一是加强医学人文学科及师资队伍建设。以加强医学人文重点学科与基地建设为目标，大力推进医学人文社会医学辅修专业建设，重点建设人文社会医学硕士点，努力筹建博士点。要通过人才引进、师资重组和学位点的建设，逐步培养、聚集一批医学人文学科优秀学术人才，尤其积极培养和引进人文医学方面的学科带头人。二是进一步提高基础与专业课教师的人文专业素养。医学基础课、专业课教师是否具备深厚的医学人文精神对医学生有重大影响。大学教师应树立终身学习的观念，通过在线学习、专题研讨、进修培训等方式，大力提高以医学人文精神为核心的人文社科专业素养。

（王春林）

第八节　突出中西医结合的中国文化自信

新冠病毒感染疫情防控伊始，党中央的战略部署中就蕴含了中西医结合、中西药并用的思想，使中医药深度介入诊疗全过程，有效方药和中成药得以及时推广，从而大幅减少了轻型和普通型向重型、重型向危重型发展，提高治愈率、降低死亡率。通过抗疫，展示了古老中医的青春活力，展现了中西医结合防治疾病的效果，彰显了中西医结合的中国文化自信，为新时代中国人民的生命安全和身心健康带来新的期望。

一、抗击疫情看中西医结合

"中西医结合"这一概念，是1956年毛泽东关于"把中医中药的知识和西医西药的知识结合起来，创造中国统一的新医学、新药学"的讲话后，逐步在我国医学界出现的。此后，中西医结合在新的历史时期迎来了新的发展机遇，并不断发展和成熟。中华人民共和国的成立和社会主义制度的确立，为我国的卫生防疫事业开辟了崭新的道路。中国共产党忠实践行为人民服务的根本宗旨，全面加强对卫生事业和防疫工作的领导。1950年在全国第一届卫生工作会议上，我国政府提出了卫生工作方针，将"团结中西医"确定为四大方针之一，要求将中医和西医放在同等重要的位置。数十年来，国家大力推行预防接种，先后基本消灭了鼠疫、血吸虫、疟疾、麻风、结核、天花、脊髓灰质炎等许多传染病。进入21世纪后，又成功应对 SARS、新型禽流感、新布尼亚病毒等新发传染病，在这之中，中医药发挥了积极的作用。我国医学工作者在"团结中西医"政策的感召下，不断探索总结中医与西医的理论和临床经验之长，坚持走中西医结合之路，从而不断提高临床疗效，取得许多让国内外医学界瞩目的成果。

2003 年 SARS 期间，中国内地近六成的 SARS 患者接受了中西医结合治疗。WHO 在 2003 年 10 月举行的"中西医结合治疗 SARS 国际研讨会"上首次对中西医结合治疗的安全性给予了全面肯定。WHO 有关负责人在谈话中指出，中西医结合治疗包括以下潜在的效用：能够减轻 SARS 患者乏力、气短、呼吸急促等症状，促进肺部炎症吸收，减轻使用激素药物的副作用等。专家建议，今后应尽可能早期、全程、合理使用中西医结合治疗方法，继续跟踪有关病例，观察和比较各种疗法的远期效果。

新冠病毒感染疫情发生后，党中央和国务院高度重视，并采取了积极、有效的抗疫措施。习近平总书记在讲话中多次强调要"不断优化诊疗方案，坚持中西医结合，加大科研攻关力度，加快筛选研发具有较好临床疗效的药物""加强医疗救治，继续巩固成果，坚持中西医并重"。国家卫生健康委员会组织专家不断总结分析，连续更新发布新冠病毒感染诊疗方案共 10 版，不断加大对中医药治疗新冠病毒感染的推荐力度。国家及各省市中医药管理部门、医疗机构积极组织中医专家投入到疫病救治中去，从全国各地调集的 4 900 多名中医药人驰援湖北，约占援鄂医护人员总数的 13%。在武汉建立的方舱医院，中医药大规模介入，并由张伯礼院士、刘清泉教授等国内顶尖中医专家亲自指导。大量临床实践证明，中医、西医治疗新冠病毒感染各有优势，中医在该病的预防和轻型、普通型的治疗上更值得推荐。据报道，在全国新冠病毒感染确诊病例中有 74 187 人使用了中医药，占 91.5%，其中湖北省有 61 449 人使用了中医药，占 90.6%。临床疗效观察显示，中医药总有效率达到 90% 以上。尤其是在前期临床观察基础上总结推出的以清肺排毒汤为代表的中医药有效方剂"三药三方"，在临床救治中发挥了重要作用。其中的中药注射液血必净，在临床上使用并按照西药的评价体系去研究，发现它能使重症肺炎的死亡率下降近 8.8 个百分点。中药连花清瘟胶囊和金花清感颗粒被中国医疗专家连同许多西药一起携带援外，在全球抗疫中发挥了积极作用。此外，中医的特色项目太极拳、八段锦、针灸推拿、穴位敷贴、药浴熏蒸等，结合化验检查、移动 CT 等现代医学设备一并为抗疫发挥着各自的优势。

中医药治疗疾病常常多靶点、多层次，它不像西医那么靶点明确，但它是综合的，对轻型、普通型更有优势，早期使用也可避免进展为重症，但在危重症的治疗中还得配合西医的对症、支持等治疗，尤其辅助呼吸机治疗。因此，在抗疫中，中西医应并肩作战、相互配合、相辅相成，这也是我国医学模式的优势。

二、携手抗疫看桂中医

新冠病毒感染疫情发生后，广西壮族自治区中医药管理局迅速成立中医药救治工作领导小组，组织广西中医药大学的有关专家教授制定了三版中医药治疗方案以及具有广西特色的壮瑶医药防治方案，各地中医药医护人员深入抗疫一线参与临床救治。截至 2020 年 7 月底，广西确诊病例累计 254 例，其中中医药参与治疗 248 例，参与率为 97.6%，高于全国平均水平。广西中医药大学按照自治区党委、政府的统一安排，学校第一附属医院、附属瑞康医院、附属国际壮医医院共派出 3 批 62 名医护人员驰援湖北，1 名参加中国援助柬埔寨医疗队，赴前线参与疫情防控和医疗救治工作。学校科研工作者发挥科研优势，开展科研攻关，助力疫情防控工作，获自治区抗疫国际科技合作课题 2 项，自治区抗疫应急科技专项课题 4 项。第一附属医院领导带领 40 多人的中医团队进驻湖北武汉一个网络问诊平台，通过网络为武汉市民提供咨询 1 000 多人次，并为多名确诊患者开方用药；为缓解公众焦虑情绪，医院每天发布中医防治知识，并通过线上平台指导居民练习八段锦和科学运用健脾除湿艾灸保健法。附属瑞康医院向湖北省捐赠 85 万服中药复方颗粒，总价值近 5 000 万元。附属国际壮医医院医护人员在武汉方舱医院组织患者练习壮药绣球操、壮医三气养生操，还将壮药香囊送给患者，帮助患者改善睡眠、平缓呼吸。驰援湖北医疗队队员陈平荣获"全国抗击新冠肺炎疫情先进个人""全国卫生健康系统新冠肺炎疫情防控工作先进个人"称号，驰援湖北（武汉）第二批医疗队 41 名护理人员所属的广西护理队（方舱）荣获"全国卫生健康系统新冠肺炎疫情防控工作先进集体"称号，64 人荣获 2020 年自治区激励干部担当作为专项奖励，8 名队员荣获"广西优秀战疫护士"称号。

三、凝聚力量看中国文化自信

"生命重于泰山。疫情就是命令，防控就是责任。"从全国各地抽调的支援力量源源不断地驰援湖北武汉。2020 年 1 月 24 日至 3 月 8 日，全国共调集 346 支国家医疗队、4.26 万多名医务人员、900 多名公共卫生人员驰援湖北，19 个省份以对口支援、省包市的方式支援湖北省除武汉市以外的 16 个地市，集中优质医疗资源支援湖北省和武汉市。解放军派出 4 000 多名医务人员支援湖北，承担火神山医院等 3 家医疗机构的医疗救治任务，空军出动运输机紧急运送医疗物资。从全国调集 4 万名建设者和几千台机械设备，仅用 10 天就建成有 1 000 张病床的火神山医院，仅用 12 天就建成有 1 600 张病床的雷神山医院。加强临床血液供应，10 个省份无偿支援湖北省红细胞 4.5 万单位、血小板 1 762 个治疗量、新鲜冰冻血浆 137 万毫升（不含恢复期血浆）。2020 年 2 月初，医用非 N95 口罩、医用 N95 口罩的日产量分别为 586 万只、13 万只，到 4 月底分别超过 2 亿只、500 万只。截至 5 月 31 日，全国参与疫情防控的注册志愿者达到 881 万人，志愿服务项目超过 46 万个，记录志愿服务时间超过 2.9 亿小时；全国累计接受社会捐赠资金约 389.3 亿元、物资约 9.9 亿件，累计拨付捐款资金约 328.3 亿元、物资约 9.4 亿件。

正如《抗击新冠肺炎疫情的中国行动》白皮书指出，14 亿中国人民，不分男女老幼，不论岗位分工，都是抗疫的伟大战士，都自觉投入抗疫的人民战争，坚韧团结、和衷共济，凝聚起抗疫的磅礴力量。社区工作者、公安民警、海关关员、基层干部、下沉干部不辞辛苦、日夜值守，为保护人民生命安全牺牲奉献。400 万名社区工作者奋战在全国 65 万个城乡社区中，监测疫情、测量体温、排查人员、站岗值守、宣传政策、防疫消杀，认真细致，尽职尽责，守好疫情防控"第一关口"。公安民警及辅警驻守医院、转运患者、巡逻街道、维护秩序，面对急难险重任务勇挑重担，130 多人牺牲在工作岗位。海关关员依法履行卫生检疫职责，筑牢口岸检疫防线。社区防控一线广大党员干部及时将党和政府的声音传到基层，组织动员群众做好防控，积极为群众排忧解难，抓实抓细网格服务管理。快递小哥、环卫工人、道路运输从业人员、新闻工作者、志愿者等各行各业工作者不惧风雨、敬业坚守。疫情期间，千家万户关门闭户，数百万快递员顶风冒雪、冒疫前行，在城市乡村奔波，给人们送来温暖。

疫病无情人有情，大家有钱出钱有力出力，极大地体现了全社会的互助与抗疫精神。有西昌市焦家村村民慷慨捐菜，有 83 岁老党员靠拾荒所得捐款上万元，有未成年小朋友捐出了自己的零花钱，有 300 多名村民连夜拔出 5 万千克大葱捐赠武汉，有病亡者家属捐赠遗体供医学研究，还有"我会永远记得我是中国人"的男子从土耳其背回一大箱口罩，有大量海外华人华侨向国内捐款捐物，有汶川县村支书赵勇带领 11 位村民驾驶贴有"汶川感恩你，武汉要雄起"的卡车给武汉运送 100 t 新鲜蔬菜，有含 47 户建档立卡贫困户在内的 93 户村民自发捐赠 22 t 香蕉给湖北，有治愈患者纷纷返程捐献血浆……千千万万普通人的善行善举最伟大。

新冠病毒感染疫情暴发正值春节假期，国家一声令下，全民响应，一致行动，整个社会紧急停下脚步。人们取消了春节期间的走亲访友和各种聚会，克服困难就地隔离，外出自觉佩戴口罩、测量体温、保持社交距离。保护自己就是保护别人、就是为国家作贡献成为社会共识和每个人的自觉行动。人们长时间在家隔离，上网课、做美食、陪家人，用各种方式缓解压力，以积极乐观的态度抗击疫情。

疫情防控，是对国家治理体系和治理能力的一次大考，也是对中华文化的一次大考，同时也是对每一个中华儿女文化自信的一次大考。事实证明，中国人民在坚持中西医结合的中国文化自信方面，向全世界交出了满意的答卷。

（谢　春）

第九节　呼唤中国特色中医人学的到来

中医药是中国优秀传统文化的杰出代表，在促进文明互鉴、维护人民健康等方面发挥着重要作用，尤其在疾病预防、治疗、康复等方面有着独特优势。因此，在伟大抗疫斗争中，中医所焕发的人文光辉是耀眼的；而新时代及抗疫斗争所呼唤的中医人学，值得重视和持久研究。

一、"纯、真、诚、和"的中医抗疫人文光辉

中国抗疫斗争的伟大实践，生动展现了生命至上的价值追求。在这场斗争中，中医焕发出"爱之以纯、治之以真、护之以诚、健之以和"的人文光辉。纯，就是中医人对生命敬畏和大爱无疆的纯朴初心；真，就是中医人追求医疗和养生实效的实践准则；诚，就是中医人护卫、护理生命的精诚品格；和，就是中医人坚持以整体观指导医治和调整身心和谐，使生命完整或无后遗症的健康价值追求。其中，"真"是基础，"纯"和"诚"是核心，"和"是目标，四位一体。这一自信，源于中医人的"纯朴初心"，而这份"纯朴初心"又源于古老的农耕文明。如今，中医药文明的"纯朴"基因穿越了百余年的漫漫长空，在中国引领人类第四次工业文明飞跃时刻、在打造人类卫生健康共同体伊始，再次焕发生机活力，闪烁着耀眼的人文光芒。中医人这份"纯朴初心"，实际上就是对生命的敬畏，对健康的美好追求，这是数千年来华夏民族伟岸身躯始终保持青春的原动力。从根本上说，对饱含着贯穿古今"纯朴"基因的中医药自信，就是对人类所经历农耕文明的真理认同。无农耕文明，焉有工业文明？生命不曾诞生，焉有生命进程之辉煌？中医药文明如同生命，始终绵延而无间断。

这一人文光辉是"人民至上，生命至上"抗疫斗争精神在中医领域的再现。新冠病毒感染疫情防控是一场保卫人民群众生命安全和身体健康的严峻斗争，在党中央、国务院部署下，先后有 346 支医疗队、4.26 万多名医务工作者奔武汉、赴湖北；全国抗疫行动不但做到了"应收尽收、应治尽治"，而且做到了"应检尽检、想检尽检"；上至 108 岁的老人，下至出生仅 30 个小时的婴儿，不放弃一名患者，不放弃任何希望。这些，只有在"人民至上、生命至上"伟大旗帜下才能实现。壮哉！我泱泱中华。

在抗疫斗争中，国家中医药管理局先后派出 5 批近 800 人的专业队伍驰援武汉。全国支援武汉的医疗队里，有 4 900 余人来自中医药系统。中医人与全国人民一道，用实际行动铸就了伟大的抗疫斗争精神，谱写了可歌可泣的抗疫乐章。中国工程院院士张伯礼和首都医科大学附属北京中医医院院长刘清泉主动请缨，组建了第一支中医医疗队，筹建了以

中医药综合治疗为主要方法的江夏方舱医院。张伯礼院士因劳累过度引发胆囊旧疾，在武汉接受胆囊摘除手术之后，写下了"抗疫战犹酣，身恙保守难；肝胆相照真，割胆留决断"诗句。惊天地！泣鬼神！这就是中医人对生命的敬重，对生命的纯朴爱心，生命至上，大爱无疆；如此，所以能割舍自我、放下自我、牺牲自我。还有中国科学院院士、中国中医科学院首席研究员仝小林曾经3天跑了4家医院，看了80多位危重症患者，每次进入医院就直奔ICU病房查看患者，应用中医方法治疗危重症患者，展现了中医人"纯、真、诚、和"的伟大情怀。

院士如此，普通医生亦如是。2020年1月24日，广西中医药大学第一附属医院医生陈平，在大年三十，没有一丝犹豫，写下请战书，强烈要求支援湖北抗疫一线，他说："为国而战，为民而战，这就是我辈的担当和使命，这就是我们的光荣。"随后，他到了湖北十堰最偏远的竹溪县，在这里，他完成了中医人的抗疫斗争使命，于2020年9月8日在北京人民大会堂举行的全国抗击新冠肺炎疫情表彰大会上接受国家表彰。这就是陈平的选择、初心、行动和成就。他是千千万万普通中医人谱写"纯、真、诚、和"动人乐章的代表。一个人，其英雄本色由沧海横流中的行动和奉献所赋予，而非由其出生、肤色、民族、地位或资历所决定。习近平总书记在全国抗击新冠肺炎疫情表彰大会上说："世上没有从天而降的英雄，只有挺身而出的凡人。"诚哉斯言！

因为对人类有一份纯朴而无功利的仁心，如其他医务工作者一样，中医人争做"最美逆行者"，大爱无疆；因为相信数千年的技术，所以中医人无所畏惧，始终坚信自己的辨证论治必驱走病毒，救死扶伤；因为对所有患者皆诚心相待，所以中医人能解除患者的心灵创伤，赢得尊重；因为能给患者无后顾之忧的诊治康复、卫生保健与身心和谐，所以中医人有突出贡献，大放异彩。

二、中医理论在重大传染病斗争中飞跃发展

在抗疫斗争中，中医何以能焕发出如此耀眼的人文光芒？因为有历史的积淀。从中医史及中医学说史看，以下判断是无可置疑的。

（一）中医产生以来就始终有效维护中华民族健康，数千年来未曾中断

著名中医教育家、中医思想家任应秋先生说："我国属于多民族、多人口的国家，几千年来就是靠中医学维持其繁衍昌盛，这就客观地证明了中医学的现实意义。"英国皇家医学会院士马伯英先生也指出："中国人民之所以能够生衍繁殖，日益兴盛，当然有许多原因，但卫生保健事业所起的作用必是其中重要原因之一。这方面首先应归功于中医。"著名国医大师邓铁涛老先生也指出："几千年来，从未出现过像欧洲那样一次疫症流行死亡

人数达一二千万者。"这些，无疑有着中医的伟大功勋，如 1894 年的鼠疫大流行，疫病非常严重，据报道有 10 万人死于鼠疫，中医在当时是主要的医疗力量。如今，进入 21 世纪第三个 10 年之际，在抗击疫病的伟大斗争中，中医不断践行其拯救生命的天地仁心，不断验证其辨证论治的卓著仁术。截至 2020 年 3 月 23 日，91.5% 的新冠病毒感染确诊病例使用了中医药，临床疗效观察显示中医药总有效率达到 90% 以上。事实证明，中医药为疫情防控做出了突出贡献，其独特优势，中国工程院党组书记、院长李晓红总结为：一是改善疾病初期症状；二是减少轻症向重症转变；三是通过中西医结合缩短病程，提高救治质量；四是帮助患者康复，提高生活质量。

（二）中医理论在应对重大传染病中锻造和发展

一部中国抗疫史，基本上就是一部中国人民与重大传染性疾病作斗争的历史。而中医在与重大疾病作斗争时，常常伴随着理论的飞跃，谱写着新的中医学篇章。粗略地看，历史上，中医理论有三次发展高峰。第一次是秦汉时期结集的《黄帝内经》，奠定了中医理论体系的基础，这事实上是对此前中国防疫治病等维护中华民族生命安全与卫生健康经验的大总结。第二次是东汉时期，中医在与大疫作斗争的过程中，产生了张仲景的《伤寒杂病论》，中医方法论体系由此成熟并达到顶峰。第三次是清代，中医在与瘟疫作斗争的过程中，产生了叶天士的《温热经纬》、吴鞠通的《温病条辨》等杰作，确立了卫气营血、三焦辨证等辨证方法，温病学在理论证治上形成了完整体系。中华人民共和国成立以后的20 世纪 50 年代，中医在抗击乙型脑炎流行中展现了它服务新社会的实力；在 2003 年抗击SARS 斗争中，中医药取得了显著成就，国医大师邓铁涛老先生评价说："这再次证明了中医药在保障人类健康中的作用，以及应付突发事件的能力。"由此，激发了新世纪人们对中医理论发展的新探索。

如果说，历史上中医有过恢宏的理论学说和精湛的辨证方法论，前者如五行阴阳学说、运气学说、藏象学说等；后者如六经辨证、八纲辨证、脏腑辨证、运气辨证、三因辨证、经络辨证、卫气营血辨证、三焦辨证等。那么，在当代这些理论可不可以、需不需要统一发展，这些辨证方法论可不可以、需不需要统一发展？显然，这些问题的回答和解决，将推动中医理论走向新的高度和深度。这一点，从中医内部来说，已经出现了不少新的理论构想。例如，在 2003 年中医抗击 SARS 后，国医大师陆广莘先生从宏观层面提出了"未来医学四论"。这一理论认为，21 世纪医学发展的趋势是："从生物医学前进上升为人类医学，从疾病医学前进上升为健康医学，从对抗医学前进上升为生态医学，从化学层次寻求物质基础的医学观前进上升为从生命层次寻求自组织演化调节的医学观。"此外，还有山东中医药大学祝世讷教授的中医系统论研究。这一研究"着重从现代科学在 21 世纪的最新发展，特别是系统科学和复杂性科学，来论证和阐明中医基本原理的科学性、先驱性和超前性，以及其巨大的复兴发展潜力"。笔者认为，还可以有另外一种新角度和新目标，就是从马克思主义哲学体系建设的角度研究中医理论和实践成就，从而创建新的学科或学说，以服务人类新时代的卫生健康事业、文化建设及其哲学建构。这方面，虽然已经有前期基础，例如张其成教授的中医哲学研究，程雅君博士的中医哲学史研究。不过，从辩证唯物主义哲学发展的前沿成果看，尤其是中国马克思主义哲学家们正式创立辩证唯物主义人学后，以之作为研究武器，这目前是空白。然而，这在当前尤其显得重要和有意义，为什么？一个原因是，借助全球抗疫斗争的现实需要，此研究可以急时代所急，促进中医理论创造性转化和创新性发展，从而服务人类卫生健康共同体的构建，以及新时代文化的建设和新时代哲学体系的建构；另一个原因是，这一研究符合中医理论发展的内在逻辑，即国医大师邓铁涛老先生所言"中医是以人为本的医学"，可以助推中医理论形态的发展迈向新阶段。

三、新时代呼唤人的生命与健康新科学

以党的十八大召开为标志，中国特色社会主义新时代开启了。全球抗疫斗争，使得世界各国人民身临其境、深深地体验到了构建人类命运共同体是实实在在的当下实践，不仅仅是理念和口号。2020 年抗疫斗争的结果，或许将成为人类进入"全世界新时代"的标志。在这一历史时刻，思考中医，推进中医理论发展，探索生命奥秘，形成新的生命与健康科学，为打造人类卫生健康共同体做出贡献，这是全球新时代哲学家们的使命。

（一）中医人学因应中医学与人学的呼唤而来

近百年来，中医自主性发展、中医西学化发展和中西医结合发展，是最主要的三大主张或学派。目前，在实践上，中西医结合发展是主导性的；在学理上，三者都不同程度地为自己的主张激烈论辩。这样的争鸣局面，客观上促进了中医理论纵深探源和横向拓展，中医人学也因此而生。不过，新兴的中医人学，并不与此三者并列，也并不属于其中的哪一种。其一，作为学科形态，中医人学是一般，这三种主张的相应学科是特殊，一般寓于特殊之中；其二，作为学科属性，中医人学是从属于人学的社会科学，这三种主张的相应学科，其所属一般都属于自然科学，显然，不能说自然科学属于社会科学，也不能说社会科学属于自然科学。从中医人学的研究对象看，它是以研究人的生命力与人的健康发展关系为对象的科学。所谓生命力，是指处于天人关系中的人体结构功能及其整体活动能力，亦即人在实践活动中的生存能力；所谓健康发展，是指人类社会实践活动对人体需要的程度，以及人自觉掌握这一程度以适应自身整体功能态的过程。因此，根据新时代现代科学技术体系建设和哲学社会科学体系构建的要求，以中医学理论为初始内容所创建的中医人学，具有超

越中医理论的意义。它是一门独立的学科，虽然表现出自然科学与社会科学交叉的特征，但它归属于马克思主义人学（辩证唯物主义人学，简称人学），所以称为马克思主义中医人学（辩证唯物主义中医人学，简称中医人学）。

（二）中医人学因应中国抗疫实践的科技创新呼唤而来

坚持科技创新及其相应学说的科学性，这是 2020 年中国抗疫斗争对创建中医人学的启示。一方面，习近平总书记在抗疫伊始就提出了"科学防治"等 16 字疫情防控总要求，并于 2020 年 3 月 2 日明确"人类同疾病较量最有力的武器就是科学技术，人类战胜大灾大疫离不开科学发展和技术创新"。据此，中国医学及其健康领域的广大工作者，通过采用科学方法很快成功分离首株病毒，率先完成病毒基因测序，快速研发出检测试剂盒。另一方面，中医在抗疫斗争中的有效性和积极成果，顺应了中医科技创新的发展规律。对此，张伯礼院士曾在一次报告会上说："（中医药）首次大范围有组织地早期干预，首次全面管理一个医院，首次接管病区，首次中西结合、联合巡视和查房，首次在重型、危重型患者救治中形成以中药为特色，中西结合的救治方案，成为中医药传统创新的一次生动实践。"

再从具体的实践看，在抗疫斗争中，中医主动有为，古法新用。例如，北京中医药大学支援湖北医疗队的救治活动，当这个团队进入湖北省中西医结合医院重症 ICU 病房时，发现传统的望闻问切作为中医临床收集数据的主要手段，在危重症 ICU 病房很难达到理想的效果。此时，中医如何才能实现精准辨证，总领队、北京中医药大学东直门医院党委书记叶永安说："在传统的脏腑辨证、卫气营血辨证不足以获得更多信息的情况下，我们综合五运六气理论、三部九候诊法以及临床客观检查指标，精准评估患者的病情。"有论者评论到："叶永安古法新用，在颈动脉、踝关节拿脉，灵活采用脏腑辨证及卫气营血等理论，为患者遣方用药。"事实上，中华人民共和国成立以后，中医科技创新是得到大力提倡的，既取得了辉煌成果，也形成了新社会的中医科学精神。例如，中国中医科学院终身研究员屠呦呦带领团队成功研发出青蒿素，为人类带来了一种全新结构的抗疟新药，为人类抗击疟疾提供了有效"武器"，挽救了全世界数百万人的生命。由此，她荣获诺贝尔奖，荣获国家科技最高奖。对于取得这一成就的屠呦呦，有专家评价到："她的身上有着超越常人的执着精神，这是科学家最重要的品质。"

（三）中医人学因应全球抗疫精神和科学需要而来

抗疫斗争以来，中国艰辛的行动及取得的卓著成效，为构建人类卫生健康共同体贡献了经验、方案和智慧，这些事实已经成为人类卫生健康共同体的组成部分。其中，两个事实是极为显著的。一是，诞生于中国的"以民为本、生命至上"伟大抗疫精神已经成为人类新时代强音，具有了世界意义。2020 年 3 月 18 日，习近平主席在第 73 届世界卫生大会视频会议开幕式上致辞，强调中国坚持以民为本、生命至上，始终秉持人类命运共同体理念，既对本国人民生命安全和身体健康负责，也对全球公共卫生事业尽责。作为一种精神，"以民为本、生命至上"反映在 4 月 14 日的《东盟与中日韩抗击新冠肺炎疫情领导人特别会议联合声明》上，例如其中第八条：我们决心致力于保护受疫情影响人员的尊严、健康、福祉和安全，确保他们得到公平对待和有效救治。这一"以民为本"的"人民"含义，也为国外有识之士所解读，例如，德国病毒学家德罗斯滕说：我们确实要向中国学习经验，感谢中国政府和有奉献精神、集体主义思想的中国人民。二是，人类抗击重大传染性疾病需要依靠科学。3 月 26 日《二十国集团领导人应对新冠肺炎特别峰会声明》就有承诺："积极分享并利用数字技术和创新，推动科学抗疫。"此外，WHO 卫生紧急项目执行主任迈克尔·瑞安也表示：对新冠病毒来源的相关调查对防止疫情卷土重来非常重要，但是对病毒来源的调查需要"以科学为中心"，让科学家主导。5 月 18 日，响应 16 名国际卫生法学家在英国著名医学期刊《柳叶刀》的正确发声，《人民日报》也发文指出，"相信科学、依靠科学，人类方能在与病毒的斗争中赢得未来"。总之，2020 年上半年的新冠病毒感染全球大流行，给人类带来巨大的灾难，使得全人类卫生健康的需要已经成为现实存在，构建人类卫生健康共同体开始成为人类新时代的旋律，这催生了中医人学的到来。中医人学作为一门科学，将如同爱因斯坦所言："科学的不朽荣誉，在于它通过对人类心灵的作用，克服了人们在自己面前和在自然界面前的不安全感。"《人民日报》引用此语并总结说：当相信科学、依靠科学、使用科学蔚然成风，我们应对风浪侵袭就有了理性的"压舱石"。中医人学将以成为人类卫生健康共同体的理性"压舱石"为己任。

四、中医人学为发扬中医优秀思想而诞生

如前所述，中医人学因应全球新时代卫生健康的需要，诞生于中医学与人学的交叉之处。它将以中医思想或理论要素为营养，逐步成长，直至有一天成为辩证唯物主义人学里一门独立的部门学科。那么，它所要发扬的中医思想精华有哪些呢？以下举两例。

（一）中医"稽其言有徵，验之事不忒"的优秀思想

传统生命健康学说的发展，需要与生产力和生产关系的变化相一致，与人类文明步伐同步。如何做到呢？根本的路径就是习近平总书记所提出的创造性转化与创新性发展。对于中医来说，就是既要传承和守正优秀思想和理论，又要在现代科学精神基础上创造性转化和创新性发展。对于现代科学技术体系的发展来说，有了习近平总书记这一"双创"指针，就可以因应"人民至上、生命至上"伟大抗疫精神而创建一门新科学——继承并发扬中医优秀思想的新科学。这门新科学，将为构建人类卫生健康共同体提供科学支持，减少构建

过程中的一些杂音、混音、扰音、乱音，增强积极性共识，实现以构建人类卫生健康共同体为契机从而推动人类命运共同体尽早建成的人类新时代伟大梦想。总之，中医人学是实事求是的知识体系，是一门科学，其基本要求，犹如唐代医家王冰所言"稽其言有徵，验之事不忒"（唐·王冰《重广补注黄帝内经素问序》）。这也是中医人学对"科学"的基本理解。那么，这一"科学"的根据又是什么？这可借助国医大师邓铁涛老先生的话来回答，他说："中医理论为什么能持续发展……这个问题，毛主席给我们以指导，原来中医学能持续发展，所走的是'实践论'之大道。"邓老先生的这个意思也适合中医人学，中医人学的科学根据就是实践。

（二）发扬"以理身绪余治天下"优秀思想

"以理身绪余治天下"这个命题，载于宋代林亿撰的《重广补注黄帝内经素问序》，将这一命题转化和创新为当代哲学术语表达，就是遵循天人和谐关系原则，用整体的观点和系统的思维发展生命健康之学，助力构建人类卫生健康共同体和人类命运共同体。这也就是中医人学的方法论和价值观。其价值观内涵，与马克思主义哲学家们所论及的全人类利益观点是一致的。例如，当代著名马克思主义哲学家黄枬森先生说："我们认为，如果我们能树立全球利益的观点或全人类利益的观点，国家间、民族间的矛盾是不难妥善处理的。""把全人类利益摆在第一位是完全符合马克思主义的。""社会主义制度是最有利于发扬这种思想的，两种制度的存在可以不妨碍发扬这种思想。"这就是在构建人类卫生健康共同体和人类命运共同体伟大征程中，中医人学所确立的创建思路和价值取向。

近代著名学者王国维先生曾说："哲学上之说，大都可爱者不可信，可信者不可爱。余知真理，而余又爱其谬误。"（王国维《静安文集续编·自序二》）。可爱者，人文也；可信者，科学也。在马克思主义哲学看来，真理性科学是人文性光辉的前提，由此，人文与科学终将可以得到统一。诚如黄枬森先生所言："科学也可以成为信仰，也有美的属性，但科学的基础、本质是真，科学的首要特征是真，然后才是新以及其他。"对中医人学的追求，既是一种科学的追求，也是一种呵护人类生命安全与卫生健康的身心践行，因此，它必然是可信的，也必然是可爱的。2020年，世界各国在抗击疫情斗争中所展现和证明的，不正是这样么？尤其是中国，之所以能很快取得重大战略成果，之所以最先于各国取得重大阶段性胜利，之所以能在伟大的抗疫斗争中不断创造世界奇迹，从精神根源上说，就是坚持并贯彻了具有科学性的"人民至上、生命至上"伟大抗疫精神；反之，不少西方国家却出现了这样那样的问题，甚至有的国家为了给抗疫溃败找借口而"甩锅"中国，不正是因为他们所举的那面人文旗帜是虚伪的没有科学性的么？正如《人民日报》撰文所指出的，"面对生死攸关的疫情，美国一些政客不是敬畏人民、尊重生命，而是想方设法谋取政治私利"，

"新冠病毒无关意识形态，疫情防控需要尊重科学。但纵观美国的抗疫过程，却是科学让位于政治、人命让位于私利"。因此，我们有理由相信，中国在抗疫斗争中再次熔铸的具有历史唯物主义科学性的"以民为本、生命至上"伟大精神，必将成为引领构建人类卫生健康共同体和人类命运共同体的伟大旗帜。中医人学，就是乘此"运"、乘此"气"而来的，它必将能够成为构建人类卫生健康共同体的科学锐器。

中医人学如若成功创建并得以发展，将再次证明，中医药是中华文明的瑰宝，有实力为构建人类卫生健康共同体和人类命运共同体贡献中国智慧。

（岑孝清）

第八章 "最美逆行者"是对医学人文精神的最佳诠释

在新冠肺炎疫情防控阻击战中，广大医务工作者挺身而出、驰援湖北，披甲逆行、舍身忘我，与时间赛跑、同病魔较量、和疫情决战，用精湛的医术践行"医者仁心"和"维护人民健康"的使命担当，展现了医务工作者一往无前的英雄气概和大爱无疆，彰显了中华民族"一方有难，八方支援"的优良传统和浓浓情义，是对医学人文精神的最佳诠释。

第一节 医学人文精神基本内涵的生动体现

人无精神则不立，国无精神则不强。本次疫情防控阻击战中医务工作者所展示出的精神气质是中华民族精神和新时代奋斗精神的缩影，是夺取抗疫斗争胜利的精神动力。医学人文精神在医疗过程中强调一切从人性、人格、人道出发，强调对患者的健康、生命、需求、权利。尊严及价值方面的关心、关怀和尊重，是人文思想、人文关怀、人文行为与医学相交融的文化形态。医学人文精神基本内涵的核心是尊重患者、尊重生命价值，保障其健康权、生命权；基本要求是以人为本，最大限度地保障患者的生命权；社会属性是医务工作者与患者建立和谐的医患关系，构架人类对生命的根本态度；民族意义是国家遭遇灾难时，医护人员勇于参与抗灾、全力救护生命，表现出高度的责任担当与民族大义。

一、医学人文精神贯穿于医学史与医学现实，是两者统一的生动体现

医学的产生与发展，是人类社会发展的必然结果，是在意识能动作用下，对自身或其他物种生老病死的研究，并采取保护与救治的手段。医学是一门科学，科学之匙，既可以开启天堂之门，也可以开启地狱之门，究竟开启哪扇门，有赖于人文精神的指导。"以患者为本"，是我国医学史上始终坚持的精神，是人文主导型医学，具有丰富的人文精神资源。它十分重视医疗实践的伦理价值，强调医疗活动以患者而不是以疾病为中心，在诊断治疗过程中贯穿尊重患者、关怀患者的思想，主张建立医患之间的合作关系，将"医乃仁术"作为医学的基本原则。

医学人文将医学技术与"人的生命价值"紧紧联系在一起，成为古今中外医学史上最

浓墨重彩的一笔。从希波克拉底到扁鹊，从达·芬奇到张仲景、李时珍，从南丁格尔、白求恩到林巧稚，从本庶佑到钟南山、屠呦呦等，众多古今中外的医学家专心钻研医学，埋头于医学实践，始终践行着高尚圣洁的医学人文精神。由此可见，从古至今，人对生命意义的高度重视，使医学成为生命中不可或缺的存在，而人对医学的依赖和依托，更加显现出医学人文精神对生命尊重的终极追求。医学人文精神是医务工作者的感性情感与职业理性知觉的统一，是医务工作者从业的现实规范与其对医学精神与医学价值追求的理性提升。

医学人文精神在我国抗疫中得到淋漓尽致的体现，深刻诠释着新时代医学人文的丰富内涵与时代价值。在抗疫中，一批又一批医护"逆行者"穿梭在随时可能被感染的恶劣环境中，以一个个单薄的个体凝聚成强大的抗疫合力，冒着生命危险去全力救护其他生命，他们坚强无畏、视死如归与病魔战斗，给患者抚慰与帮助，表现出高度的责任感，焕发出强大的社会感染力，用灵魂继续雕塑出新时代医学人文精神的文明形态。在抗疫过程中，同样涌现了一批批新时代医学人文精神楷模，如钟南山、李兰娟、张定宇、刘志明、李文亮、彭银华等，他们都是最美、最高贵医学人文精神的诠释者，以崇高的医学人文关爱照亮着患者的生命，闪烁着医学人文情怀与人性光辉。

医学人文精神是人类精神发展历史的重要组成部分，也是医学发展历史的丰硕成果。面对来势凶猛的疫情，全体医护人员众志成城，承袭历史医学人文精神，从医学人文的历史逻辑与现实的统一中，勾勒出具有跨时代意义的医学人文情怀的中国价值观，展现了英勇的气概与无畏的斗志。

二、医学人文精神是社会责任与职业道德相统一的生动体现

不可否认，在市场经济的影响下，功利主义色彩正在吞噬着医学人文的光芒，出现"只见病不见人，只懂病不懂人，只治病不治人"的现象，从某种意义上表露了社会对医学人文精神的呼唤。而医学人文精神的建立却不只是纯粹抽象的一种精神活动、精神境界，而是需要扎实的根基才会生根发芽，茁壮成长，其中就包括合乎规律的医疗运行机制、高效的医疗管理制度、卫生管理机构果断科学的决策判断、医药科学技术的发明创造、医护人员的精湛技术和丰富的医学知识、高尚敬业的职业道德等，这些都是医学人文精神产生、发展、完善的源头活水，概括来说就是各行各业都必须展现出高度的社会责任感与高尚的职业道德。

新冠病毒感染疫情发生以来，党和政府领导全国人民积极抗疫，全力捍卫人民的生命利益，派遣医疗队伍从各地驰援湖北武汉；企业与个人积极捐赠医疗救治物资；民间自发形成志愿队伍，参与志愿服务活动，表现出强烈的社会责任感，疫情加速将医学人文精神的内涵延伸至社会的各行各业，从这个意义上说，医学人文精神已经不再仅仅局限于医学

领域局部，而是众多行业都积极践行着体现崇高医学人文的行动，践行着"人类命运共同体"的理念。这种开放式人文精神毫无疑问会极大推动医学事业向前发展，促进了医学与人文精神的无缝对接，升华了个人的社会责任感与职业道德。但疫情也暴露出许多官僚僵化的、非人为的行为和做法，这是医疗体系运行机制存在的漏洞与不足，客观上也造成了人文精神的损害，给国家医疗卫生事业与人民生命健康带来了严重损失。各级各类党政部门、卫生健康部门、医疗体系机构主动承担责任，以高度的责任感与职业道德有所作为，敢于担当，敢于改革，不推诿责任，不敷衍塞责，解决医疗卫生行业存在的机制体制问题，为构建医学人文精神打好基础。

医护人员在面对残酷的疫情时，既要保护自身安全，又要全力救护患者；既要克服医疗物资不足，又要严密防范病毒感染；既要承受疫情不明朗的压力，又要给患者带去希望。他们的医学知识技术、体能心理、责任担当、职业操守，凝聚成一股强大的能量，展现了医学职业的社会担当与职业道德的独特魅力，是新时代医学人文精神的生动体现。由此可见，社会责任与职业道德的连接点是医学人文精神，鲜明体现了全社会共同防控救助与医疗卫生体系相统一的思维语境，这既是衡量一个社会精神文明进步的一个标尺，也彰显出医学人文精神独特的社会功能与职业价值。

三、医学人文精神是"真善美"在医学实践的生动体现

医学人文精神是人类对生命的根本态度，是促进医学发展的内在动力，它随着社会主义市场经济发展和精神文明建设有了新的发展，但无论怎么发展，都是"真善美"精神在医学领域的生动体现。

"真"强调的是医学人文的真精神，指真正具有扎实的专业知识和专业技能并能熟练地运用它，表现为客观理性的科学精神。如医护人员根据病患的具体病况，分析并采取科学有效的治疗方案。在抗疫中，张伯礼、钟南山、李兰娟等专家亲赴疫区掌握一手资料，依据客观情况因地制宜地进行救治，无数无名的医生、护士根据防护需要，一遍遍地研究、论证防护服穿脱，形成科学的规范，这都是医护人员真精神的具体表现，是医学人文真精神的宝贵财富。

"善"体现了医学人文精神的道德情操，也是医护人员职业道德的源泉。善是毫不利己专门利人的奉献精神，是极其坚定的人道主义理想、医学职业道德信念和医学理性精神，是坚持公益性和公共卫生性的精神，是德才兼备、彰显医学人文服务取向的精神。在疫情面前，医护人员完全忘掉自己生命的安危，医学善的本性无法压抑，义无反顾，视死如归。他们守护病患、理解病患、安慰病患，帮助他们树立战胜病魔的信心，以一己之力救人民于病苦之中。这是伟大的善举，是医学人文善的表现，展现了医学人文的道德根基。

"美"是医学人文精神高贵灵魂的光辉，折射出医学与医护人员至美的精神境界。他们用生命谱写自己的华丽人生，用生命全力救护同胞的生命，践行着医学对生命的尊重，履行着医护对生命的善意与帮助。疫情来势汹汹，时值岁末年初，医护人员毫不犹豫舍弃与家人新春团聚的机会，冒着严寒、顶着风雪来到了武汉，来到了湖北支援，在病房里，在患者的病榻前穿梭，防护物资紧缺，夜不能寐，三餐失律，大小便失常，穿着厚重闷气的防护服，不管眼睛红肿，不顾面颊受损与身体虚弱，只为守护好人民的生命。这都闪耀着医学人文美的品质。医学人文精神，是广大医务工作者在无数工作实践和医学"真善美"践行中充分体现出来的。

在这次疫情防控斗争中，广大医务工作者和公共卫生人员是抗疫的先锋队，是救治患者和疫情防控的主力军，涌现出大批仁人志士和许多感人事迹。 这一切不但体现了医者在疫情中的人文自觉，彰显了医学人文精神和人文情怀，而且体现了中国对构建人类卫生健康共同体的责任和担当，更体现了中华民族生生不息的强大生命力和代代相传的优秀文化。

（李　琳　韦兆钧）

第二节　医学人文精神重要意义的最好诠释

面对疫情，普通大众趋利避害，宅在家里，减少社交活动，是合情合理的选择。在武汉交通管制人心惶惶之时，在祖国和人民需要之时，广大医务工作者以大无畏的英雄气魄，闻令而动、舍生忘死、敢打硬仗，成为"最美逆行者"。他们用血肉之躯筑起生命防线，用汗水和生命生动诠释了现代医学人文精神的重要意义，展现了医学人文精神的内涵，这对于医学教育，尤其是医学人文教育提供了理论启示和价值引领。

一、"最美逆行者"深化了新时代"医者仁心"的价值意义

我国自古就有"医乃仁术"之说，把医生看作"仁爱之士"，并把"夫医者，非仁爱之士，不可托也"作为职业训诫。西方著名医者希波克拉底也提出一句名言："我之唯一目的，为患者谋幸福。"作为医务工作者，要对病患怀有仁爱之心，要把救死扶伤作为自己的为医之本，要时刻明确自身的工作性质和角色定位。面对疫情，全国各地医护人员奋不顾身，放弃阖家欢乐，主动请战到武汉拯救同胞，全力投入抗疫一线，站到离病毒最近的一线以挽救生命，在无私奉献中践行初心使命，将个人价值与祖国需要紧密相连，为人民生命安全和身体健康筑牢坚固屏障，生动诠释了医学所承载的人文精神，进一步丰富、深化、拓展了新时代"医者仁心"的价值意义。在新冠病毒感染疫情前期，感染者日益增多，特别是在武汉，医疗救治条件不足，人群中混杂着确诊、重症、轻症和疑似者，奔波就医、找

不到床位、无法及时医治的焦虑和无奈，以及被这场灾难祸及的每一个个体和家庭，都需要持续给予更多的医学人文关怀，需要医护人员保持旺盛精力和强大战斗力，持续投入战疫中。医护人员奋战在抗疫救治第一线，冒着生命危险与死神抗争，极力挽救生命。但医护人员人手较紧张，无法实现换岗休整，只能高强度、超负荷地坚守职责。此外，初期医疗防护用品短缺和告急，难以保障医护人员防护到位，累计千余名医护人员感染并有多人牺牲。习近平总书记对逆行而上、冲锋陷阵的全国医务工作者这样评价道："广大医务工作者义无反顾、日夜奋战，展现了救死扶伤、医者仁心的崇高精神。"习近平总书记在给北京大学首钢医院实习的 17 位西藏大学医学院学生回信中指出，在疫情防控斗争中，医务工作者用行动诠释了白衣天使救死扶伤的崇高精神，特别强调了医生是人民健康的守护者，亲切勉励同学们以抗疫天使为榜样，努力做党和人民信赖的好医生，殷切希望同学们珍惜学习时光，练就过硬本领，毕业后到人民最需要的地方去，以仁心仁术造福人民，特别是基层群众。这是党中央对我国医学教育、卫生健康事业的高度重视，对医务工作者的亲切关怀，对医学生报效国家服务人民的殷切希望，为医学人文教育指明了方向、提供了遵循。医学教育要弘扬"敬佑生命、大医精诚"的救死扶伤精神，引导学生将预防疾病、解除病痛、维护群众健康作为使命职责。

二、"最美逆行者"弘扬了新时代医学创新的科学精神

医学首先是一门自然科学，需要医务人员具有极强的科学创新精神和专业素养。医务人员要以患者为中心，帮助患者解除痛苦和烦恼，这需要以扎实的专业能力为支撑。没有优秀的医疗技术和治疗能力，一切都是空谈。医务人员要提高自身业务素质，培养自身不断学习的能力，不断进行科学创新，不断掌握新的诊疗理论，关注行业新进展和实践各种新技术。也许医务人员的一个小小的科学创新就可能成为投向患者的救命稻草，任何一个小小的探索都有可能为治疗带来神奇的进展。当今世界科技日新月异，医疗行业高速发展，医务人员如果不及时汲取新知识和新技能，就很可能落后于行业要求，甚至被行业所淘汰。同样，疫情防控离不开科技支撑，拯救生命更离不开科学精准施治。

习近平总书记提出抗疫要"科学防治、精准施策"，科学防治是疫情防控的重要工作。面对人类未知的新冠病毒，各地医疗人员实施科研应急攻关，加快推进药物、疫苗、新型检测试剂等研发和应用。适应疫情防控一线的紧迫需求，坚持产学研用相结合，聚焦临床救治和药物、疫苗研发、检测技术和产品、病毒病原学和流行病学、动物模型构建五大主攻方向，根据各自优势开展疫情防控科技攻关，加速推进科技研发和应用，按照灭活疫苗、重组蛋白疫苗、减毒流感病毒载体疫苗、腺病毒载体疫苗、核酸疫苗等 5 条技术路线开展疫苗研发。各地医疗科研团队也开展了科学溯源研究，坚持科研攻关和临床救治、防控实

践相结合。识别分离病毒并与 WHO 共享病毒基因组。第一时间研发出核酸检测试剂盒，推出一批灵敏度高、操作便捷的检测设备和试剂，检测试剂研发布局涵盖核酸检测、基因测序、免疫法检测等多个技术路径，坚持"老药新用"基本思路，积极筛选有效治疗药物，探索新的治疗手段，在严谨的体外研究和机制研究基础上，不断更新调整了八版诊疗方案、疫苗和药物的研制等，不断总结救治经验，推动中西药物等 10 种药物或治疗手段进入诊疗方案，形成多项指导意见或专家共识。开展试验性临床治疗，从湖北将 CT 影像纳入诊断标准到中西医结合攻坚克难，加快推广应用临床验证有效的诊疗方法和药物。强化实验室生物安全监管，加强新冠病毒临床检测血液样本和实验室检测生物样本管理。充分利用大数据、人工智能等新技术，进行疫情趋势研判，开展流行病学调查，努力找到每一个感染者，穷尽式地追踪密切接触者并进行隔离。建立数据库，依法开展疫情防控风险数据服务，对不同风险人群进行精准识别，预判不同地区疫情风险，为促进人员有序流动和复工复产提供服务。通过 5G 视频实时对话平台，偏远山区的流行病学调查团队可以与几千公里之外的高级别专家实时互动交流。疫情防控的方方面面都体现着创新精神、贯穿着科学原则。科学创新精神是穿透疫情阴霾的阳光，科学防控是遏制病毒的铁盾，科学救治是战胜病毒的利剑。赢得这次大考后，我们要把镌刻在战疫中的科学创新精神作为医学人文教育的精神内涵，让今天的医学生、未来的医学工作者从钟南山、李兰娟、陈薇等院士以及许多报效祖国、造福人类的医学科学家身上，感受坚持追寻真理、坚持科学创新的科学精神，感受科学家刚毅坚卓、知识报国的责任担当。

三、"最美逆行者"诠释了新时代精诚合作的团队精神

医务人员的目标是一致的，即救死扶伤、治病救人。患者的利益就是医务人员的利益，这要求医务人员之间必须相互信任、相互尊重、相互理解、相互帮助，发扬集体主义和团队合作精神。大的医学课题单凭一己之力难以完成，需要团队之间的合作和帮助。各个医疗团队之间相互合作能够取长补短，更高效地利用资源，更好地解决医学问题。各个医疗机构要想突破发展瓶颈，提高资源利用率，也需要不断探索"院院合作"方式。即使平时的工作也难免需要调用同行人员和医疗资源。患者的转介、医疗设施的借用、医务人员的相互流通和交流都是必不可少的合作方式。对于医务人员来说，患者就是一切，一切为了患者，患者面前无小事，疾病面前无你我，团结一切力量，治愈患者，让患者恢复健康就是最大的事情。只有拧成一股绳帮助患者渡过难关才是最重要的。

随着科技和医疗事业的飞速发展，行业内分工越来越细，每个人所从事的领域也开始出现分化。这意味着在现代医疗活动中，没有人能够不依赖别人而独立完成所有的从化验、诊断到实施治疗和康复的整个过程。医务人员必须和同事精诚合作、相互配合才能更好地

治疗疾病，更好地服务患者。医务人员的集体主义和团队合作精神不再是关系个人的事情，而是关系到整个医疗机构甚至整个行业的要求。在新冠病毒肆虐之时，武汉和湖北的医生告急、病床告急、医疗物资告急、口罩脱销、消毒液紧缺，在党中央和各级党委政府努力下，全国各地迅速启动危机处理和社会动员机制，从领导体制、医疗救治、科技攻关到群防群治、物资保障等各方面，全面整合，有效运转。WHO 表示，中国展现了惊人的集体行动力与合作精神。"封一座城，护一国人"，武汉这座英雄的城市和人民所展现的责任与担当，是对全国人民生命健康和集体利益的保护。

一方有难、八方支援，全国人民与武汉心手相连。疫情让我们见证了集体的强大力量，感受到了集体主义的强大组织力及集中力量办大事的价值追求。全国各地各医院的白衣天使们为了保一方人民的安康，没日没夜地忙碌着，他们发扬团队合作精神，积极展开多个学科、多个专业、多个环节、多种方法的配合协作，努力为患者提供全面、周到、满意的医疗服务。除奔向武汉的"逆行者"外，我们身边也有一群守护大家的"逆行者"。我们在家过年时，这群人却在医院默默坚守着，时刻准备着。一旦有人就诊，他们就迅速投入到检查和治疗中去；或是接到通知，他们又要赶紧下乡进村严格排查，尽心宣传。赢得这次大考后，我们应该将镌刻在战疫中的集体主义和团队合作精神，作为医学人文教育的精神内涵，用于培养医学生专业能力、大局意识、整体观念。

四、"最美逆行者"践行了新时代人民至上的核心价值

以患者为本，一切从患者出发，应该是医务人员的核心价值观并体现在医疗实践活动中。患者是带着病痛来到医院的，他们初到一个完全陌生的环境，心情焦急又不安，特别需要医护人员的热情关怀，医护人员应当体谅患者，耐心对待患者，帮助其减轻痛苦和解除病患。医生治病首先面对的是人，治病是治人，不能把病当成主体，把人当作附属，只管治病而忽视人的感受。医生只有以拯救苍生为己任，将患者生命放在第一位，才能得到患者的信赖，从而实现身为医者的职业理想与个人价值。术乃医之本，现代医学的目标是让每个患者活得更有尊严。面对新冠病毒感染疫情，各地医务人员迅速响应"疫情就是命令，防控就是责任"的号召，不惜一切代价抢救生命。疫情初期，病毒感染者急剧增多，各地医院把提高治愈率、降低病死率作为首要任务，快速充实医疗救治力量，把优质资源集中到救治一线，采取积极、科学、灵活的救治策略，慎终如始、全力以赴救治每一位患者，从婴儿至老人，不计代价抢救每一位患者的生命。为了抢救病患，医务人员冒着被感染的风险采集病毒样本，没有人畏难退缩。为满足重症患者的救治需要，想尽一切办法筹措 ECMO 设备，能买尽买，能调尽调。全力收治重症病例，尽力提高治愈率。对伴有基础性疾病的老年患者，一人一案、精准施策，只要有一丝希望绝不轻易放弃，只要有抢救需要，人员、

药品、设备、经费全力保障。他们深刻诠释了崇高纯粹的医德，也用精湛的医术筑起了护佑生命的长城。在抗疫中，医护人员给予患者的陪伴、抚慰与关爱等行为很好地培育与提升了临床医学人文胜任力，需要把它引入未来的临床教学之中。与此同时，我们也要强化医患之间"关怀与感恩"的互动机制，既要鼓励医生给予患者更多的关怀，又要培育全社会对医护人员的感恩之心，建立医患之间的良性关系，携手与共、攻克顽疾。

同时，在医院里应该营造尊重生命、拒绝冷漠的氛围，多开展形式多样、内容丰富的关于尊重生命、拒绝冷漠的宣传活动。照顾患者既是知识、技能、体验，也是素养、情怀、境界。医学教育只有与人文社会科学紧密结合，并接受其社会价值导向，才能培养出关注现实、关爱生命、关怀民生、奉献社会的医学生和医疗工作者。应该从学生抓起，除了上好专业课外，还应该开设一些关于尊重生命的课程，使他们认识到医务人员的工作关系到患者的生命安危、关系到千家万户的悲欢离合，使未来的医务工作者在工作中不放弃任何一个生命，不放弃任何一丝对生命和健康的希望。为了解除患者的痛苦，挽救患者的生命，要有一种勇往直前、不辞劳苦的精神。对待病情危重的患者，哪怕只有百分之一的希望，也要做百分之百的努力去抢救。

构建现代社会和谐的医患关系不仅是医疗卫生系统的工作，它更需要全社会的共同努力。每个人都应该从更广阔的视角审视医学，提高全民重视医疗健康的认识，构建和谐、安全、友爱、相互尊重的高品质互信生态，携手共抗疾病、共守健康。当今医学界涌现出的英雄壮举是一笔精神财富，也是医学人文教育的宝贵教材。教育部提出新医科培养方针，就是要推动医学生以实际问题为导向，有使命感地学习，在知识教育中融入情感教育，在培育智商中发展情商。应对新冠病毒感染疫情，一个鲜明的特征是科学技术与医学人文精神齐行并进。疫苗的加速研发，抗病毒药物的筛选，生命支持系统设备的快速调运，雷神山医院、火神山医院、方舱医院的快速建设，都大大增强了医务工作者的战斗力。但是，我们也要看到，疫情给社会带来了恐慌与焦虑，这就需要医护人员给予患者更多的关怀，用科学辩证的态度帮助人们克服恐惧。

（郭彩星）

第三节　医学素养的厚积薄发是勇敢逆行的动力基础

面对充满未知和风险的疫情，一批批白衣战士选择逆行，主动请缨奔赴抗疫前线。这不仅仅是为了响应和执行党中央关于"疫情就是命令，防控就是责任"的决策部署，更是源自医护人员良好医学素养的内在驱动力。基于医学知识和临床技能的长期积累与升华，广大医务人员厚积薄发，勇敢逆行，取得了让国人乃至世人称道的抗疫辉煌战绩。

一、医学素养的基本概念

医学，从学科性质上属于生物学的应用学科，它是通过科学或技术的手段处理生命的各种疾病或病变，从预防到治疗以促进病患恢复健康的一种专业。我国的医学生誓言赋予医学工作者神圣的职责和使命："健康所系，性命相托。当我步入神圣医学学府的时刻，谨庄严宣誓：我志愿献身医学，热爱祖国，忠于人民，恪守医德，尊师守纪，刻苦钻研，孜孜不倦，精益求精，全面发展。我决心竭尽全力除人类之病痛，助健康之完美，维护医术的圣洁和荣誉，救死扶伤，不辞艰辛，执着追求，为祖国医药卫生事业的发展和人类身心健康奋斗终生。"

医学素养，是指医务人员践行医学职责与使命的态度和能力素质。它包括医务人员对医学的正确理解和对生命的敬畏，以及将医学知识和医学技术转化为呵护人民生命与健康的具体能力和行为规范，从而实现预防、治疗生理疾病和提高人体生理机体健康的医学目的的过程。

二、医学素养的厚积薄发是医护人员勇敢逆行的动力基础

疾病治疗和疫情控制从来都离不开医务人员良好的医学素养，而医学素养的养成来自不断地学习和临床实践的长期积累。从踏进医学殿堂的那一天起，在医学生誓言的鞭策和指引下，经过系统的医学教育和临床实习，医学生在掌握系统医学知识之后，逐步实现了向医务人员角色的转变。在之后的临床实践过程中，医务人员的医学知识和临床经验逐渐得到升华，并内化为"救死扶伤，保障人类健康"的内在修养和具体能力。在新冠病毒感染疫情防控中，广大白衣战士勇敢逆行的动力基础就是源自他们对医学职责、使命的正确理解和对生命的敬畏，以及他们掌握的扎实的医学知识和丰富的临床经验。

（一）医学初心、使命和责任促使医护人员闻令而动，勇敢逆行

医学是"健康所系，性命相托"的事业，从历史进程看，防疫与治疫从来都离不开医护人员。面对各种瘟疫，一批批仁心医者毫不退缩，不避艰险，在实践中反复研究治疗方法，总结经验，挽救了无数生命，为防疫抗疫做出了巨大贡献。面对2020年来势汹汹的疫情，医务工作者再次以实际行动践行医学誓言，用坚守和奉献诠释医者的使命与担当。

2020年1月23日，武汉因疫情肆虐而实行交通管制，全市公交、地铁、轮渡、长途客运暂停运营，机场、火车站离汉通道暂时关闭，英雄的城市，瞬间被灰色涂抹，被悲伤笼罩。从那一天起，武汉牵动着每一个人的心。面对死亡的威胁，党中央强调"生命重于泰山，疫情就是命令，防控就是责任"，并做出要全面动员，必须打赢疫情防控阻击战的决策部署。

"使命必达,在所不辞",面对党中央关于防疫战疫的战略部署,广大医护人员不忘医学誓言,坚守医者初心使命,闻令而动,义无反顾地冲向最危险的主战场,从而上演了抗疫战场上"最美逆行者"令人肃然起敬的感人画面:除夕夜,上海华山医院、广州南方医院、空军军医大学、陆军军医大学等单位派出的医疗队火速出发,4天内,29个省市的52支医疗队、6 097人奔赴武汉。至3月8日,346支医疗队、4.26万多名白衣战士驰援武汉。武汉金银潭医院院长张定宇身患渐冻症,妻子感染新冠病毒,却依然以顽强意志奋战在最危险的抗疫一线;上海华山医院驰援武汉医疗队集结出发前,高声背诵医者誓言;北京大学医疗队一位医生穿好防护服后对同事说道,不用写我名字,就写"不怕",我是谁不重要,希望患者们看到了能不再害怕;一位医生感染新冠病毒后在隔离期间仍心系疫情,坚持阅片,讨论病例,指导会诊;作为曾经抗击SARS的一线团队,南方医疗队所有队员写下"不计报酬,无论生死"的请战书!

73岁的李兰娟院士58天坚守武汉一线;84岁的钟南山院士自信地说"谁都别去武汉,但是我可以";武汉儿童医院86岁老专家宗祈临危受命,坐着轮椅出诊。有人问宗医生,年纪这么大,身体会不会吃不消。宗祈医生回答:"你说一辈子我为了啥,不就是为了这几个病人吗?"江苏省人民医院92岁高龄的医生敖忠芳,面对疫情,她含着泪说道:"医学的战士,死在战场上是死得其所。"

北京大学人民医院创伤救治中心主治医师刘中砥的父亲生前也是一名医生,SARS疫情暴发那年,父亲作为科室带头人,冲在第一线。得知这次要派医疗队驰援武汉,刘中砥毫不犹豫地报了名,他说:"从未像现在这样,感觉离父亲如此近,也从未如此强烈地感受到身为一名白衣战士的自豪感。我想接棒父亲,用青春完成他治病救人的凤愿。"

这些画面,无不彰显广大医护人员的责任与担当。他们临危之际挺身而出,勇敢逆行,奋力投身救治一线,并且不顾长时间高强度工作的疲惫不堪、脸上被口罩勒出的醒目血痕、手指被汗水浸泡得发白发皱,用行动践行一名医者救死扶伤的天职,用自己的专业知识、医疗技能和职业素养,筑就了保护人民群众生命安全和身体健康的重要屏障,将人性的真、善、美化作爱心、耐心和责任心送给患者。在疫情防控第一线,广大医护人员始终初心如磐,同时间赛跑,与病魔较量,顽强拼搏,日夜奋战,为拯救生命忘我工作,体现了医者仁心,更彰显了敬佑生命、救死扶伤、甘于奉献、大爱无疆的良好医学道德素养。

（二）扎实的医学知识和临床技能为医护人员提供逆行的勇气和信心

系统而全面的医学理论知识、完善的知识结构和精湛的医学专业技能是做好医疗工作的基本条件。在抗疫一线,医护人员要长时间穿着厚厚的防护服、与新冠病毒感染患者近距离接触、对呼吸衰竭患者进行救治和会诊等,这更是需要医护人员具有非常娴熟的专业知识和临床技术。

"国有难，召必回，战必胜"。这不仅是广大逆行医护人员的承诺与担当，更透露出他们对这场疫情防控阻击战必胜的决心和信念。无论是具有抗疫经验的"老战士"，还是第一次面对烈性传染病毒的年轻人，在穿越生死的那道门前，没有一个人选择退缩，他们用自己的生命坚定地守护患者的生命与健康。他们的这份自信和勇气恰恰来自长期积累的医学知识和临床经验。

1. 系统医学理论及其相关学科知识的积累坚定了"最美逆行者"的信心

人的生命只有一次，医务人员从事的医学事业不允许有毫厘之失，而这一目标的实现必须首先依赖于医护人员的自信。信心是医护人员对自己能力的肯定，更是医者获得患者信任的前提。然而，信心从来都不是凭空树立起来的，只有日常的不断学习和积累，方能在医疗实践中厚积薄发。面对医学这一神圣的事业，医护人员只有"博学之，审问之，慎思之，明辨之，笃行之"，使每一天学有所得、学有所长、学有所进、学有所成，才能对每一条医学理论愈加熟悉；只有对一证一候、一病一情认真分析、斟酌和揣摩，才可能对每一个病因病机了如指掌。

"救死扶伤，治病救人"是医生的职责和使命，但人的健康与疾病不是仅靠医学这门自然科学就能认识和解决的，医生除需要具有扎实的专业知识和精湛的技能外，还应该具有广博丰富的社会科学和人文知识。因此，我国的医学院校和医疗机构越来越重视医学职业素养的培养，除让医学生学好专业知识与技能外，还开设心理学、伦理学、社会学、法律及民族和宗教等相关课程，使他们具备较好的自然、社会和人文基础知识，从而提高医学实践过程中的沟通协调与协作能力。这是广大医护人员勇敢逆行的信心和动力来源。

2. 丰富而过硬的临床经验和技能增强了医护人员勇敢逆行的底气

4.26万多名医护人员驰援湖北，是中华人民共和国建立以来规模最大的一次医疗支援行动，全国各省派出的医疗队伍都是经过慎重挑选，他们不仅专业覆盖全面，而且专业水平高，临床经验丰富，部分白衣战士还有过参加抗疫的宝贵经历。这些成为他们勇敢逆行和战疫必胜的充足底气。

面对传染性强、传播速度快的新冠病毒感染，各省对援鄂医疗队的医务人员做了慎重的选派。前线救治困难超乎想象，重症患者的救治属于综合治疗，对其诊治方案的确定、每日查房观察病情变化、开立医嘱、组织危重病例讨论等，每一项重大措施都考验着医生的综合能力和以往医疗知识的储备，而且涉及诸多器械操作，没有重症救治经验寸步难行；咽拭子核酸采集属于气溶胶操作，医护人员距离患者最近时不到 15 cm，感染风险极高，要确保高质量地取样，需要良好的心理素质和娴熟的专业技能；此外，在防护状态下工作，对医务人员的体力、意志力都是考验。因此，在援鄂医疗队员的配备上，各地都选派了相当专业的医学素养较高的医务人员。

首先，医务人员覆盖的专业全、水平高。主要有与新冠病毒感染救治相关的重症、呼吸、感染、麻醉、心内科、肾内科、影像、精神等专业类别，如广东援鄂医疗队队员有近一半来自重症医学科、呼吸与危重症医学科，还有来自内科、急诊科、感染科、心血管科、神经科、精神心理科和皮肤科等，并且选派的医务人员中大多医疗机构的业务骨干，具有丰富的呼吸科、重症救治等临床经验；在火神山医院，由李琦、毛青等七人组成的党员专家突击队，他们均是全军呼吸、重症、感染方面的权威；北大医疗集团46人的医疗队中，重症、呼吸专业方向医护成为主力，队员中有医院呼吸科、急诊科、ICU 的行政主任和主任医师；广东援鄂医疗队队员来自全省21个地级及以上市的280家单位，参与援鄂的医院有234家，包括约100家三甲医院、25家高水平医院。高水平的专业素养使各医疗队出色完成了支援湖北抗疫的任务。

其次，护理人员的护理工作专业、全能。在抗疫前线，尤其是在重症和危重患者的救治过程中，护士不仅是主力军，而且承担着患者的基础护理、专科护理、心理护理和生活护理等繁杂的护理工作。虽然援鄂医务人员来自不同医院，有些工作习惯不太相同，但她们业务素质都很强，并且为患者提供了非常专业而高效的护理服务。如北京大学第一医院共派出3批援鄂医疗队共135人，其中102人是护士。护理人员的专业性主要体现在病房收治的患者不论住院时间长短，没有一例患者出现褥疮等并发症。而"全能"则表现为护理技能的全面和"多学科护士合作"上，即呼吸、心脏、神经系统的护士能够在工作中发挥他们自己的所长和专业优势，取长补短，护理好每位患者。

最后，一些逆行的白衣战士还有过抗疫或救灾的宝贵经历。如山东省第九批援助湖北医疗队队员、济南市中医医院肺病科的医生谭镇岳曾经参加过 SARS、甲流、手足口等疫情防控任务；北京世纪坛医院医疗队领队丁新民作为一名从事呼吸道疾病防治工作近30年的主任医师，多次参加国内外应急救援以及地震、海啸等救援工作。如此波澜不惊的资深医生参加援鄂医疗队为数不少。如上海胸科医院的护士长冯亮所说："我们是有信心的，特别是经历了非典等各种疾病，始终心怀一个信念，科学的防控和治疗能战胜一切病魔，我也相信春天终将到来。"

（三）诊疗方案个性化和施救中的灵活应对，彰显医务人员的创新素养

新冠病毒感染诊疗和施救中的创新，是体现勇敢逆行的白衣战士良好医学素养的又一道风景。医学这门关于人的健康与疾病的古老科学，是在不断发现问题和解决问题的过程中发展起来的，但医学发展至今，仍有许多关于生命与疾病的奥秘尚待揭晓，这就要求医

生富有创新精神和能力，在学习和临床实践过程中勇于发现和提出问题，并能够创造性地解决问题。

在这场与病魔的生死较量中，逆行中的医务人员始终坚持医学科学精神，面对疫情加快蔓延的严重形势，不盲从、不附和，不武断、不蛮横，严谨求实、虚怀若谷、专心致志，坚持诊疗方案的个性化制定。例如，各省中医药系统建立中医药应对机制，组建中医药专家队伍，开出中药预防处方，积极探索中西医结合救治办法。对不同类型的患者使用不同的治疗方案，对危重症患者特别是 60 岁以上有冠心病、高血压、糖尿病等并发症的患者，进行辨证施治。

又如，北京市援鄂医疗队坚持科学防治的原则，围绕国家卫生健康委员会发布的诊疗方案，不断总结成功经验，坚持中西医并重，注重疑难病例和死亡病例讨论，合理应用新药，开展俯卧位通气、床旁重症超声、肺功能康复训练等技术，推进高流量吸氧、无创呼吸机、有创呼吸机等治疗手段，使更多的重型及危重型患者转危为安；为了提高救治率，降低病死率，北京医疗队以"首善标准"的严格要求，发扬北京精神和坚守医务人员职业素养，形成了独特的战疫文化，建立了医疗质量管理的北京模式，提出了院感防控的北京方案，总结了轻症、重症患者救治的北京经验；他们还充分发挥北京专家资源优势，建立起武汉—北京 5G 远程会诊沟通机制，充分利用信息化手段，建立住院患者健康教育微信群，为患者提供线上咨询服务，方便患者查阅健康教育及康复锻炼等信息，最大限度利用专家资源救治患者。

2020 年 2 月 3 日全面接管武汉红十字会医院住院部的四川援鄂医疗队，开展院感防控、医疗救治流程的优化，探索出了一套科学高效的联合救治工作模式，优化后的联合救治模式，有效减轻了本院医务人员的工作压力，提高了患者的诊治效率，有效避免了责任不明确、分工不清晰可能带来的各种问题。

（四）岗前培训和安全防护增强了逆行医务人员安全施救的底气

赴鄂援助工作任务异常艰巨，它要求医疗队员在加强医疗救治和疫情防控，提高患者的救治率、治愈率，减少病死率、感染率的同时，还必须做好自我防护，精准施策，精准操作，科学救治，确保自身零感染。为此，各地医疗机构开展了疫情防控知识和防护用品操作及医疗操作规程的岗前培训：一方面，强化学习新冠病毒感染最新知识和防护救治最新要求，以做到规范、科学处置每个流程、每个环节，不断提高医疗技术能力；另一方面，围绕医护人员分级防护要求、出入病区管理、手部卫生等方面，向援鄂医疗队员普及防护知识，现场讲解演示防护用品规范穿脱流程，并要求医疗队员参与三级防护服的穿脱模拟，确保人人过关，做到万无一失。经过培训，医护人员的理论知识和实践操作能力得到了进一步强化，从而为圆满完成驰援任务提供了安全保障。

长期的积累和不断修炼养成的良好医学素养，不仅成为抗疫中医务人员勇敢逆行的初始动力，而且在抗疫一线奋战的 70 多天时间里得到了释放和体现。他们用自己的专业和无畏完美诠释了"健康所系，性命相托"的医学职责和使命，让武汉最终迎来了春天，让所有中国人看到了希望。2020 年 3 月 18 日，武汉新增确诊、新增疑似病例首次出现"双零"，这一天是实行交通管制后的第 58 天，武汉开始褪去灰色。4 月 8 日，武汉在实行交通管制 76 个日夜后正式解封。医务人员用生命为我们换来了岁月静好、春暖花开。

（林艳芝）

第四节　生命至上的职业精神是勇敢逆行的强大动力

在新冠病毒感染疫情防控中，中国政府始终坚持"人民至上、生命至上"的原则，把人民生命安全和身体健康放在第一位。广大医务工作者按照这一原则，白衣执甲，勇敢逆行，坚决打赢疫情防控的人民战争、总体战、阻击战。

一、职业精神的内涵与要素

职业精神是与人们的职业活动紧密联系，具有职业特征的精神与操守，从事某种职业该有的精神、能力和自觉。职业精神指职业者从事某一职业的价值追求、职业责任、职业品质。在社会主义制度下的职业精神的内涵由职业理想、职业态度、职业责任、职业技能、职业纪律、职业良心、职业作风等要素构成。

2016 年习近平总书记在全国卫生与健康大会上提出了"敬佑生命、救死扶伤、甘于奉献、大爱无疆"的新时代医疗卫生职业精神，精准反映了医务工作者生命至上的历史使命和责任担当，是医疗工作者的工作责任心、社会使命感及共同的价值追求。《国务院办公厅关于建立现代医院管理制度的指导意见》（国办发〔2017〕67 号）第二部分第十二条"加强医院文化建设"中要求树立正确的办院理念，弘扬"敬佑生命、救死扶伤、甘于奉献、大爱无疆"的职业精神，这是新时期国家对于医务工作者职业精神的法定表述。本文所要说的职业精神是指在疫情影响下，在抗疫前线的医务工作者所表现出来的职业精神，以关爱生命、关爱健康、敬佑生命、救死扶伤、甘于奉献、大爱无疆为核心的职业精神。

二、生命至上的职业精神是勇敢逆行的强大动力

生命至上的职业精神有助于强化医务人员的责任担当，激励其勇敢逆行。生命至上的职业精神对医务人员的工作行为和工作态度发挥着非常重要的作用，强化了医务人员"以

人为本"的责任意识及使命担当，使其在工作当中积极进取、甘于奉献、勇敢逆行；正如医务人员在抗疫当中意味着牺牲和奉献，意味着责任和担当，意味着寂寞和坚守。在新冠病毒感染疫情面前，我国的医务工作者牢记"生命至上"的职业担当，勇敢地逆行而上。在抗疫面前，医生用最精湛的医术救治患者及生命至上的职业精神感动患者，护士用最有温度的服务态度温暖患者的心灵及生命至上的专业护理感化患者，让患者感受来自医务人员温暖的人文精神关怀，这也是患者早日康复的精神支持。医护人员每天的岗位坚守，换来患者的安心，社会的舒心。因此，生命至上的职业精神是医务工作者职业价值的更高升华，是激励他们勇敢逆行的强大动力，也是患者早日康复的精神激励。

生命至上的职业精神，有助于实现医护人员的人生价值，激励其勇敢逆行。生命至上的职业精神不仅是医务人员治病救人及"生命至上"的价值追求，更是自我社会价值的实现及个人自我价值的创造。面对新冠病毒感染疫情，医务人员勇敢地逆行而上，以"舍我其谁"的责任担当精神，毅然前往武汉抗疫；在最危险的抗疫前线、在武汉人民最需要帮助的时刻，听从党和人民的召唤，奋力抗疫。医务人员人生价值的实现包含了社会价值和自我价值。社会价值的实现，必须要敬佑生命。医护人员的首要任务就是医治患者，维护其身心健康；医务人员的根本目的是促进人类社会从个体到群体的身心健康。基于此，敬佑生命、生命至上不仅是医务人员的职业责任，更是一种社会价值实现。在救治患者的过程中，医护人员不仅给患者带来了希望和健康，更深层的是带来社会的稳定，维护社会的稳定发展，这就是社会价值的实现。在自我价值的创造方面，就是在抗疫过程中表现出的甘于奉献、大爱无疆的精神。人具有社会性，我们在实现社会价值的同时也会得到自我的提升。正如在抗疫过程中，医护人员在"没有硝烟的战争中"勇敢坚守，忘我工作，无私奉献，在照顾好患者的同时带领患者做瑜伽来强身健体，增强免疫力，得到社会认可、患者认可，进而感到幸福、快乐；患者对医务人员的依赖及信任也会提升医护人员自我的成就感及荣誉感，这就是自我价值的实现。以大爱成就大医、生命至上的职业精神是医护人员的社会价值和自我价值的辩证统一，社会价值的实现是自我价值实现的前提条件。

生命至上的职业精神，有助于医务人员勇敢地逆流而上，英勇抗疫。这些奋战在抗疫前线的工作者难道不怕被感染吗？难道不想在春节假期和家人团聚吗？有一位在前线的医生说："就算是害怕，我也必须冲在第一线，给患者活下去的希望。"也有护士在上前线时说："这是我们医护人员的职业责任，生命至上，就算知道此去会有被感染的危险，我也必须冲在第一线。"还有一位护士在抗疫前线说："只要穿上白大褂就不怕了。"这些奋战在一线的白衣天使，他们比我们更懂得病毒的危险，但是他们秉持生命至上的职业精神，不顾自我安危，慷慨赴任，不畏惧、不退缩，用信念和责任维护人民的生命健康，用坚持和勇气为患者撑起生命的保护伞。他们在密封的防护服下工作8小时甚至更长时间，担心上厕所需要更换防护服，强忍着不喝水不吃东西；在不透气的防护服里任由汗水流淌也没有怠慢工作；面部防护罩把整个脸都勒得变形，脱下面罩依然笑对人生。这些医护人员和我们一样是有血有肉的普通人，但坚持生命至上的职业精神正是他们"最美逆行者"的强大动力，以"我将无我，不负人民"的精神，怀着对生命的敬畏之心，把救治人的生命看作最崇高的职业责任、最神圣的职业使命，把患者利益放于首位；正是生命至上的职业精神激励他们勇敢地和病毒作斗争，无私奉献，成为他们奉行的共同价值追求和基本行为准则。

生命至上的职业精神是医务人员的方向引领，具有强大的凝聚力、感召力，同时是逆行的强大动力，更是推动"健康中国"建设的强大动力。生命所系，性命相托，这是患者对医务人员最大的信任。医务人员要做到"以人为本"，就要以生命至上的职业精神作为本职工作的方向引领，在治病救人的过程中，既看到病更要看到人，把救治生命、关爱生命放在第一位。以人为本的生命理念，不仅是医务人员的责任和使命，更是医者治病救人职业价值的升华。生命至上的职业精神是医务人员的指路明灯，让医生们面对疫情的时候，能够舍己为人，甘于奉献，再苦再累也坚守在抗疫一线，直到完成任务；同时，生命至上的职业精神作为方向标，让医务人员在医疗卫生战线上能够自觉遵守医德原则和规范，在平凡而又光荣的岗位上兢兢业业地履行白衣天使的职责，以高尚的医德医风、精湛的医疗技术战斗在救死扶伤的第一线，为保障人民的身体健康做出重要的贡献，从而让医疗事业更有效地服务于社会，促进"健康中国"的建设。

生命至上的职业精神具有强大的感召力及凝聚力，表现在医务人员在抗疫的道路上能够坚守与秉持救死扶伤的人道主义精神，热爱医护工作的奉献精神，对患者认真负责的敬业精神，对医术精益求精的探索精神，不畏艰难、勇于攀登的创新精神，对患者全方位关怀的人文精神，诚信服务、维护患者利益的诚信精神，互相协作、共同提高的团队精神。正如抗疫前线的医生认真负责地为每一个患者医治，护士细心、耐心地照顾患者。在抗击新冠病毒感染疫情过程中，我们在网络上看到可爱的医生、护士在巨大的工作量面前，没有叫苦叫累，累得不行就坐在椅子上休息一会，太累了坐在椅子上就睡着了，或是席地而睡，这些最真实的画面展示出医护人员坚持生命至上的职业精神激发他们对生命的坚守，用爱守护每一位患者，用小小的肩膀承担起医务人员的责任和使命。所以，生命至上的职业精神所散发出的强大魅力，能够凝聚强大力量，把全国各地的医务人员集结武汉共同抗疫，自愿请命赶赴前线，感召医务人员为抗疫而奉献自己的微薄之力，即使牺牲性命也不曾退缩，而是勇敢地逆行而上。正是生命至上的职业精神，让我们的医务人员所向披靡，披荆斩棘，放弃和家人团聚的机会，忍受为期几个月与家人隔离的痛苦，全身心地投入抗疫战斗当中，为患者撑起了希望，为社会带来了安稳，为国家发展提供了医护保障。

（蒙均敏）

第五节　深厚情谊的人文关怀是勇敢逆行的精神慰藉

2020年2月23日，统筹推进疫情防控和经济社会发展工作部署会议在北京召开。习近平总书记在发表重要讲话时强调，医务人员是战胜疫情的中坚力量，务必高度重视对他们的保护、关心、爱护，从各个方面提供支持保障，使他们始终保持强大战斗力、昂扬斗志、旺盛精力，持续健康投入战胜疫情斗争。

对医务工作者的关爱，不止是在疫情期间，而应该是一年365天、全方位的。通过新冠肺炎疫情防控阻击战，我们应当更加关注医务人员的身心健康，保障他们的切身利益，改善医务人员职业现状，提升他们的职业自豪感和幸福感。

一、深厚情谊的人文关怀是打赢疫情防控阻击战的重要保障

在疫情防控这个没有硝烟的战场上，医务人员无疑是最辛苦的群体，他们夜以继日与疫魔战斗，用血肉之躯筑起钢铁长城，为保护人民生命健康做出了重大贡献，可以说，他们是新时代最可爱的人。疫情来势汹汹，面对新冠病毒感染及确诊患者，医务人员工作任务重、感染风险高、工作压力大，但即使有再大压力他们也不会后退，因为他们心中秉持信念，这是他们的职责所在。责任心和理想信念，是广大医务人员无私奉献、化解压力、迎难而上的信心来源。

医务人员需要的不是被高高地抬起来，而是希望得到社会应有的尊重、关怀和爱护，希望更多人尊重他们的职业，希望更多人尊重他们的职业判断，也希望在疫情过后，能够有更多人明白医务人员的医者仁心，将现在的感恩之情化作医患之间的相互尊重，真正改善医患关系。尤其需要加大各方面的保障支持力度，使他们能够始终保持强大战斗力、昂扬斗志、旺盛精力，可以持续健康、心无旁骛地投入工作。同时，各级机构也要做好医务人员的后勤保障，做到有序指挥、科学调度，积极探索出一套更加扎实有效、贴心务实的举措，成为医务人员最坚实的后盾，为打赢疫情防控阻击战提供强力支持。

二、深厚情谊的人文关怀为医务人员提供更好的防护保障

在新冠病毒感染疫情防控中，身处一线的医务人员是感染风险最高的职业群体。据统计，已有超过2 000名医务人员确诊了新冠病毒感染，有的医务人员甚至以身殉职。为了避免和减少这样沉重的负伤和牺牲，必须千方百计做好一线白衣战士的身体健康和心理健康双重防护保障。要切实采取严格防护措施以预防医院感染，做好医务人员科学防护和培训，尽最大努力减少感染，确保轮换休整到位，对长时间高负荷工作的人员安排强制休息，

及时进行心理调适疏导，强化心理援助措施。

三、深厚情谊的人文关怀及时解除医务人员的后顾之忧

中央印发的《关于全面落实进一步保护关心爱护医务人员若干措施的通知》，就解除医务人员的后顾之忧出实招，让他们轻装上阵，专心战疫。如将湖北省（含援湖北医疗队）一线医务人员临时性工作补助标准提高1倍、薪酬水平提高2倍，为一线医务人员提供舒适的生活休息环境和与家人隔离的必要条件，采取专车接送解决定点医院一线医务人员通勤问题，开通一线医务人员家属就医绿色通道，建立社区干部联系帮扶一线医务人员家庭制度，对一线医务人员子女教育给予更多帮助关爱。

在疫情防控阻击战中，也看到了广大病友、家属乃至全社会的感恩之心。从武汉当地农户为驰援湖北医疗队送来土特产，到大学生们为一线医务人员子女提供线上义务家教服务，这些来自普通老百姓的暖心之举，彰显了人们对这些抗疫白衣天使的感恩与回馈。人民心中有杆秤，这些白衣执甲、以命相拼的英雄，值得受到如此礼遇。

四、通过完善绩效考评机制提高医务人员的薪酬薪资

医务人员是生命的守护神，其培养周期长、执业风险高、技术难度大、责任担当重，应该得到合理的薪酬。尊重医生，就是要尊重医务人员的劳动成果和辛苦付出，提高医务人员薪酬水平，体现多劳多得、优劳优酬。但长期以来，医务人员收入水平、医患关系、职业发展等方面的问题客观存在。要通过建立更加有效的制度规则，着力形成保护关心爱护医务人员的长效机制，切实维护医务人员的切身利益。通过推动符合医疗行业特点的人事薪酬制度改革，提升医务人员的薪酬待遇，提高阳光收入。完善医务人员绩效考评机制，强化绩效考核正向激励，将岗位职责、医疗服务质量、医德医风等纳入医院绩效考核内容。绩效考核同收入、岗位、晋升等结合起来，逐步建立重实绩、重贡献，向优秀人才和关键岗位倾斜的收入分配激励机制。

及时兑现对参与疫情防控医务人员的工资待遇。在疫情暴发初期，各地按照党中央和国务院要求，出台了不少关爱参与疫情防控工作的医务人员的奖励政策。随着国内疫情防控形势持续向好，各地应给符合条件者落实相关政策，及时足额兑现补助给医务人员。

五、通过完善机制和多种形式长期关注医务人员的心理健康

建立有效的倾诉与沟通机制，为医务人员提供一个及时宣泄不良情绪的渠道。通过及时有效的人文关怀，给予当事医务人员高度关注，建立信任关系，并指导他们以正确方式宣泄情绪，缓解焦虑、抑郁。与此同时，把人文关怀融于各项政策当中，创造与医务人员

交谈协商、听取反馈、促进合作、正向肯定、共建共享的支持性工作环境，发挥群团组织作用，积极关注医务人员的工作与生活平衡，帮助他们缓解工作与生活上面临的各种压力。

借助相关主题活动，传递职业正能量，坚定医务人员的从医路。以宣讲会、报告会、座谈会等多种形式，举办理论学习班，以典型引路，传递正能量，增强医务人员的职业认同感与责任感，坚定献身医学、救死扶伤的职业目标。通过举办恶性伤医事件专题讲座，积极引导他们正确认识当前的医疗环境。

关心关爱医务人员应成为全民共识。医务工作者的职业现状，还有不少需要完善的地方，不仅是薪酬问题，还有社会地位、社会敬畏感，以及他们对这份职业的自豪感和幸福感。通过及时有效的人文关怀，进一步增强他们的敬业精神。致敬疫情防控中的英雄，需要用制度关爱医务人员，把礼赞化为硬核保障。只有全社会共同行动、共同参与、共担责任，才能促进更多优秀医务人才投身医疗卫生领域，更好地保障和增进社会公共福祉。我们坚信，只要全国人民携手同心，纵然前路风雨冷，终将云散日出时，一定能夺取疫情防控阻击战的胜利！

（谢锦荣　何并文）

第六节　党的光辉照耀为医学人文精神提供巨大能量

目前，在全球范围内仍然没有看到疫情结束的前景，但我国基本稳住了疫情防控大局，经受住了疫情大考，生产生活秩序已经基本全面恢复。中国共产党的坚强领导和光辉照耀，使医务人员发挥高尚的医学人文精神，不畏艰难，不惧牺牲，勇敢逆行，最终取得新冠肺炎疫情防控阻击战的阶段性胜利。

一、党的坚强领导是高扬医学人文精神的根本保证

新冠病毒感染疫情发生后，党中央高度重视，习近平总书记很快作出重要指示，要把人民群众生命安全和身体健康放在第一位，坚决遏制疫情蔓延势头。中共中央政治局常委会召开会议，成立了中央应对新型冠状病毒感染肺炎疫情工作领导小组（简称：中央应对疫情工作领导小组），由政治局常委、国务院总理李克强同志担任组长。从中央到各级党委、党组织，再到基层党支部迅速决策部署，抓好落实。党中央印发了《关于加强党的领导、为打赢疫情防控阻击战提供坚强政治保证的通知》。中央应对疫情工作领导小组多次开会研究部署疫情防控工作，前方指导组也积极开展工作。国务院联防联控机制加强协调调度，及时协调解决防控工作中遇到的紧迫问题。有关部门各司其职，军队积极支援地方疫情防控。各地区成立了党政主要负责同志挂帅的领导小组，启动了重大突发公共卫生事件Ⅰ级响应。

武汉报告疫情后，中央派出多个调查小组深入武汉金银潭医院等相关医院第一线，其中钟南山院士、李兰娟院士等就是专家成员，他们为疫情防控做出了重要贡献，获得了全国人民的信赖和爱戴。党中央认真听取他们从武汉疫区一线调查后反映的宝贵意见，及时掌握真实情况并科学决策。这体现了党的"一切从实际出发，实事求是，在实践中发展和检验真理"的思想路线与"一切为了群众，一切依靠群众，从群众中来，到群众中去"的群众路线的高度统一，并再次证明了党实事求是的精神。在关键时刻，党中央作出了艰难但十分正确的决策——2020年1月23日10时起对武汉市进行交通管制：全市城市公交、地铁、轮渡、长途客运暂停运营；无特殊原因，市民不得离开武汉，机场、火车站离汉通道暂时关闭。这个决策是阻止疫情在全国大规模蔓延的关键步骤，最大限度地切断新冠病毒的传播途径，最大限度地保护人民的生命安全。同时，党中央及时下达应收尽收、应治尽治的指示，全国财政兜底保证治疗费用，并很快征调了全国4.26万多名医务人员投入到援鄂抗疫一线，全国各地的抗疫物质、生活物资也及时组织和运送到抗疫前线。这高度体现了中国共产党以人民为中心的思想信念，贯彻为人民服务、为人民谋幸福的执政宗旨。

中国共产党对人民生命的珍爱，体现了伟大的历史担当，是医学人文精神和党的执政宗旨的高度统一。纵观世界，除了中国共产党，没有一个政党有如此的使命担当做到收治每一位新冠病毒感染患者。当西方发达国家不得不放弃一些老年新冠病毒感染患者的医治时，我们才更懂得有中国共产党的坚强领导，才能把珍爱生命的医学人文精神发扬光大。

各级党委全面贯彻落实党中央的决策部署，把具体工作落实到第一线，尤其是街道和村党支部发挥联防联控的支点作用。在相关的医疗队伍中，特别是全国支援湖北武汉等地的抗疫队伍中，纷纷成立了临时党支部，保证了党的领导深入基层，极大地促进了党中央的决策部署得到有效坚定的落实，及时有效地和病毒竞跑，争分夺秒地抢救每一个生命。从党中央坚强领导和决策部署到党支部发挥战斗堡垒作用，使应对疫情形成一个完善的体制机制，这是发扬医学人文精神的重要依托。而西方发达国家，由于缺乏抗疫的有效领导机制和全国通盘考虑，不但在救治新冠病毒感染患者方面无法体现关爱每一个生命的医学人文精神，而且对于保护医务人员的生命安全都捉襟见肘，力不从心，导致不少医务人员辞职或者上街游行抗议。

总之，中国共产党的坚强领导，在抗疫中保证了社会机制和医疗救护机制高效地运作，为医务人员发挥专业技能救治每一位患者提供了根本保证。

二、党员抗疫先锋是凝聚医学人文精神的磅礴力量

一个党支部就是一座战斗堡垒，一名党员就是一面战斗旗帜。在这个没有硝烟的抗疫战场上，党员医务人员处处起到先锋模范作用，成为凝聚医学人文精神的磅礴力量。

2020 年 1 月 29 日，新冠肺炎上海医疗救治专家组组长、复旦大学附属华山医院传染科主任张文宏教授在接受媒体采访时表示，自己每周都会去隔离病区查房，为的是消除一线医生对新冠病毒的恐惧。另外，他把从新年开始值班的感染科一线医生进行换岗，29 日当天他把所有一线工作岗位的医生全部换成共产党员医生。他强调，共产党员要把人民的利益放在第一位，迎着困难上。在党小组会议上，张文宏强调："共产党员现在马上给我上去，不管你同意或者不同意，你都得上去，心理上是为了信仰上去也好，是因为党的约束上去也好，没有讨价还价，肯定是上去，我自己也上去。"他最后说"我自己也上去"，这不是命令，这是带头冲锋。而且优先把党员医务人员派驻到上海定点医院上海市公共卫生临床中心以及支援武汉，这都是事先不打招呼，直接派遣。

2020 年 3 月 2 日下午，广州医科大学附属第一医院党委举行粤鄂连线，为坚持奋战在抗疫一线的重症医学科副主任医师徐永昊、内分泌科驰援武汉汉口医院护士李颖贤两名同志举行入党宣誓仪式，在钟南山院士的带领下，他们面对党旗庄严宣誓。已有 55 年党龄的资深党员钟南山院士在会后寄语新党员，危难见真情，在这个时候正是需要党员站出来的时候，冲锋在前，带领大家共同克服困难。钟南山院士正是以身示范，84 岁高龄的他，拖着疲惫的身躯奔波于武汉、北京等地，充分展示了一个党员医务工作者的光辉典范，感动了全国人民，也对医务人员起到了巨大的榜样作用，激发了广大医务人员不畏辛劳，敢于牺牲，高扬起高尚的医学人文精神。

还有李兰娟院士、陈薇院士、张定宇院长等抗疫英雄人物，他们既是医务人员，又是共产党员。众多党员医务人员，无不舍身忘己奋战在抗疫一线，在整个抗疫中无疑起到了中流砥柱的作用。

首先，共产党员最讲认真，这是实事求是精神在这些英雄模范身上的体现。抗疫需要遵循流行病学的科学规律，来不得半点虚假。钟南山、李兰娟、陈薇等院士无不是最具科学精神的代表，他们以全面丰富的专业知识，对新冠病毒感染防治提出了科学的建议，保证了党中央的正确决策迅速落实。同时，他们为一线医务人员的安全防护制定了科学的程序和规范。在他们的指导和影响下，所有医务人员都认真执行科学的医疗和防疫规范。4.26 万名支援武汉等湖北疫区的医务人员"零感染"，这是一项伟大的成就，保证了医务人员能健康安全地奋战在抗疫一线。同时，在医疗实践中，随着对新冠病毒感染科学医治认识的深入，不断对治疗方案进行调整和修改，这是医务工作者用高超的医术对医学人文精神的生动诠释。

其次，共产党员最讲奉献。这些党员模范在整个抗疫期间，舍小家顾大家。张定宇医生，作为武汉金银潭医院院长，几十天吃住在医院。陈薇院士，为了更快地研发出新冠病毒疫苗，日日夜夜扎在实验室与病毒赛跑。他们的业绩是医务工作者履职的最好注解，他们为了人类健康而竭尽全力和疾病斗争，弘扬救死扶伤的医学人文精神，将真心、爱心、责任心奉献给人类的健康事业。

最后，共产党员最善于团结群众。党员医务人员在医治患者过程中，把患者看作自己的亲人，医生护士不但给予患者手术和药物治疗，还想尽办法安抚患者的情绪。新冠病毒感染是新发突发传染病，疫情防控的一个关键环节就是切断传播途径，这需要全社会群防群治。党员医务人员在第一线防控工作中，深受广大人民群众的敬仰和爱戴，他们的事迹就是无声的号召，对整个社会协调一致共同抗疫起到导向的作用。在党员模范的带领下，全国人民万众一心，团结一致，为抗击疫情、为人类健康做出了杰出贡献。

三、一线"火线入党"是践行医学人文精神的党性升华

中国共产党在领导抗疫中闪耀出党性的光辉。在模范党员的先进事迹感染下，许许多多积极向上的医务人员努力争取加入中国共产党。中央领导同志在疫情防控中作出重要指示，对那些在抗疫一线事迹突出的入党积极分子，可根据其表现"火线入党"。为贯彻落实中央领导同志重要指示精神，中央组织部印发通知，要求各级党组织抓紧做好在抗疫一线发展党员工作。通知要求，要坚持标准、保证质量，把在抗疫一线发展党员作为打赢疫情防控阻击战的一项重要工作来抓，激励一线人员坚定信念、顽强斗争，满怀信心投入到抗疫斗争中去。对奋战在抗疫一线的医务人员、公安民警、社区工作者、基层干部群众等，本人一贯表现好、符合党员条件，在抗疫一线事迹突出的，经党支部研究同意，报上级党委批准，可及时吸收其为中共预备党员。抗疫一线基层党组织要采取适当方式，组织新发展的预备党员进行入党宣誓。

各个医院党委把疫情防控第一线作为发现、考验入党积极分子的考场，及时发现、培养和吸纳表现突出的先进分子。在抗疫一线高高飘扬的党旗下，他们以优异的表现为社会做出了极大贡献，赢得了党和人民的信赖，党性在践行医学人文精神中得到升华。

"我志愿加入中国共产党，拥护党的纲领……"2020年3月8日下午，在广西援鄂医疗队住地举行了特殊的入党宣誓仪式，广西中医药大学15名援鄂医疗队队员"火线入党"。"在抗击疫情的第一线，看到身边的党员同志纷纷挺身而出，冲锋在前，不分昼夜地奋斗在抗击病毒的第一线。我每天都被他们鼓舞着、感染着，并发自内心地向党组织靠拢……"这是15名"火线入党"的预备党员的共同心声。

刘品晶是ICU病房的医生，之前是农工党党员，他表示："能成为一名共产党员，是我最大的荣光！"从疫情发生到现在，身边党员同事冲锋在前、不畏困难的精神让他感到震撼，于是他向党组织递交了入党申请书。在疫情防控这个关键时刻，成为中共预备党员的刘品晶非常激动地说："这是一种荣誉，更是一份激励。作为一名医生，救死扶伤是职

责所在，继续战斗在疫情防控第一线，哪里需要我就到哪里去，不怕吃苦，积极工作，牢记为中国人民谋幸福的初心，履行好 ICU 人'生命守门员'的光荣使命，用实际行动践行大医精诚，早日成为一名真正的共产党员。"

潘玲说："正是身边有一群无私无畏的共产党员，他们的所作所为感动着我、激励着我，让我也想和他们一样，成为一名共产党员。"在疫情防控阻击战中，她一直坚守在抗疫一线，也目睹了一名名共产党员忘我与病毒战斗，而她在感动中写下了入党申请书。"患者的信任和鼓舞让我们心甘情愿拼死坚守在这个岗位，信仰的力量是我们冲锋的最大动力，而作为呼吸人，从非典到禽流感再到新冠肺炎，'救死扶伤 甘于奉献'八个大字早已深深地融入我的血脉中，在祖国最需要的时候挺身而出，在打硬仗中履行我们呼吸人的职责和使命。"

从一名普通的医务工作者成长为中国共产党党员，是一种思想境界的升华。这意味着承担更大的责任，他们都将不辜负白衣天使的职责和党员的先进性。

第一，责任担当的增强。作为医生或者护士，救死扶伤，为人民健康奉献是天职，但作为党员医务人员有更高的要求，将主动承担更多的责任担当。特别是面对重大疫病，医务人员也面临感染病毒的危险，存在各种担忧心理是正常的。成为一名党员医务工作者后，会更好地学习那些感动他们的先进党员事迹，也敢于冲在前面，迎接艰难困苦的抗疫挑战。

第二，专业技能的增强。促使他们更加投入钻研医疗技术，增强自身的专业技能，以更全面更高超的医术和尽心的服务为患者解除病痛，为人民健康事业做贡献。对这些"火线入党"的积极分子来说，他们要向诸如钟南山、李兰娟和张定宇等党员模范和身边的先进党员学习，而这些党员无一不是具有高超的医学专业知识技能的佼佼者。"火线入党"是思想上的进步，意味着将对医疗卫生事业付出更大的努力，必须在专业技能上刻苦钻研才能不负人民的重托。

第三，理想信念的增强。党性的引导使得他们更加热爱患者，热爱人民。中国共产党的执政宗旨和理想信念是为人民谋幸福，全心全意为人民服务。在抗疫过程中，发展成为中共预备党员的医务工作者，将时刻铭记自己党员的身份，无论遇到怎样的困难，都始终把人民的生命放在第一位，守护好患者的生命健康，彰显医者的大德大爱。

疫情仍然没有结束，国家医疗卫生事业的发展也永不停止，每一名在抗疫一线"火线入党"的新党员，都成为一面鲜红的党旗，他们将不畏生死、不惧挑战、身先士卒、冲在一线，用实际行动诠释什么是对党忠诚、对人民忠诚，用高超的医疗技术，用大爱、用真心为人民的健康事业做出应有的贡献，让医学人文精神高扬在自己的职业生涯中。

（古标仁）

第九章　中国方案彰显中华民族"四个自信"

中国抗疫斗争取得的重大战略成果，充分展现了中国共产党领导和我国社会主义制度的显著优势，充分展现了中国人民和中华民族的伟大力量，充分展现了中华文明的深厚底蕴，充分展现了中国负责任大国的自觉担当，极大增强了全党全国各族人民的自信心和自豪感、凝聚力和向心力，铸就了"生命至上、举国同心、舍生忘死、尊重科学、命运与共"的伟大抗疫精神，更加坚定了中国特色社会主义的道路自信、理论自信、制度自信和文化自信。

第一节　"大国战疫"凸显道路自信

在新冠肺炎疫情防控阻击战中，中国打上半场，西方国家打下半场。俗话说，没有对比就没有伤害。透过这场抗疫上下半场的深刻对比，中国与西方发达国家的政治制度孰优孰劣，一目了然。

一、集中统一领导，彰显出道路自信

在新冠病毒感染疫情防控中，与西方国家的糟糕表现不同，中国打了个漂亮的阻击战。中国通过高效而强大的组织动员能力和集中力量办大事能力，很快遏制住了疫情。很多人可能会问中国高效动员能力和集中力量办大事能力是怎么来的。其实，这离不开中国特色社会主义制度的最大优势——中国共产党领导。党的领导在这场战疫中发挥了巨大优势，这是我国能够在短时间内有效应对乃至打赢疫情防控阻击战的根本政治保证。

中国共产党为什么能，一是中国共产党具有集中统一领导优势。在以习近平同志为核心的中共中央坚强领导下，建立中央统一指挥、统一协调、统一调度，各地方各方面各负其责、协调配合，集中统一、上下协同、运行高效的指挥体系。二是全面领导的优势。在党的全面领导下，做到全国一盘棋，形成强大合力，这是党和国家应对重大疫情的重要优势。三是为人民执政、依靠人民执政的优势。中国共产党是能够团结凝聚广大人民群众、充分调动人民群众积极性和主动性的最主要的政治力量，也是能够带领人民群众有效应对并最终战胜任何重大疫情的最主要的政治力量。四是党的各级组织和广大党员发挥着战斗堡垒

和先锋模范的作用。党的各级组织特别是基层党组织挺身而出，迅速站在了疫情防控前线，广大共产党员更是冲锋在前，积极主动投身到疫情防控一线，用实际行动展现了党员的政治本色，在短时间内取得疫情防控阻击战的阶段性胜利。

二、"大国战役"考验，彰显出道路自信

当前，疫情还在全球传播蔓延，致死人数还在不断上升，对全世界来说是一次非常严重的危机和考验，许多国家和地区未能控制好疫情。反观中国，抗疫的有力举措和积极成效纷纷得到国际社会各界人士的高度赞赏。中国在抗疫过程中所积累的宝贵经验为世界其他国家树立了榜样，作为负责任的大国，中国还向世界多个组织和许多国家提供了帮助。据统计，截至 2020 年 5 月 31 日，中国已向 150 个国家和 4 个国际组织提供抗疫援助。

人们不禁要问，作为发展中国家，为什么中国能在一场毫无经验、猝不及防的疫情防控阻击战中，交出一份令国人满意、令世人赞叹的答卷。其实答案就在于我们选择了一条具有中国特色的社会主义道路。

中国特色社会主义道路不是什么别的道路，它就是在中国共产党领导下，立足基本国情，以经济建设为中心，坚持四项基本原则，坚持改革开放，解放和发展社会生产力，建设社会主义市场经济、社会主义民主政治、社会主义先进文化、社会主义和谐社会、社会主义生态文明，促进人的全面发展，逐步实现全体人民共同富裕，建设富强民主文明和谐的社会主义现代化国家。中国特色社会主义道路是中国共产党对现阶段纲领的概括，是中国人民的历史选择，是一条符合中国国情的道路，是实现我社会主义现代化的必由之路，是创造人民美好生活的必由之路，更是实现中国梦的必由之路。实践已经反复证明，只有社会主义才能救中国，只有中国特色社会主义才能发展中国；现在和将来也会证明，只有中国特色社会主义道路才能把中国建设成为社会主义现代化强国。

正是坚持走中国特色社会主义道路，在中国共产党的带领下，在全国人民的努力下，成为第一个控制住疫情的国家，这与世界疫情蔓延的情形形成了鲜明的对比。这次"大国战役"所取得的阶段性胜利就是依靠我们的道路自信，再一次有力证明了我们选择中国特色社会主义道路是唯一正确的道路。

三、人民衷心拥护，彰显出道路自信

一切为了人民，一切依靠人民，是中国道路区别于其他道路的根本标志。迅速动员全社会，号召全民参与，广泛发动群众，紧紧依靠群众，构建起群防群控体系，打响抗击疫情的人民战争，有效防止了疫情蔓延。

（一）一切为了人民

生命面前，经济靠后。面对突发疫情侵袭，中国与其他国家选择不同，中国始终把人民的生命和健康放在第一位，中国政府宁可放慢经济发展速度，宁可付出经济发展代价，也要尽最大努力保障人民生命安全和身体健康。英国《柳叶刀》社论认为，"中国的成功也伴随着巨大的社会和经济代价，中国必须做出艰难的决定，从而在国民健康与经济保护之间获得最佳平衡"。哪怕是上千万人口的城市，中国都毫不犹豫、果断实行交通管制。对武汉市和湖北省实行全面严格管控，全国各地大规模的停产停工给国家经济发展带来巨大的影响。数据显示，我国 2020 年第一季度的经济增长速度为 -6.8%。在人的生命和经济发展之间中国选择了生命，足见中国对生命的重视。

全力救治患者，拯救生命。中国始终把提高治愈率、降低病死率作为首要任务来抓，做到应收尽收、应治尽治，尽最大努力防止更多群众被感染，尽最大可能挽救更多患者生命。在疫情防控斗争中，中国以最快速度建成火神山医院、雷神山医院，同时调集全国资源，对重症患者，调集最优秀的医生、最先进的设备、最急需的资源，不惜一切代价进行救治，大幅降低病死率；对轻症患者及早干预，尽可能在初期得以治愈，大幅降低转重率。对上至 100 多岁的老人，下至出生仅 30 小时的婴儿，每一位患者中国都没有放弃。所以"生命至上"不是空洞的口号，它是落实在具体的情景中的，在大灾难面前，中国特色社会主义道路用行动实实在在地展现了"生命至上"的价值追求。

（二）一切依靠人民

习近平总书记在湖北省武汉市考察疫情防控工作时强调，打赢疫情防控人民战争要紧紧依靠人民，把群众发动起来，构筑起群防群控的人民防线。疫情发生后，全国上下联动，开展全方位的人力组织战，医疗物质和生活物资保障战。为克服医疗物资极度短缺问题，中国充分发挥制造业门类全、韧性强和产业链完整配套的优势，克服春节假期停工减产等不利因素，开足马力，深挖潜力，全力保障上下游原料供应和物流运输，保证疫情防控物资的大规模生产与配送。武汉市实行交通管控后，为保障生活物资供应，中国加强联动协调，建立央地协同、政企联动的 9 省联保联供协作和 500 家应急保供企业调运机制，加大粮油供应力度，投放中央冻猪肉储备，提升蔬菜大省产品供应能力，组织紧急物资运输队伍，全力保障湖北省特别是武汉市居民生活必需品的生产、库存、供应和价格稳定。

14 亿中国人民不分男女老幼，不论岗位分工，都自觉投入抗疫的人民战争，坚韧团结、和衷共济，凝聚起抗疫的磅礴力量。正是广大人民群众扛起责任、众志成城，自觉参与抗疫，中国才取得了抗疫的胜利。这就是中国道路，它把实现人民幸福作为一切工作的出发点和归宿，坚持人民主体地位、发挥人民智慧和力量，广泛动员人民投身中国特色社会主义伟大事业。

习近平新时代中国特色社会主义思想彰显了人民创造历史、人民是真正英雄的唯物史观，以人为本、人民至上的价值取向，立党为公、执政为民的执政理念，必将凝聚和激发全体中国人民跟党走中国道路的磅礴力量，让中华儿女在实现中华民族伟大复兴的历史进程中共享幸福和荣光。

四、坚定不移地走中国特色社会主义道路

习近平总书记指出，一个民族、一个国家，必须知道自己是谁，是从哪里来的，要到哪里去，想明白了、想对了，就要坚定不移朝着目标前进。我们要按照习近平总书记的要求，在深入把握中国特色社会主义独特优势的基础上，更加坚定、更加自觉地增强道路自信。

在不少西方学者、政要、媒体看来，西方的道路是人类文明发展的唯一道路，西方的今天就是世界的明天，高估了西方道路的世界意义和对不同国家、地区、民族的适用性。中国改革开放后的崛起，在一定程度上承认了中国道路的世界意义。英国著名学者马丁·雅克在《当中国统治世界》一书中明确指出："中国绝对不会走上西方民主化的道路，只会选择一条不同于西方世界的发展模式；中国的崛起将改变的不仅仅是世界经济格局，还将彻底动摇我们的思维和生活方式。"这说明，中国道路已引起国际社会的广泛关注，赢得了国际社会的认同。历史已经证明并将继续证明，中国特色社会主义道路将成为人类文明发展的新道路。

走自己的路，建设中国特色社会主义，是我们党改革开放以来的战略抉择。40年的发展历史证明，走自己的路，走出了海阔天空，走出了小康富裕，走出了中国新貌。新时代改革开放再出发，就是要继续走自己的路，走与科学社会主义相贯通、与人类文明进步相融汇的路。当前，实现中华民族伟大复兴正在关键时刻，经过疫情的洗礼，站在这个新的历史起点上，我们要更加自觉地增强中国特色社会主义道路自信，坚定不移地走这条道路、与时俱进地拓展这条道路，一以贯之坚持和发展中国特色社会主义。只有中国特色社会主义道路，才能实现中华民族的伟大复兴，才能创造中国人民的美好生活。

（颜维海）

第二节 "人类命运共同体"理念展现理论自信

理论是实践的先导，思想是行动的指南。充分发挥思想理论的引导作用，是中国共产党的宝贵品质，也是中国共产党领导中国人民实现革命、建设、改革伟大胜利的重要法宝。党的十八大以来，以习近平同志为核心的党中央高度重视理论的作用，强调要"增强理论

自信和战略定力"。习近平总书记站在时代发展和战略全局的高度，在改革发展稳定、内政外交国防、治党治国治军等方面发表了一系列重要讲话，形成了一系列治国理政的新理念新思想新战略，深刻回答了党和国家发展的重大理论和实践问题，为理论自信增添了新的底气。构建人类命运共同体是习近平总书记为破解全球治理难题于2013年提出的中国智慧和中国方案。在疫情防控的巨大压力下，全球抗疫的事实凸显了构建人类命运共同体的现实意义，中国的抗疫行动体现了中国在构建人类命运共同体中所承担的主要角色。

一、构建人类命运共同体是世界发展的历史必然

（一）构建人类命运共同体理念的提出

党的十八大以来，习近平主席在多个国际会议上倡导性地提出在世界上构建人类命运共同体理念。2013年3月23日，习近平主席在莫斯科国际关系学院发表题为"顺应时代前进潮流促进世界和平发展"的重要演讲中指出，和平、发展、合作、共赢成为时代潮流，各国相互联系、相互依存程度空前加深，人类生活在一个地球村里，越来越成为你中有我、我中有你的命运共同体。2015年9月28日，习近平主席在第七十届联合国大会上作题为"携手构建合作共赢新伙伴同心打造人类命运共同体"的讲话中指出，当今世界相互依存、休戚与共，要构建以合作共赢为核心的新型国际关系，打造人类命运共同体，要建立平等相待、互商互谅的伙伴关系。2017年1月18日，习近平主席在日内瓦万国宫出席"共商共筑人类命运共同体"高级别会议上发表《共同构建人类命运共同体》主旨演讲，提出共同推进构建人类命运共同体伟大进程，要坚持对话协商，建设一个持久和平的世界。

构建人类命运共同体理念在国际社会获得广泛共识。联合国在2017年2月10日将其写入联合国决议，3月17日又将其载入安理会决议，3月23日再将其载入联合国人权理事会决议。可以明确，构建人类命运共同体理念将不断绽放思想光辉，其时代价值和历史价值是永恒的。

中国也一直以实际行动积极践行人类命运共同体的伟大构想，无论是推进"一带一路"建设，还是致力于改善全球治理、建立更加公正合理的国际政治经济秩序、推动新型经济全球化，归根到底都是为构建人类命运共同体服务的。

（二）构建人类卫生健康共同体是人类命运共同体的题中之义

2020年5月18日，国家主席习近平在第73届世界卫生大会视频会议开幕式上发表题为"团结合作战胜疫情 共同构建人类卫生健康共同体"的致辞，进一步表达了中国和国际社会携手联合抗疫的重要主张，为全球抗疫注入强大信心和动力。共同健康，是人类命运共同体的必然基础，是构建人类命运共同体的最大公约数，符合全世界各国人民的共同追求。

当今世界，水陆空交通物流发达便利，人员跨国界流动快速便捷，人类共同生活在"地球村"里，各种传染性疾病更容易向世界各地传播。美国疾病控制和预防中心原主任汤姆·弗里登博士曾经善意提醒："我们生活在一个相互联系的世界里。一种流行病传遍全球仅仅需要 36 小时。当下一场威胁来临时，你准备好了吗？"病毒没有国界，疫情不分种族。疫情再次表明，人类是休戚与共的命运共同体，任何一个国家都没有办法置身事外、独善其身，只有团结合作、守望相助才能战胜疫情，构建人类命运共同体是当今的迫切需要，也是世界历史发展的必然。

世界各国人民对于健康的追求是一致的，构建人类卫生健康共同体符合全人类的共同利益，是构建人类命运共同体的题中之义。

二、中国的抗疫行动与构建人类卫生健康共同体

（一）中国的抗疫行动，对人民高度负责

面对新冠病毒感染突然袭击，中国举全国之力，快速有效调动全国资源和力量，统筹疫情防控和医疗救治，不惜一切代价维护人民生命安全和身体健康。特别是在人民生命与经济利益之间果断抉择生命至上，宁可一段时间内经济下滑甚至"停摆"，也要对人民生命安全和身体健康负责，在全国范围内严控人员流动，迅速遏制疫情的传播蔓延，集中优质医疗资源到救治一线，不惜一切代价救治生命。经过艰苦卓绝的努力，取得了全国疫情防控的战略成果。正如英国著名医学期刊《柳叶刀》杂志社论所评价：中国迅速遏制疫情，令人印象深刻，为其他国家树立了鼓舞人心的榜样。中国政府还深切关心关爱海外中国公民，派出医疗专家组、工作组，开设远程医疗服务平台，为海外中国公民提供科学专业的疫情防控指导，协助在海外确有困难的中国公民有序回国。

习近平主席在第 73 届世界卫生大会致辞时强调，中国坚持以人为本、生命至上，始终秉持人类命运共同体理念，既对本国人民生命安全和身体健康负责，也对全球公共卫生事业尽责。中国从新冠肺炎疫情暴发初期就高度重视国际卫生合作，公开、及时、透明通报疫情信息，第一时间分享病毒基因序列，为世界赢得了防备疫情的宝贵时间。积极为在华外国公民提供协助和便利，对感染者一视同仁、给予及时的治疗。中国积极参与全球卫生治理，主动承担国际责任，以积极开展元首外交、提供国际援助、分享抗疫经验等实际行动为全球抗疫传递信心并注入巨大动力，为国际社会树立了团结协作应对全球挑战的典范。

在毫不放松加强疫情防控的同时，稳妥有序放开经济和社会活动，努力将疫情对经济社会发展的冲击和影响降到最低，为抗疫提供有力的物资保障和社会保障。疫情对全球经济的冲击是巨大的，中国的复工复产活动为其他国家一手抗疫情一手促经济发展提供了有益的借鉴。

（二）积极参与国际援助，践行共同体理念

在抗击疫情过程中，中国得到世界许多国家、国际组织和友好人士的无私帮助。"山川异域，风月同天""同气连枝，共盼春来""岂曰无衣，与子同裳"……在国际社会捐赠给中国的抗疫物资上，高频出现的"共""同"二字，表达了世人最大的期待，这就是世界同享一个地球、共享同一命运。这些温暖的举动和贴心的话语，既传达了国际社会对中国抗疫的鼎力支持和诚挚慰问，也彰显了必定战胜疫情的决心，更传达了人类是休戚与共的命运共同体的信念。

中国自古以来就有"滴水之恩，当涌泉相报"的传统。中国秉持人类命运共同体理念，迅速向国际社会提供力所能及的援助。疫情发生后，中国及时向22个国家派遣了24支抗疫医疗专家组，先后向WHO提供5 000万美元捐款。中国在有效控制疫情的同时有序复工复产，为国际社会源源不断地输送医疗防护设备给养。自2020年3月1日起的75天内，中国向世界提供海量的医疗物资：1.5亿人份新冠病毒检测试剂盒、2.02亿件防护服、10.2亿双外科手套、479亿只口罩……患难之中，方显真情。中国在派出医疗队驰援非洲大陆的同时，也照护着非洲国家在华侨民的安全。几个月来，非洲各国在湖北和武汉的3 000多名留学生除1人感染并很快被治愈外，其他人都安然无恙。中国经验，全球共享，中国毫无保留地与各国分享防控和诊疗经验，同160多个国家和国际组织举行了153场卫生专家视频会议。

在疫情严峻之际，中国在人类命运共同体框架下主张"共商、共建、共享"的"一带一路"倡议依然熠熠生辉。2020年1～4月，在本地区大面积断航停航的情况下，中欧班列开行数、发货量同比上升24%和27%，累计运送近8 000吨抗疫物资，成为欧亚大陆之间名副其实的"生命之路"；中巴经济走廊能源项目的坚持运行，为巴基斯坦提供了1/3的电力；2020年第一季度中国对共建"一带一路"国家投资逆势增长11.7%，贸易额增长3.2%；中老铁路、匈塞铁路、柬埔寨双燃料电厂等项目稳步推进，一大批暂时停工的项目很快复工复产，为各国接下来战胜疫情、复苏经济提供强大助力。

2022年1月17日，习近平主席在世界经济论坛视频会议上发表的重要演讲中特别强调："携手合作，聚力战胜疫情。面对这场事关人类前途命运的世纪疫情，国际社会打响了一场顽强的阻击战。事实再次表明，在全球性危机的惊涛骇浪里，各国不是乘坐在190多条小船上，而是乘坐在一条命运与共的大船上。小船经不起风浪，巨舰才能顶住惊涛骇浪。在国际社会共同努力下，全球抗疫已经取得重要进展，但疫情反复延宕，病毒变异增多，传播速度加快，给人民生命安全和身体健康带来严重威胁，给世界经济发展带来深刻影响。"因此，习近平主席表示："中国愿同各方携手合作，努力不让任何一个国家掉队。"

三、国际社会对人类命运共同体理念的认同和赞誉

2020年1月29日，WHO在瑞士日内瓦总部召开记者会，介绍WHO总干事谭德塞率团访华情况，谭德塞在记者会上高度评价中国采取有力措施对疫情进行科学有效防控，展现了勇气和担当。谭德塞指出，中国采取的有力措施不仅对中国有利，对世界也有利。他对中国领导层和中国人民抗疫的决心感到十分震撼，对中方展现出的勇气和担当表示敬佩，中国的抗疫行动对世界至关重要，中国值得我们感激和尊重。

英国社会科学院院士、知名社会学家马丁·阿尔布劳教授表示，中国在应对疫情中付出巨大努力，堪称世界典范。中国以自身行动诠释了构建人类命运共同体的重要性和所扮演的主要角色。82岁的阿尔布劳教授是最早提出"全球化"理念的学者之一，他多年来致力于研究中国的国家治理体系，并著有《中国在人类命运共同体中的角色》一书。阿尔布劳教授认为，面对疫情，中国以自身行动诠释了构建人类命运共同体的重要性，他说："病毒神秘可怕，能够吞噬生命，这是巨大的不幸。但它也同时提醒我们：我们共处一个世界，共处同一个人类命运共同体中。确实，病毒没有国界、也不分种族。但我们是一个人类的大家庭，我认为这就是一个很好的例子。在这样一个大家庭里需要有领导挺身而出，而中国正在发挥这样的领导作用，我相信中国将继续如此。"

阿联酋前驻华大使欧麦尔·白伊塔尔认为，疫情的发生和蔓延，验证了人类命运共同体理念的现实意义，中国政府在抗击疫情、恢复生产方面做出的贡献，与习近平主席提出的构建人类命运共同体理念高度契合。疫情的冲击是全球性而非局部性的，世界各国都无法独善其身置身事外。全球经济由于受到疫情的冲击，世界各国的命运都被紧密联系在了一起，只有团结合作才能走出危机并恢复经济。现在世界各国都在借鉴中国在统筹疫情防控与经济发展的成功经验，并将它们用于应对当前的危机。

中国以实际行动展现了团结合作精神，中国在抗疫中取得的阶段性成果是人类命运共同体理念的现实意义的展示，构建人类命运共同体理念越来越受到国际社会的认可与支持。全球抗疫的事实深刻昭示：团结合作，才能驱散病魔；命运与共，才能共克时艰。只要秉持人类命运共同体理念，世界各国携手并肩战斗，就一定能赢得全世界战疫的最终胜利！

（孙方圆　韦兆钧）

第三节 "中国之治"体现制度自信

巍巍华夏，何以屹立于世界民族之林？是制度，中国制度是不同于西方资本主义制度的中国特色社会主义制度，是中国冲出西方国家封锁，站到历史舞台中央的国家力量。决

决大国，何以凝聚起亿万中国百姓？是制度，中国制度是历经了七十载风雨锤炼的中国特色社会主义制度，是中国团结 56 个民族，在全球率先击败新冠病毒感染疫情的国家利器。

一、"中国之治"在守正创新中彰显制度自信的显著优势

如果说马克思主义理论是中国的国家之魂，中国人民是组成国家的血肉，那么中国特色社会主义制度就是国家之骨。有魂无骨则无力，血肉无骨则不立，中国特色社会主义制度是马克思主义理论在中国大地上的具体化，也是中国人民组成的政治共同体的核心构架。

中国特色社会主义制度的优势在哪里，为什么这一伟大制度会对抗疫发挥重大作用？中国特色社会主义制度包括人民代表大会制度的根本政治制度，中国共产党领导的多党合作和政治协商制度、民族区域自治制度以及基层群众自治制度等基本政治制度，中国特色社会主义法律体系，以公有制为主体、多种所有制经济共同发展的基本经济制度，以及建立在这些制度基础上的经济体制、政治体制、文化体制、社会体制等各项具体制度。衡量一个社会制度是否科学、是否先进，主要看是否符合国情、是否有效管用、是否得到人民拥护。中国特色社会主义制度正是符合中国国情，符合世界趋势，不但比其他制度更加有效管用，而且是得到人民拥护的科学、先进的伟大制度。

中国特色社会主义制度的核心是中国共产党的领导，只有党的领导才能保证国家治理体系现代化始终坚持社会主义方向，才能为国家治理体系现代化提供力量源泉和组织保障，才能为国家治理体系现代化提供丰富的经验。失去这个核心，中国制度就可能沦为西式政党攫取政治利益的工具，堕落为美式社会将阶级压迫制度化、种族歧视的帮凶。牢牢把握这个核心，中国制度中的各个部分才能"提取公因式"，在党的领导这个核心公因式的统筹下各尽其责，同时又团结如一。

党的十九届四中全会专门研究了我国的国家制度和国家治理体系，通过了《中共中央关于坚持和完善中国特色社会主义制度 推进国家治理体系和治理能力现代化若干重大问题的决定》，从中国特色社会主义制度自身属性、基本特点及其具体要求等方面列举了它所具有的显著优势，从 13 个方面具体阐明了我国国家制度和治理体系在政治保障、基本价值取向、法治保障、政治经济文化、内政军事外交等各方面的特点和优势。因此，我们的制度优势是基于中国特色社会主义制度的内在统一性。

二、"中国之治"的治理效能是制度自信的最大体现

在当代中国，党的集中统一领导，一个重要体现就是发挥总揽全局、协调各方的领导核心作用。这样的制度优势，可以防止出现各自为政、各行其是的分散局面，减少社会内耗，体现了极高的治理效能。在中国共产党的领导下，中国已进行了 10 多年的医改实践，基层

医疗卫生改革在公益性上取得了标志性进展，让 14 亿人基本实现了医保全覆盖，这样的保障制度即使在发达国家也是罕见的，不得不说这是社会主义制度优越性的有力体现。

面对疫情来袭，党中央迅速建立统一调动、上下协同、运行高效的指挥体系，为战胜疫情提供了有力保障。在疫情肆虐之初，党中央迅速做出部署，全国动员，以举国之力支援湖北疫区，医疗人员、医疗物资、生活物资从全国各地源源不断涌向湖北。在疫情防控中，如果没有党的领导，没有党的指挥与调度，中国就会像某些国家一样，或陷入政党互相"甩锅"的闹剧，或陷入地方政府各行其是导致疫情一再扩大蔓延的悲剧。如果没有党的坚强领导，没有党的冲锋在前，14 亿中国人就难以形成滔天合力，难以夺取疫情防控的重大胜利。纵观疫情期间，截至 2020 年 5 月 31 日，按 10 万平均人口计算，中国的患病率、病死率都是世界最低的。从首当其冲，到全球率先控制住疫情蔓延之势，再到全球抗疫模范，中国人民在中国共产党的领导下创造了抗疫的医学奇迹和社会奇迹。截至 2020 年 6 月 19 日，湖北确诊 68 135 人，而当时全国其他地方仅确诊 16 808 人，未达湖北确诊率的 1/4。毫无疑问，在党的领导下取得的疫情防控成效，再一次证明了中国共产党的领导核心作用，也再一次证明了中国可以成为世界大事的可靠领导者。

人民代表大会制度是我国的根本政治制度。各级人民代表大会都由民主选举产生，对人民负责，受人民监督。人民代表大会制度是保证人民当家作主的制度，人民代表来自全国各行各业的劳动者，这种一线劳动者与顶层设计者的两位一体，这样的民主制度才是中国的出路、世界的未来、人民的靠山。反观西式政治制度的专业政客，实际上脱离了与人民之间的血肉联系，视政治为自己的职业，而不是国家的事业，用政治手段为自己谋取选票，而不是通过政治力量为人民谋取幸福，选举前满嘴跑火车，美好的许诺车载斗量，当选后换一副嘴脸，与自己当初批评的当政者别无二致。早在 2017 年 3 月的全国人民代表大会上，钟南山院士作为人民代表就对世人发出了振聋发聩的木铎之声：GDP第一还是健康第一？钟南山代表的这一灵魂拷问进一步促进了中国医疗卫生事业的发展与改革，也正是那时他的登高一呼，才促使疫情期间中国的医疗卫生体系可以经受住疫情肆虐和挑战而屹立不倒。钟南山代表呼吁要实现公立医院的公益性，果不其然，当三年后新冠病毒感染疫情席卷湖北之际，冲在抗疫最前线的基本上都是公立医院，他们不计报酬、不顾生死，与疫情做斗争，与此同时，不少私立医院偃旗息鼓，对抗疫大业不关心、不重视、不全力以赴。对比之下更显英雄本色，英雄本色源自制度优势，若没有公立医院的公益性质，很难想象在国难当头的时候全国各地会有那么多来自公立医院的医务人员聚集湖北，为素不相识的同胞守护健康。如果仅凭疫情期间私立医院里少数医务人员的志愿精神，恐怕很难如此迅速地将疫情控制住。试想如果没有人民代表大会制度，甚至更严重一点，如果中国实行的是西方式的职业政客制度，那么钟南山院士这样的专业人士就几乎不可能成为政治论坛上为民发声的一员，那样的政坛只会有资本支持的政客为背后的金主说话，不会真正关心公立医院的公益性，一旦出现疫情，就会如同美国等一些西方国家一样，深陷疫情的旋涡无法自拔，一些政客忙于甩锅，民众怒火无处发泄，酿成深重的人权灾难和沉痛的疫情后果。

中国共产党领导的多党合作和政治协商制度能够真实、广泛、持续代表和实现中国最广大人民的根本利益、全国各族各界的根本利益，有效避免西式政党制度代表少数人、少数利益集团的弊端。多党合作能汇聚各党派不同政治纲领所包含的政治智慧，政治协商能化解不同政治团体潜藏的可能冲突，只有化解冲突、汇聚智慧，才能维护政体稳定，推动政治改革。民族区域自治制度是中国共产党解决中国民族问题的创造性制度安排，体现了中国自古以来就是一个统一的多民族国家的历史事实，该制度必将凝聚民族力量，书写更悠久的历史，创造更灿烂的文化，孕育更伟大的民族精神。疫情刚刚趋缓，全国两会就在2020年5月召开，与会代表提出了多项事关医疗卫生事业改革的重大建议，经过热烈讨论，必将把中国医疗卫生事业推上一个新的高峰。中国工程院院士、中国医学科学院院长王辰是第一位接受采访的全国政协委员，他在2020年2月疫情最为严峻的时刻赴武汉一线参与抗疫。在谈到我国抗疫的成功经验时，记者问他是什么让中国迅速击退疫情，王辰委员感慨万千，对着镜头说："我们国家的体制，决定了在遇到重大困难、重大挑战的时候，能够万众一心、共克时艰。"深入武汉一线参与抗疫的王辰委员亲口承认制度优势在抗疫战斗中的重大作用，这说明制度不仅是高屋建瓴的上层建筑，还是深入前线的战士心中的定魂丹，是制度的优越性保证了一线医护人员能够得到最大限度的支援，是制度的优越性确保了合适的官员可以及时接任相关岗位的职责、指挥抗疫，是制度的优越性和医务人员的决心、全国人民的关心共同保证了抗疫战斗的胜利。

坚持公有制的主体地位，是社会主义的本质特征之一，是由社会主义本质所规定并由宪法固化了的法律原则，不能动摇也不会动摇。公有制中的国有企业是国有经济发挥主导作用的主要载体，也是推进国家现代化、保障人民根本利益的重要力量。非公有制经济也为社会活力的增强起到了不可小觑的作用。只有公有制可以保护中国不受资本主义经济的侵略，可以保卫中国人民的财富不受大资本的掠夺。与此同时，非公有制经济是公有制经济的很好补充。公有制经济和非公有制经济缺一不可，两者互相促进、互相补充，成为中国改革开放40年经济奇迹的最直接的推动力。公有制经济不仅在岁月静好的日子里推动国家经济发展，保民生、促和谐，还在疫情期间主动转型，成为抗疫的重大力量。疫情发展到最严重的时候，全国各地都出现了口罩紧缺的问题，为了缓解这一问题，部分大型国有企业迅速转型生产口罩，利用国有企业战斗力强、作风过硬的制度优势，放弃自身经济利益，努力满足国家社会对医疗物资的需求，舍小家为大家，充分彰显了国有企业、公有制经济在国家危难之中的中流砥柱的作用。如果没有国有企业转型生产口罩，不知会有多少医务人员不幸感染新冠病毒，不知会有多少家庭家破人亡，不知世界抗疫局势会不会比现在严重得多。国有企业之所以放弃赚取利润，义无反顾地投入抗疫，并不是因为国有企业的员工都是道德高尚的圣人，而是因为国有企业的制度是公有制经济，这种制度的属性决定了他们在国家有难的时候会舍身忘我、挺身而出拯救国家危难。只有坚持公有制经济的主体地位，保证中国经济的总体稳定，才能积累足够厚实的"家底"，遇到疫情或更大灾难的时刻才不会捉襟见肘，有充分的社会资源可供调度。

此外，非公有制经济也在疫情期间发挥了至关重要的作用。以快递和出租车行业为例，在武汉抗疫的艰难时刻，医务人员通勤不便，武汉市民无处购买日用物资，是快递员冒着生命危险为武汉市民运送物资，是出租车司机不辞辛苦，每天给出租车消毒至少两次也要接送医务人员上下班，是这些普普通通的非公有制经济从业人员确保了武汉抗疫期间社会秩序基本的运行，使城市功能没有因为疫情而瘫痪。但凡愿意睁眼看一看武汉的事实，就不得不承认是私营经济的普通从业者和大家一起维持了全程的运行，同时也是公有制经济的国有企业的主动转型生产物资帮助武汉渡过了医疗资源短缺的难关。公有制经济和非公有制经济二者缺一不可，在抗击新冠病毒感染疫情的伟大战役中都发挥了举足轻重的作用。

三、坚定制度自信，向世界诠释"中国之治"

制度本身所产生的治理效能，就是对制度优势的最佳宣传，是对制度自信的最大支撑。通过对我国制度的了解和对中国抗疫的回顾，深刻理解为什么要对制度充满自信，为什么是这样的制度拯救了中国、击败了疫情；通过对抗疫成绩的中外比较，国外客观公正的人民纷纷表达了对中国制度的肯定和对中国模式的模仿意愿，更加深刻地理解了为什么资本主义制度不足以救西方，为什么只有社会主义制度可以战胜疫情。

中国特色社会主义制度，其中的人民代表大会制度的根本政治制度是凝聚全国人民智慧和力量的制度法宝，中国共产党领导的多党合作和政治协商制度、民族区域自治制度以及基层群众自治制度等基本政治制度是调动全国各族人民、各行各业共同抗疫的三面旗帜，中国特色社会主义法律体系是临危不乱的法律保障，公有制为主体、多种所有制经济共同发展的基本经济制度是支持抗疫斗争的极其重要的后方力量。此外，建立在这些制度基础上的经济体制、政治体制、文化体制、社会体制等各项具体制度是抗疫之中发挥巨大作用的重要制度。

中国特色社会主义制度是击败疫情的关键一环，是中国人民自信的源泉，是世界人民学习的榜样。马克思主义必须与具体国情相结合才会有活力，具体制度必须与马克思主义相结合才会有灵魂，中国特色社会主义制度就是兼具活力和灵魂的伟大制度。

"中国之治"作为一个成功样板已经在全球完美树立，"中国之治"彰显了强大的生命力。

（裴　彧）

第四节　"伟大抗疫精神"彰显文化自信

2020年新冠病毒感染疫情席卷全球，这对全世界来讲是个巨大的考验，检验着每个国家的制度和民族精神。回顾新冠病毒感染疫情大考，在抗疫中体现出来的伟大抗疫精神是中国精神谱系中一个绚丽的崭新标识。正如习近平总书记在全国抗疫表彰大会上的重要讲话中所指出的："在这场同严重疫情的殊死较量中，中国人民和中华民族以敢于斗争、敢于胜利的大无畏气概，铸就了生命至上、举国同心、舍生忘死、尊重科学、命运与共的伟大抗疫精神。"实践已证明，文化兴则国运兴，文化强则民族强，中国特色社会主义先进文化的精神塑造和思想引领，增强了中华民族文化自信，也进一步巩固了中医药文化自信。

一、文化自信是四个自信中最根本的自信

文化自信是一个民族、一个国家以及一个政党对自身文化价值的充分肯定和积极践行，并对其文化的生命力持有的坚定信心。中华民族文化自信既有优秀传统文化的底蕴，也有中国革命、建设、改革、创新的伟大实践孕育出的革命文化和社会主义先进文化。纵观中国上下几千年的文明史，中国拥有"艰苦奋斗，自强不息"的奋斗精神，"一寸丹心图报国，两行清泪为思亲"的爱国情怀，"慷慨捐躯，舍生取义"的奉献精神，"公而忘私，舍己为人"的价值取向，"天下兴亡，匹夫有责"的责任担当，"扶危济困，助人为乐"的公德理念，"超越自我，永不言败"的必胜信仰，"团结一致，共克时艰"的精神力量等。这些千百年传承的精神理念，以优秀传统文化为基础继承和发展，构成了中华民族的独特精神文化，奠定了文化自信强大的底气。

当国外还在为疫情带来的死亡而恐慌的时候，我们看到了中国在应对疫情时的领导力、决策力以及面对公共卫生突发事件的处理能力，我们深刻感知中国共产党、中国制度、中国经济、中国文化的显著优势。习近平总书记在党的十九大报告中指出："中国特色社会主义文化是激励全党全国各族人民奋勇前进的强大精神力量，我们要坚定文化自信，推动社会主义文化繁荣兴盛。文化自信是推动社会变革、发展的更基本、更深沉、更持久的力量。"坚定中国特色社会主义道路自信、理论自信、制度自信，最根本的是必须坚定文化自信。坚定文化自信，心态更加自信、胸襟更加宽广、胆识更加过人、方式更加多样，积极参与世界文化的交流对话，彰显大国风范；大胆借鉴世界文明成果，打造中国精神、中国力量、

中国价值、中国文化，实现中国梦！

当国内疫情处于最艰难、最关键的胶着对垒状态，物资极度匮乏时，国际国内不仅有人员和物资的增援，还有遥寄美好诗词的精神文化支持，以诗寄情，意蕴悠长，这就是中国文化的力量。中国民间公益基金会向伊朗捐赠物资时附赠的诗词"万里尚为邻，相扶无远近"，出自唐朝诗人张九龄《送韦城李少府》；日本向中国捐赠防疫物资上写着"山川异域，风月同天"，"青山一道同云雨，明月何曾是两乡"；在日本疫情日渐严峻时，中国报之以李，彰显大国精神，向日本捐赠防疫物资并附赠"青山一道，同担风雨"，诗词出自唐代王昌龄《送柴侍御》。还有"遥望万里外，荆门烟雾开"，"戎车既安，如轾如轩"，"满载一船明月，平铺千里秋江"，"天下之至柔，驰骋天下之至坚"，"已是悬崖百丈冰，犹有花枝俏"，"陌上花渐开，海平天近明"，"辽河雪融，富山花开；同气连枝，共盼春来"，"九州何处远，万里若乘空"，"岂曰无衣，与子同裳"，"风波易迢递，千里如咫尺"等。这些防疫物资和诗词歌赋成为中国与世界各国情谊的见证，中国文化也随之传播到世界各地，展现出中国文化的强大自信力。诗词跨越时空，与现代的我们产生心灵的共鸣，给予我们战胜疫情的强大精神支撑和心灵慰藉，这就是中国千百年来的文化底蕴，也是文化自信的彰显。

文化是民族生存和发展的重要源泉，人类社会的每一次创造、人类文明的每一次上升，都伴随着文化历史性的进步，现代社会的我们比历史任何一个时期都更接近、更有信心实现中华民族伟大复兴的目标。抗击新冠病毒感染疫情，中华民族打了一场在全世界来看不可思议的胜仗，这是对那些嘲笑中国的西方国家最有力的反击。国家把人民的健康放在最高位置，免费检测医治，果断封闭管理，限制人员流动；大众自发自觉地加入抗疫中来，自觉居家隔离，推掉一切聚集活动，牺牲个体自由，保证公众利益，这对阻击疫情有着决定性作用。这是因为我们党始终保持高度的文化自信，明确了抗疫的前进方向，勘定了抗疫的正确道路，赋予我们智慧和强大的定力，使我们在抗疫的道路上充满勇气和底气，用强大的毅力和韧性在新冠病毒感染疫情暴发时攻坚克难、顽强拼搏、创造举世的奇迹。中华民族几千年来历经各种磨难，但从来没有被压垮过，如蝗灾、汶川地震、SARS以及新冠病毒感染等，每次考验都推进了社会的进步，每次洗礼都丰富了中华民族的文化内涵，历久弥新，越挫越勇，不断在磨难中成长、从磨难中奋起。习近平总书记指出："历史和现实都证明，中华民族有着强大的文化创造力。中华文化既坚守本根又不断与时俱进，使中华民族保持了坚定的民族自信和强大的修复能力，培育了共同的情感和价值、共同的理想和精神。"面对疫情，我们众志成城，奋勇前进，凸显了中华民族不屈不挠的强大文化自信。坚定文化自信，为强国自信提供更基本、更深层、更持久的力量，是我们必须重视的时代精神和时代课题。

二、中医药文化是中华优秀传统文化的重要组成部分

中医药文化底蕴愈厚，韵味愈醇，中医药学蕴含着哲学智慧，是中华民族几千年的健康养生理念及其实践经验的凝聚，是我国古代科学的瑰宝，也是打开中华文明宝库的钥匙。中医药文化是中医药学发展过程中的精神财富和物质形态，是中华优秀传统文化的重要组成部分，是中华民族几千年来认识生命、维护健康、防治疾病的思想和方法体系，是中医药服务的内在精神和思想基础。中医药文化博大精深，历史悠久，它淋漓尽致地体现了中国传统文化的特色，蕴含着人文科学的精华，是中国人民智慧的结晶，是中华民族的原创文化，是具有民族特色的文化符号。为了推动中医药文化发展，增强民族文化自信，我们首先要坚定中医药文化自信。中医药文化自信就是对中医药文化生命力的高度认同，对中医药文化价值的坚定信念，对中医药文化发展前途的坚定信心。

中医药文化自信的核心与本质，则是中医药文化核心价值观的自信。习近平总书记说："核心价值观是文化软实力的灵魂、文化软实力建设的重点。一个国家的文化软实力，从根本上说，取决于其核心价值观的生命力、凝聚力、感召力。"国家中医药管理局于2009年7月颁布的《中医医院中医药文化建设指南》指出，中医药文化的核心价值主要体现为以人为本、医乃仁术、天人合一、调和致中、大医精诚等理念，可以用"仁、和、精、诚"四个字来概括。国家中医药管理局在2011年公布的《关于加强中医药文化建设的指导意见》中提到中医药核心价值体系构建，总结研究中华民族对生命、健康和疾病的认识与理解，从精神、行为、物质等层面提炼中医药文化核心价值和精神实质。中医药文化蕴含着整体观念、辨证施治、大医精诚的哲理，"仁和精诚"是中医药文化价值观的核心。

"仁"是古代文化价值观的核心之一，意为关心、爱护他人，体现了中医仁者爱人、以人为本、生命至上的伦理思想以及救死扶伤、济世活人的基本使命。"和"是指调和、和谐，使之平衡，实现人与人、人与自然、人与身心的和谐，体现了中医崇尚和谐的价值取向。"精"即是追求精勤治学、精研医道、谨慎治学、追求精湛的医术。"诚"是至诚藏于内心，仁爱坦诚、襟怀若谷、诚笃端方，切忌弄虚作假，体现了中医人格修养的最高境界。中医药文化核心价值观是中医药文化的核心和精髓，是传承于中华传统文化中的精华部分和优秀文明成果，是中华民族优秀文化的哲学智慧，是源远流长的文化结晶在中医药文化中的集中体现，对社会的进步发展、人类的生命健康和繁衍传播做出了巨大的贡献。

在中国抗疫取得初步胜利之时，疫情却在全世界范围内肆虐，本着人类命运共同体的理念，为了全世界人民的健康和安宁，中国主动与世界各国分享抗疫经验，其中就有发挥中医药作用、中西医结合抗疫的成果经验。习近平总书记一直强调中西医结合、中西医并用的原则理念。传统医药是我国优秀传统文化的重要载体，中医药是其中的杰出代表，以

其在疾病预防、治理、康复等方面的独特优势受到许多国家民众的广泛认可。在 2020 年 5 月召开的全国人民代表大会上，有人大代表提出要将中医药文化的发展纳入国家规划，充分发挥中医药文化在文化建设中的作用，让中医药文化源远流长。

加强中医药文化建设，对中华民族伟大复兴有着极大的推动作用，可促进中医药事业为人类健康服务，推进中医药产业化发展。我们要遵循习近平总书记的指示精神，加强对中医药精华的挖掘，发挥中医药的独特优势，弘扬中医药文化，更加自信地推动中医药走向世界，为建设"健康中国"、实现中华民族伟大复兴的中国梦做出贡献。

三、疫情防控彰显出中医学人内在的文化自信

有学者指出，文化自信是一种内在的文化心理和意识，对中医的文化自信是中医学人传承和创新发展中医的内在动力，中医学人要在对中医的内在认同基础上，积极主动学习中医的相关理论知识和实践技能。国务院总理李克强 2020 年 2 月 13 日在中央应对疫情工作领导小组会议上强调："要强化中西医结合，促进中医药深度介入诊疗全过程，及时推广有效方药和中成药。"要深入学习并贯彻落实习近平总书记"不断完善诊疗方案，坚持中西医结合"的重要指示，将中医药的独特优势发挥出来。为了彻底赢得疫情防控阻击战的胜利，全国上下必须不断增强对中医的文化自信，特别是中医学人的文化自信，发挥中医药在治未病、重大疾病治疗、疾病康复中的重要作用，建立健全中医药法规、中医药发展政策举措、中医药管理体系，遵循中医药发展规律，传承精华，守正创新，要让各族人民在了解中医药悠长的历史中，自觉坚定信中医、用中医的文化自信。其中，对增强医学生的文化自信需要格外重视。要在日常的学习生活中引导医学生增强中国特色社会主义文化自信、道路自信、理论自信、制度自信，厚植爱国主义情怀，培育医学生的文化自信。以社会主义核心价值观为引领，结合中医药文化核心价值观，提升医学生的人文素养和文化自信。疫情发生以来，医务人员义无反顾地走上抗疫第一线，他们的行为表现出高尚的医学人文情怀和强大的医学人文精神，体现了高度的社会责任感和深厚的人民情怀。随着网络上对医务人员的各类正面宣传报道，屹立在全国人民面前的是医务工作者伟大的身躯和崇高的精神，全国高校自发自觉地组织学习他们临危不惧、勇敢逆行的精神，传颂他们舍小家顾大家的无私奉献。许多医学院校组织学生为平安归来的前线抗疫英雄举行欢迎仪式，让医学生近距离接触这些平凡又伟大的医务工作者，聆听英雄们在抗疫一线的故事，用实际行动去培育医学生的文化自信。

中医药文化是中国三大国粹之一，它有着许多丰富的防治疾病的经验方法，还蕴含着精深广博的文史哲伦理等人文学知识，为我们铸就了珍贵的医学人文精神。中医学的发展起源和我国博大精深、历史悠长的传统文化有着密切的关系，它是我国优秀传统文化的重

要组成部分。随着社会的转型，中医学人文精神正在逐渐淡化，相关中医从业者为追求个人利益忽略了人文关怀，淡化了中医学的人文属性。这次重大的突发公共卫生事件，让中医学的人文关怀重新回归，让更多的人意识到医学人文精神的重要性，认识到医学人文精神关怀是中医药文化的独特优势。

文化自信不是与生俱来的，也不是横空出世的，而是在历史长河中、在人们的实践中不断铸就的，它是"历史的积极性质"不断发酵、不断转化、不断发扬、不断赋能的过程。中华优秀传统文化在经历了一系列"否定之否定"的规律运动之后，面对现代性展现出一种应对外部挑战与内部纷争的超越精神和神奇力量。新冠病毒感染疫情的发生，促使我们对医学人文进行反思与构建。疾风知劲草，烈火见真金。上下五千年的中华文化所蕴含的智慧、理念、气度、神韵，涵养了中华民族和中国人民内心深处的自信与自豪，中华文化必将在抗击疫情征程中，以更加自信的姿态走向世界。

（韦兆钧）

参考文献

［1］任瑞琦，周蕾，倪大新．全球流感大流行概述［J］.中华流行病学杂志，2018，39（8）：1021-1027.

［2］李化成．14世纪西欧黑死病疫情防控中的知识、机制与社会［J］.历史研究，2020，（2）：21-30.

［3］宁吉喆．如何全面辩证看待一季度经济形势［J］.求是，2020，（09）：64-69.

［4］姚明，桂群．我国公共卫生地方立法研究——基于32部地方法律规范的实证分析［J］.中国卫生事业管理，2020，37（3）：201-204.

［5］陶芳标．弥合公共卫生与临床医学教育裂痕推动医防融合实践［J］.中华预防医学杂志，2020，54（05）：465-468.

［6］曹佳，李颖．新型冠状病毒肺炎疫情下军队疾病预防控制体系建设和公共卫生应急人才培养的思考［J］.第三军医大学学报，2020，42（09）：855-860.

［7］翟双庆，焦楠，闫永红，等．疫情"大考"背景下对中医药高等教育的思考［J］.中国高教研究，2020，（04，总320期）：28-32.

［8］徐建光，舒静，张亭立，等．抗疫斗争呼唤中西医汇聚和中医药教育的守正创新［J］.中华医学教育杂志，2020，40（05）：321-324.

［9］范红，于振行，苏月，等．疫苗技术的研究进展和分析［J］.中国新药杂志，2019，28（14）：1665-1669.

［10］梁朝朝，邰胜．机器人腹腔镜技术现状与未来［J］.微创泌尿外科杂志，2017，6（01）：1-3.

［11］周易茗．新冠肺炎疫情防控催生党内法规和国家法律协调新样本［J］.前沿，2020，（05，总第427期）：63-70.

［12］李伟，郑宝珠．论传染病密切接触者隔离规则的适用与完善——以新冠肺炎疫情防控为例［J］.中国卫生法制，2021，29（02）：46-52.

［13］冀祥德，任蕾．论我国疫情防控法律体系的完善［J］.人民司法，2020，（07，总第882期）：25-29.

［14］杨文静，王姣，潘力军．新型冠状病毒肺炎疫情流行期间中美复工复产策略对比研究［J］．环境卫生学杂志，2020，10（04）：337-341+345．

［15］周浩，韩冰，刘保华，等．突发公共卫生事件监测预警系统现状分析与法律思考［J］．中国卫生工程学，2015，14（3）：217-219．

［16］丁蕾，蔡伟，丁健青，等．新型冠状病毒感染疫情下的思考［J］．中国科学：生命科学，2020，50（3）：247-257．

［17］宋宫儒，焦艳波，安丽娜，等．我国国家卫生应急救援队的实践与改进探索［J］．中华灾害救援医学，2019，7（4）：190-193．

［18］Guzys D, Kenny A, Dickson -Swift V, et al. A critical review of population health literacy assessment ［J］. BMC Public Health, 2015, 15（1）: 215-221.

［19］Zong Z W, Zhang L Y, Qin H, et al. Expert consensus on the evaluation and diagnosis of combat injuries of the Chinese People's Liberation Army ［J］. Mil Med Res, 2018, 5（03）: 189-198.

［20］金晶，马亚楠，何钦成．英美全科医学教育模式及对我国城市社区卫生人才队伍建设的启示［J］．现代医院管理，2007（3）：76-78．

［21］线福华，路孝琴，吕兆丰．全科医生培养模式及其实施中相关问题的思考［J］．中国全科医学，2012，15（2）：2498- 2501．

［22］吴胤歆，黄子杰．英德美法四国医学教育的共性与启示［J］．中国高等医学教育，2009，（10，总第154期）：42-44．

［23］陈新宇．抗击新型冠状病毒肺炎湖南中医的主动作为与思考［J］．湖南中医药大学学报，2020，40（03）：259-262．

［24］张宗明．中医药文化自信［J］．南京中医药大学学报（社会科学版），2018，19（1）：1-5．

［25］王薇，王玉伟，马爽，等．23个省（市、自治区）中医治疗新型冠状病毒肺炎策略、参与率和治愈效果分析［J］．世界中医药，2020，15（06）：813-818．

［26］唐旭东．发挥好中医药在抗疫中的独特优势［J］．红旗文稿，2020，（06，总第414期）：36-39+1．

［27］陶永亮，廉军伟．关键核心技术攻关新型举国体制研究［J］．中国科技产业，2020，（03，总第369期）：65-68．

［28］樊继达．以新型举国体制优势提升关键核心技术自主创新能力［J］．中国党政干部论坛，2020，（09，总第382期）：48-51．

［29］王富民，宋德勇．5G时代医疗资源优化配置的理论机制与应用模式探索［J］．

中国卫生经济，2020，39（01）：49-51.

［30］马晓伟.加快互联网医疗创新融合发展 助力健康中国建设再上新台阶［J］.时事报告（党委中心组学习），2018，（05，总第31期）：43-55.

［31］方兴东，严峰."健康码"与正在浮现中的智能传播新格局［J］.未来传播，2020，27（05）：2-13+120.

［32］白春礼.为全面提高国家生物安全治理能力提供有力科技支撑［J］.旗帜，2020，（4，总第016期）：13-15.

［33］李明.国家生物安全应急体系和能力现代化路径研究［J］.行政管理改革，2020，（4，总第128期）：22-28.

［34］薛杨，俞晗之.前沿生物技术发展的安全威胁：应对与展望［J］.国际安全研究，2020，38（4）：136-160.

［35］江亚洲，郁建兴.重大公共卫生危机治理中的政策工具组合运用——基于中央层面疫病防控政策的文本分析［J］.公共管理学报，2020，17（04）：1-9+163.

［36］王庆西.重大公共危机治理中的社会动员何以成功：基于新冠肺炎防控的案例分析［J］.天津行政学院学报，2020，22（05）：43-50.

［37］王强芬.关于提升医生职业认同感的研究［J］.大学教育，2016，（03，总第69期）：104-105.

［38］李娜，马麟，詹启敏.突发公共卫生事件中的医学人文精神［J］.中国医学人文，2020，6（04）：10-14.

［39］李雁，董潇妮，程彦斌，等.新冠肺炎疫情防控期间的医学人文教育路径［J］.中国医学伦理学，2020，33（08）：945-948.

［40］张月浪，孙宜孔，李妍，等.后疫情时代医学人文精神培养渠道的探索［J］.中国医学人文，2020，6（09）：35-38.

［41］张槊，郭斌，黄豆豆.新型冠状病毒肺炎疫情防控期间对医学生生命伦理教育的反思［J］.中华医学教育探索杂志，2020，19（07）：757-761.

［42］闫欢欢，骆育芳，高矗辉.医学院校将抗疫育人素材融入思政课研究［J］.品位·经典，2020，（05）：74-75+95.

［43］连漪，王祎然.医改十年，展示制度自信［J］.中国卫生，2019，（05，总第405期）：71-74.

［44］宫玉涛.战"疫"彰显中国共产党领导优势［J］.人民论坛，2020，（4月下、5月上合并出版）：13-15.

［45］赵磊.把生物安全纳入国家安全体系［J］.理论探索，2020，（4，总第244期）：

66-71.

[46] 王政. 基于"三医联动"视角的医药卫生体制改革成效分析 [J]. 中国医院，2019，12（23）：49-50.

[47] 邓铁涛主编. 中国防疫史 [M]. 南宁：广西科学技术出版社，2006.11：1-706.

[48] 张大庆主编. 医学人文 [M]. 北京：人民卫生出版社，2016：37-42.

[49] 董柏青，李国坚，徐建国，等，主编. 传染病预防控制技术与实践 [M]. 北京：人民卫生出版社，2012：101.

[50] 钟声. 污名化是危险的"政治病毒"[N]. 人民日报，2020-05-01（03）.

[51] 钟声. 漠视"生命至上"何谈人权——造谣中伤"中国抗疫"有悖国际正义（四）[N]. 人民日报，2020-05-04（03）.

[52] 钟华论. 在民族复兴的历史丰碑上——2020 中国抗疫记 [N]. 人民日报，2020-05-11（06）.

[53] 张伯礼. 中医药在新冠肺炎疫情防治中发挥了哪些作用 [N]. 学习时报，2020-03（006）.

后 记

本书由广西中医药大学党委领导牵头，党委宣传部、马克思主义学院、公共卫生与管理学院、第一附属医院、附属瑞康医院、附属国际壮医医院以及有关部处、学报编辑部等部门的50多名教授、讲师、研究员、在读博士共同参与编写。在书稿编写和审核中，得到了学校有关领导、思政课专家、附属医院专家的肯定和鼓励，也得到了广西壮族自治区党委宣传部、自治区党委教育工委、教育厅和卫生健康委员会有关领导的指导和帮助，在此一并表示衷心的感谢！

抗击新冠病毒感染疫情，是对国家治理体系和治理能力特别是重大疫情防控体制机制、国家公共卫生应急管理体系的一次大考。我国在这次大考中，既展现了显著优势，使疫情防控取得了重大战略成果；也显现出一些短板和不足，但及时予以调整和改善。在以习近平同志为核心的党中央坚强领导下，中国有信心有能力打赢疫情防控的人民战争、总体战、阻击战。疫情终将过去，但疫情留给我们的绝不仅仅是紧张和焦虑、赞歌和感动，更多的是反思与警醒、责任与担当。尤其是医学院校及其附属医院的教职员工、医护人员，更应该将疫情防控大考中的经验、教训与反思化作新时代高等医学教育改革发展的动力，在履行大学人才培养、科学研究、社会服务、文化传承创新、国际合作交流的五大使命中，充分体现"不忘立德树人初心，牢记为党育人、为国育才使命"，将医学人文精神的构建与实践贯穿"三全育人"之中。本书的编写集中体现了广西中医药大学专家学者的履职责任和担当精神，也反映出广西中医药大学相关专家学者的心路历程。

在书稿撰写、审核、修改期间，编者仍然十分关心国内外的疫情趋势。书中收集疫情相关资料涉及的时间节点不完全一致，最近的截至2022年5月中旬。至于这个日期之后可能发生的情况，则不是本书所涵盖的，恳请读者予以理解和原谅。

　　由于编者的能力、水平和精力有限，收集到的相关材料不一定完整齐全，书中可能出现的错漏偏差等在所难免，采用的参考资料也因篇幅所限未能全部标引，恳请读者批评指正，以便再版时更正或补齐。相信您的宝贵意见和建议，一定会成为我们改进工作、不断进步的动力。

《疫病与医学人文构建》编委会

2023 年 1 月 30 日